JN086656

よくわかる！
保育士エクササイズ

3

子どもの食と栄養 演習ブック

［第2版］

松本峰雄 監修

大江敏江／小林久美／土田幸恵／林 薫／廣瀬志保 著

ミネルヴァ書房

はじめに

　子どもの食生活に乱れが出てきたのは高度経済成長期からだといわれています。また、朝食を食べない子どもや小児肥満が増加したのもこの年代からです。そのため厚生労働省は食育の推進のため、「楽しく食べる子どもに～保育所における食育に関する指針～」において、次のような子どもに育てることを掲げています。こうした姿に育つことを目指して保育所では食育に工夫を凝らしているのです。

　①お腹がすくリズムのもてる子ども

　②食べたいもの、好きなものが増える子ども

　③一緒に食べたい人がいる子ども

　④食事づくり、準備にかかわる子ども

　⑤食べものを話題にする子ども

　保育を取り巻く社会情勢の変化、「保育所保育指針」の改定等を踏まえ、より実践力のある保育士の養成に向けて、保育士養成課程を構成する教科目（教授内容等）が見直され、2018（平成 30）年 4 月 27 日に告示され、2019（平成 31）年度より適用されました。

　「子どもの食と栄養」の教授目標は、以下の通りです。

１．健康な生活の基本としての食生活の意義や栄養に関する基本的知識を習得する。

２．子どもの発育・発達と食生活の関連について理解する。

３．養護及び教育の一体性を踏まえた保育における食育の意義・目的、基本的考え方、その内容等について理解する。

４．家庭や児童福祉施設における食生活の現状と課題について理解する。

５．関連するガイドラインや近年のデータ等を踏まえ、特別な配慮を要する子どもの食と栄養について理解する。

　改訂にあたり、「授乳・離乳の支援ガイド（2019 年改定版）」「日本人の食事摂取基準 2020 年版」「保育所におけるアレルギー対応ガイドライン」などの最新データ、資料を反映した第 2 版です。

　本書の特徴は、学術論文ではなく、学生の目線で著しているということです。文章表現はできるだけやさしく、難しい専門用語には解説を加え、また、図表や事例をあげ、さらに、それぞれのコマの最後に演習課題を設けたりと、より一層わかりやすく理解できるように編集しました。

　このテキストを活用し、素晴らしい保育者を目指してください。

2021 年 3 月　　　　　　　　　　　　　　　　　　　　　　松本峰雄

CONTENTS

第**3**章

日本人の食事摂取基準と調理の基本

第**4**章

子どもの発育・発達と食生活

第5章

食育の基本と内容

第6章

家庭や児童福祉施設における食事と栄養

第7章

特別な配慮を要する子どもの食と栄養

本テキストは「指定保育士養成施設の指定及び運営の基準について」(平成15年12月9日付雇児発第1209001号、最新改正子発0427第3号)に準拠し、「子どもの食と栄養」に対応する形で目次を構成している。

本書の使い方

❶まず、「今日のポイント」でこのコマで学ぶことの要点を確認しましょう。

❷本文横には書き込みやすいよう罫線が引いてあります。授業中気になったことなどを書きましょう。

❸語句説明、重要語句やプラスワンは必ずチェックしましょう。

❹授業のポイントになることや、表、グラフをみて理解してほしいことなどについて、先生のキャラクターがセリフでサポートしています。チェックしましょう。

❺おさらいテストで、このコマで学んだことを復習しましょう。おさらいテストの解答は、最初のページの「今日のポイント」で確認できます。

❻演習課題は、先生にしたがって進めていきましょう。

XXX

第1章

||||||||||||||||||||||||||||||||||||||||||||||||||||||||

子どもの健康と
食生活の意義

この章では、健康とは何か、健康な食生活とはどのようなものなのかについて学びます。
健康な食生活を理解するためには、現代の子どもたちが置かれている
食生活の現状を理解することも大切です。

なぜ子どもの食と栄養を学ぶのか

今日のポイント

1 子どもは健康に発育し、成長する権利がある。

2 発育段階に応じて、「何を」「どれだけ」「どのようにして」食べるのかが重要である。

3 幼児期から健全な食生活を身につけることが、将来の健康にもつながる。

1 健康のとらえ方と子どもの健康

1 健康の定義

人の生活の基本は衣食住です。このうち食は、生きるために必要な栄養素を飲食物から取り入れることであり、衣食住のなかで健康と最も密接な関係にあります。

健康であることには望ましい栄養状態が不可欠ですが、それだけでは健康であるとはいえません。健康について、「WHO（世界保健機関）憲章*」では次のように定義しています。

「健康は身体的にも精神的にも社会的にも完全に良好な状態をいい、単に病気がないとか病弱でないということではない」。

この定義は、健康であるということは、心身ともに健全であることにとどまらず、社会的にも健全でなければならないことを示しています。社会的に健全であるためには、合理的な社会制度のもとで互いを信頼し合って生活し、よりよい人間関係を築いていくことが必要です。身体的にも精神的にも健全であるためには、積極的に活動し、活動に見合った適度な休養をとり、心身が必要とする栄養素を毎日の食事から適量摂取し、望ましい栄養状態を保つことが基本になります。

栄養状態が不完全であれば、健康の基礎はたちまち脆弱になってしまいます。また、望ましい栄養状態であっても、社会的条件、たとえば生活する環境状態や社会経済状況が不十分な場合は、真の健康を保つことが難しくなります。

2 子どもの健康

子どもと成人の大きな違いは、子どもは未熟で発育の過程にあるということです。発育には身体面（成長）と、生理、運動、精神面（発達）が含

まれます。栄養は、身長の伸びや体重の増加など身体面の発育に大きく影響しますが、生理、運動、精神面への影響も少なくありません。

　1959年に国際連合総会で採択された「児童権利宣言」の前文には、児童は「特別の保護が必要」であると記されています。さらに、第4条では「児童は、健康に発育し、かつ、成長する権利を有する。この目的のため、児童とその母は、出産前後の適当な世話を含む特別の世話及び保護を与えられなければならない。児童は、適当な栄養、住居、レクリエーション及び医療を与えられる権利を有する」と述べられています。すなわち健康は子どもの権利であり、成長、発達双方に望ましい栄養を受け取ることも同じく権利であるということです。したがって、子どもの食に携わる者の責任は大変重大であるといえます。

プラスワン

児童権利宣言
前文には「児童は、身体的及び精神的に未熟であるため、その出生の前後において、適当な法律上の保護を含めて、特別にこれを守り、かつ、世話することが必要である」と述べられている。

1コマ目　なぜ子どもの食と栄養を学ぶのか

2　子どもにとっての食べることの意義

1　乳幼児期の食と栄養

　食べることは生きていくための基本であり、乳幼児期の成長、発達に欠かせないものです。この時期は、年齢が低いほど発育がめざましく、望ましい栄養を取り入れるには、発育の段階に応じて、「何を」「どれだけ」「どのようにして」食べるのかが重要です。

　乳幼児が自分で食物を選ぶことはなく、どのような食物をどれだけ用い、どのような料理にするのかは親をはじめ、保育する人にまかされており、その選択は成長に大きく影響します。したがって、保育に携わる人は子どもの栄養を正しく知り、その知識を日々の保育の場で実践することが求められています。

　乳幼児期の食と栄養には、次のような特徴があります。

❶ 発育に必要である

　生まれたときの体重は約3kg、身長約50cmですが、体重は1歳で約3倍、4歳で約5倍に、身長は1歳で約1.5倍、4歳で約2倍になります。このめざましい発育に見合う栄養が必要です。

❷ 活動に必要である

　乳児期前半は、自分の位置を変える動きはしませんが、寝返りができるようになるとしだいに動きが活発になります。1歳を過ぎると歩き、幼児期は走ったり跳んだり、常に動いています。この活動に見合う栄養が必要です。

❸ 発育段階に応じて変化する

　生まれてしばらくは乳汁しか飲めませんが、乳児期中ごろから離乳食になります。離乳食は、乳歯の生えている状況や咀嚼力の発達を考慮しながら食品を選び、調理の仕方や食べさせ方を工夫して段階的に進め、やがて幼児食に移行していきます。

　幼児食になると、一部例外はありますが、多くの食品を食べることがで

きるようになり、食事のリズムも1日に3回の食事とおやつという形に整ってきます。家庭で家族と一緒に食事をするほかに、保育所などで友だちや先生など、家族以外の人と一緒に食事をする体験もします。

■2■ 食を通じた子どもの健全育成

　食べることは健やかな心を育むうえでも重要です。厚生労働省は「楽しく食べる子どもに～食からはじまる健やかガイド～」（平成16年）のなかで、乳幼児が「いつ」「どこで」「誰と」「どのように」食べるかということは心の安定をもたらし、健康な食習慣の基礎を築くために重要であると報告しており、「楽しく食べる子ども」に成長していくために、具体的な5つの子どもの姿を目標にしています（図表1-1）。

●図表1-1　食を通じた子どもの健全育成の目標

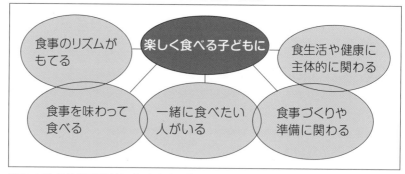

出典：厚生労働省雇用均等・児童家庭局「楽しく食べる子どもに～食からはじまる健やかガイド～」2004年

3 保育所等における子どもの食と栄養

　「食育基本法」（平成17年法律第63号）の前文には、「子どもたちが豊かな人間性をはぐくみ、生きる力を身に付けていくためには、何よりも『食』が重要である。今、改めて、食育を、生きる上での基本であって、知育、徳育及び体育の基礎となるべきものと位置付けるとともに、様々な経験を通じて『食』に関する知識と『食』を選択する力を習得し、健全な食生活を実践することができる人間を育てる食育を推進することが求められている」とあり、さらに「子どもたちに対する食育は、心身の成長及び人格の形成に大きな影響を及ぼし、生涯にわたって健全な心と身体を培い豊かな人間性をはぐくんでいく基礎となるものである」と記されています。
　また「保育所保育指針」（平成29年厚生労働省告示）では、保育所における食育は、「健康な生活の基本としての『食を営む力』の育成に向け、その基礎を培う」ことを目標にあげています。これを受けて保育所では、子どもの育ちを支えるために、養護（生命の保持、情緒の安定）と教育（健

康、人間関係、環境、言葉、表現）が一体的に行われています。食も保育の一環として、養護的側面と教育的側面が切り離せるものではないことを踏まえ、乳幼児期の子どもの心と体の土台づくりに取り組んでいます。そして食に関する体験のための環境づくりを進めると同時に、その体験の連続性を重視し、食に関する活動とほかの活動における学びの関係性に配慮していくことが求められています。

　つまり保育所が推進すべきことは、「食」を通じた子どもの健全育成であり、保育所給食は食育の中心的な役割にあるといえます。

4　乳幼児期の食生活が生涯に及ぼす影響

1　生活習慣病とは

　病気の発症や進行には、病原体や有害物質などの環境因子や、生まれつきの遺伝的な要素が影響しますが、食習慣、運動習慣、休養（睡眠）などの生活習慣の乱れは、日本人に多い糖尿病、高血圧症などの原因となり、そしてこれらの病気は日本人の主な死因であるがん、心臓病、脳卒中の発症や進行に深く関わっていることが明らかになっています。食習慣、運動習慣、休養などの生活習慣の偏りが、病気の発症や進行に関係している疾患群のことを生活習慣病といいます。

　生活習慣病は、生活習慣を改善することにより、発症や進行が予防できるという病気のとらえ方を示したもので、肥満、糖尿病、高血圧症、脂質異常症、骨粗鬆症など、家族性や先天性ではない病気がその代表例です。生活習慣に問題がある病気は自覚症状が乏しいものが多く、早期発見・早期治療に力を入れています。しかし、何より大切なのは、病気にならないことであり、そのためには子どものときに健康的な生活習慣を形成し、それを継続していくことが重要です。

2　子どもの生活習慣病が増えている

　現在日本では、子どもの間にも高血圧症、糖尿病、脂質異常症が広まっています。そしてこれらの病気の多くは肥満をともなっています。日本の子どもの肥満は、最近10年間はほぼ横ばいですが、8歳から14歳の小中学生の6～11％が肥満を抱えています（「令和元年度学校保健統計調査」）。子どもの肥満が問題とされるのは、小中学生の場合は、約70％が成人肥満に移行すると考えられ、肥満の期間が長いほど、肥満の程度が大きいほど高血圧症、糖尿病、脂質異常症などの生活習慣病を合併しやすくなるためです。最近では幼児の肥満も増えてきました。幼児の肥満は、小中学生の肥満につながりやすいので注意が必要です。

　では、子どもの肥満が増えている原因はどこにあるのでしょうか。肥満および肥満傾向にある子どもの食生活に共通するのは、

　①摂取エネルギーが過剰である

②動物性脂肪や糖質の摂取量が過剰である

③朝食を食べない

④一人で食事をする

です。これらはいずれも食生活の乱れを表しており、これに運動不足、睡眠不足が加わります。

 ## 5 大切な食生活

　望ましい栄養をとることは、乳幼児期の成長、発達に欠かせないものであり、適切な量と質の食事は心身の健康を保ち、生活の質を向上させ、社会生活を営むためにも必要なものです。そして、将来の健康にもつながります。そのためにも、生活習慣の形成期である幼児期から健全な食生活を身につけさせることが大切です。

おさらいテスト

❶ 子どもは健康に［　　　　］し、［　　　　］する権利がある。

❷ 発育段階に応じて、「［　　　　］」「［　　　　］」「どのようにして」食べるのかが重要である。

❸ 幼児期から健全な［　　　　］を身につけることが、将来の［　　　　］にもつながる。

演習課題

ディスカッション

①乳幼児期の食生活において心配な点をあげ、その対策を話し合ってみましょう。

②子どもの生活習慣病やその予備群が増えているのはなぜでしょうか。また、それを予防するためにはどのような食生活を身につけさせたらよいかを話し合ってみましょう。

子どもの心身の健康と食生活

今日のポイント

1 乳幼児身体発育曲線は、乳幼児の身体発育や栄養状態の評価に用いられ、母子健康手帳にも記載されている。

2 乳幼児の栄養状態の評価にはカウプ指数を、学童期の栄養状態の評価にはローレル指数を用いる。

3 幼児の身長体重曲線は肥満度判定に使用し、＋30％以上を「太りすぎ」と呼称している。

1 子どもの健やかな成長と食生活の意義

　子どもの心身の健康は、食生活とともにあるといっても過言ではありません。毎日の食事により、健康な体も心もつくられています。食事は子どもの健やかな成長を支える一本の柱です。保育に携わる者は、目の前の子どもの健康状態、栄養状態、精神状態、そして子どもを取り巻く環境など、子どもの様子を把握し、ていねいに関わりながら、強くしなやかな柱を目指すよう心掛けます。

　そのために、子どもに関わる私たち一人ひとりには、この日常のなかで子どもの心も体もつくられているということを改めて認識し、子どもにとって望ましい環境を求めて保育をつくっていくことが期待されています。

2 乳幼児の身体発育

1 発育・発達の概念と原則

　子どもの発育は、身長、体重などが増加し、主に身体的に形態が変化する成長（growth）と、運動、知能、臓器などが機能的に進歩する発達（development）の二面からとらえることができます。発育とは、成長と発達の両方を合わせた広い概念を示すものであり、受精卵から成熟に至る形態と機能の変化のすべてであるといえます。

　また、発育には遺伝的に定められた①順序性、②速度の多様性、③臨界期（感受期）、④方向性、⑤相互作用の5つの原則があります。

　スキャモンは、各年齢の臓器発育の値を100分比で示しています（図表2-1）。

●図表2-1　スキャモンの臓器別発育曲線

体組織の発育の4型。20歳（成熟期）の発育を100として、各年齢の値をその100分比で示してある。

人体の成長・発達の速度は一定ではない。脳・神経系は乳幼児期に急激に発達するのに対し、生殖器系の発達は思春期になってからが中心となる。

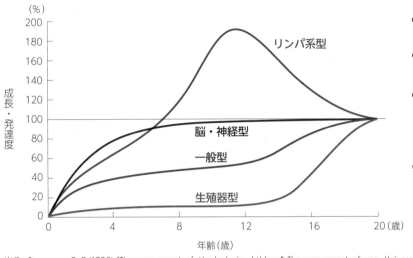

●リンパ系型
　胸腺、リンパ腺、扁桃腺など

●脳・神経型
　脳、神経系など

●一般型
　全身の外形計測値（身長、体重など）、呼吸器、消化器、臓器、骨、筋肉、血流量など

●生殖器型
　睾丸、卵巣、子宮など（第二次性徴）

出典：Scammon R. E.(1930) "The measurement of the body in children," *The measurement of man*, University of Minnesota Pressをもとに作成

2　身体発育、栄養状態の評価

　身体発育や栄養状態の評価には、定期的な健康診査を行い身体発育値を記録していく方法と、指数により判定する方法があります。

❶ 乳幼児の身体発育

　乳幼児の身体発育や栄養状態は、発育の経過により評価することができます。乳幼児に関しては、厚生労働省が**10年ごと**に全国の発育値データから**乳幼児身体発育曲線**を作成しています。発育が順調であるかどうかの評価には、目安としてこの乳幼児身体発育曲線を使用し、母子健康手帳にも記載されています。

　乳幼児身体発育曲線は**パーセンタイル値**で示されています（図表2-2、2-3）。パーセンタイル値とは、同じ月齢、年齢の子どもの**100人の集団**のなかで、測定値の小さい順に並べたときに、小さい方から何番目になるのかを示した数値になります。小さい方から数えて10番目の値を10パーセンタイル値、50番目の値を50パーセンタイル値とし、**中央値**ともよびます。この中央値はほぼ平均値と同様の値であると考えます。母子健康手帳には、3パーセンタイル値と97パーセンタイル値が曲線で示され、この間に子どもの**94%**の発育値が入るようになっています。この範囲内で、発育曲線に沿って成長していれば、発育はほぼ順調であると判断します。この範囲から上下に外れている場合にはその原因について調べる必要があります。また定期的に子どもの身長、体重を測定し、グラフに記入し、曲線に対してどのような増加線を描いているのかを見ることが大切です。曲線に沿った形の増加ではなく、ある時点から急激に上向きに増加する場合などは注意が必要です。

乳幼児身体発育曲線は、母子健康手帳に記載されています。しっかり理解しておきましょう。

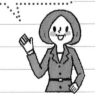

● 図表 2-2　乳幼児身体発育曲線（女子、身長）

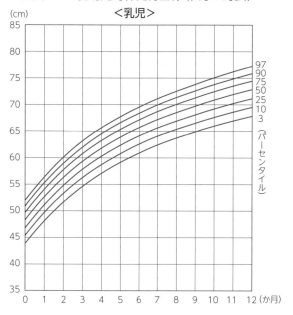

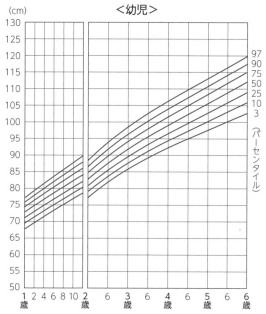

出典：厚生労働省「平成22年乳幼児身体発育調査の概況について」2010年

● 図表 2-3　乳幼児身体発育曲線（女子、体重）

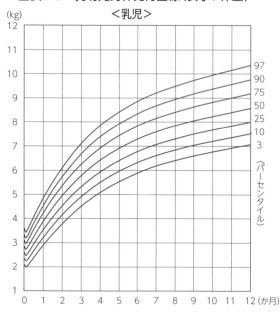

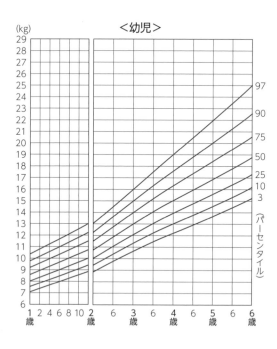

出典：図表2-2と同じ

❷ 児童・生徒の身体発育

　児童・生徒については、文部科学省が毎年発表している年齢別身長・体重の平均値および標準偏差が利用されています。

❸ 栄養状態の評価

　栄養状態の評価には、発育指数で判定する方法と、身長体重曲線を用いて判定する方法があります。

① 発育指数

　子どもの栄養状態を、身長と体重のバランスで評価する判定方法です。
　カウプ指数は乳幼児の栄養状態の評価に用い、以下の計算式で求めます。

$$体重（g）÷身長（cm）^2 × 10$$

カウプ指数は年齢により変化します（図表 2-4）。

●図表 2-4　カウプ指数による発育状況の判定

月齢 ＼ カウプ指数	13	14	15	16	17	18	19	20	21
乳児（3 か月以降）	やせすぎ		やせぎみ		普通		太りぎみ		太りすぎ
満 1 歳									
1 歳 6 か月									
満 2 歳									
満 3 歳									
満 4 歳									
満 5 歳									

出典：今村榮一『新・育児栄養学』日本小児医事出版社、2002年より一部改変

　ローレル指数は学童期の栄養状態の評価に用い（図表 2-5）、以下の計算式で求めます。

$$体重（kg）÷身長（cm）^3 × 10^7$$

●図表 2-5　ローレル指数による肥満の判定

身長区分	肥満と判定されるローレル指数
110 〜 129 cm	180 以上
130 〜 149 cm	170 以上
150 cm 以上	160 以上

　BMIは学童期以降の栄養状態の評価に用います（図表 2-6）。BMI22 の人が生活習慣病になりにくく、死亡率も低いことがわかっています。以下の計算式で求めます。

$$体重（kg）÷身長（m）^2$$

●図表 2-6　BMIによる肥満の判定

BMI	判定
18.5 未満	やせ
18.5 以上 25 未満	正常
25 以上 30 未満	肥満（1 度）
30 以上 35 未満	肥満（2 度）
35 以上 40 未満	肥満（3 度）
40 以上	肥満（4 度）

出典：日本肥満学会による肥満度の診断基準

② 身長体重曲線

身長体重曲線は肥満度判定（やせおよび肥満の評価）のために使用します（図表2-7、2-8）。

●図表2-7　幼児の身長体重曲線

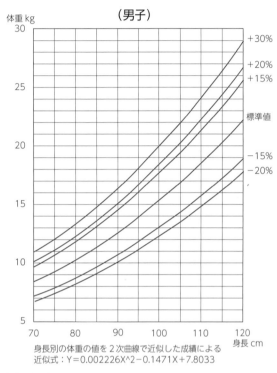

（男子）

身長別の体重の値を2次曲線で近似した成績による
近似式：Y＝0.002226X^2－0.1471X＋7.8033

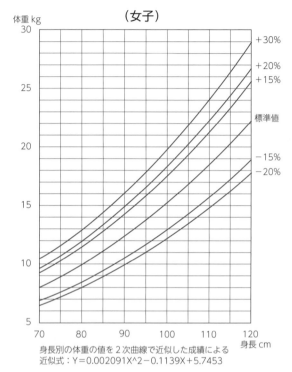

（女子）

身長別の体重の値を2次曲線で近似した成績による
近似式：Y＝0.002091X^2－0.1139X＋5.7453

出典：図表2-2と同じ

●図表2-8　身長体重曲線の区分

区分		呼称
＋30％以上		太りすぎ
＋20％以上	＋30％未満	やや太りすぎ
＋15％以上	＋20％未満	太りぎみ
－15％以上	＋15％未満	普通
－20％以上	－15％未満	やせ
－20％未満		やせすぎ

3　子どもの健康な食生活とは

　本コマの冒頭でも述べましたが、毎日の食事は、子どもの健やかな成長を支える柱の一本です。子どもの毎日の食事は、生きていくために必要なエネルギーや栄養素を得るためだけではありません。そのなかで人間関係を含むさまざまな生きる力を身につけ、生涯にわたる自分の食習慣をつくっているのです。

　赤ちゃんは母親の胎内にいるときから羊水を飲んでいますが、これは、生まれてから乳汁を飲むための練習をしているといわれています。そして、この世に誕生してすぐに、哺乳という形の食がスタートします。

　人は生きるために食べなければなりませんが、まさにその練習を母親の胎内にいるときから学び、生まれてからは、母親の優しい声がけやぬくもりのなかで自分の欲求（飲みたい）を表出し、懸命に飲み、**基本的信頼関係のなかで飲む意欲（食欲）**が育まれていきます。その後、離乳、幼児食へと進み、母子の関係から他者を含む関係へと変化し、仲間と一緒に食事をしたり、食べることを楽しみ合ったり、食事をつくる人を身近に感じたり、作物を育てたり、収穫したり、調理するなど、さまざまな人や社会や自然などとの関わりのなかで自分自身の食習慣をつくり、身につけていきます。

　そのため、人を含むすべての環境が、子どもの**食を営む力**の形成に影響しているのです。保育に関わる者は、子どもにとって健康な食生活を考えるときに、栄養バランスなど食事内容だけではなく、食を通じて子どものどのような力を育んでいきたいのかという視点をもつことが大切です。

おさらいテスト

❶ 乳幼児身体発育曲線は、乳幼児の [　　　] や [　　　] の評価に用いられ、母子健康手帳にも記載されている。

❷ 乳幼児の栄養状態の評価には [　　　] を、学童期の栄養状態の評価には [　　　] を用いる。

❸ 幼児の身長体重曲線は [　　　] 判定に使用し、[　　　] 以上を「太りすぎ」と呼称している。

子どもの身体発育と食生活について理解しよう１

自分の母子健康手帳を見て、自分の生後１か月、３か月、６か月、１歳、３歳のときの身長、体重を成長曲線にかいてみましょう。

● 乳幼児身体発育曲線（女子、身長）

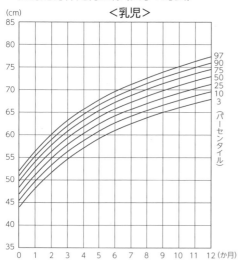

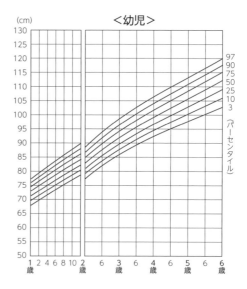

● 乳幼児身体発育曲線（女子、体重）

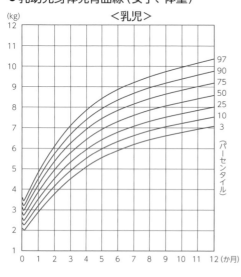

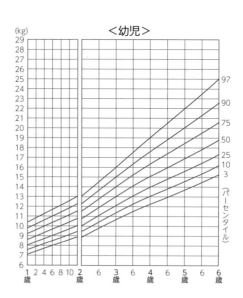

演習課題 ✎

子どもの身体発育と食生活について理解しよう 2

①自分の理想とする体重や体型について書いてみましょう。

[

]

②自分のBMI（→17頁）を算出してみましょう。

$$BMI＝体重（kg）÷身長（m）^2$$

単位がmであることに
注意しましょう。

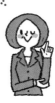

③算出したBMIは、17頁の図表2-6「BMIによる肥満の判定」のどこに当てはまるでしょうか。この結果を踏まえて、これからどのような食生活を送りたいのかを書いてみましょう。

2コマ目　子どもの心身の健康と食生活

子どもの食生活をめぐる現状1

今日のポイント

1 子どもの食生活の現状やその問題を理解するためには、「国民健康・栄養調査」や「食事摂取基準」を活用する。

2 子どもは鉄分やカルシウムなどの栄養素が不足しやすい傾向にある。

3 保育者は、子どもの育ちを支えると同時に、保護者が食を含んだ生活を営む力を支援していくことが大切である。

1 子どもの食生活の現状

プラスワン

日本人の食事摂取基準

➡10、11コマ目を参照

現在の子どもの食生活の状況を、「国民健康・栄養調査」の結果と「日本人の食事摂取基準」からみていきます。

「国民健康・栄養調査」は、厚生労働省が国民の健康の増進の総合的な推進を図るための基礎資料として、国民の身体の状況、栄養素等摂取量および生活習慣の状況を明らかにするため、毎年実施しているものです。

「日本人の食事摂取基準」（以下、食事摂取基準とする）は、「健康増進法」（2002年）第30条の2に基づき、厚生労働大臣が定め、国民の健康の保持・増進を図るうえで摂取することが望ましいエネルギーおよび栄養素の量の基準について示しています。食事摂取基準は、ほぼ5年に1度改定されていますが、現在は2020年版が最新であり、これは2020（令和2）年度～2024（令和6）年度まで使用します。

この2020年版の食事摂取基準から、乳幼児の「推定エネルギー必要量」、「鉄の推奨量」、「カルシウムの推奨量」を抜粋し、さらに現在のエネルギー摂取量および栄養素摂取量の実態と比較しまとめたものを、図表3-1から図表3-3に示しました。

図表3-1をみると、エネルギーにおいては、目標とされる推定エネルギー必要量を各年齢、男女ともに満たしていますが、図表3-2の鉄の推奨量、図表3-3のカルシウムの推奨量に対しては、各年齢、男女ともに摂取量が不足していることが読み取れます。全体としては、推定エネルギー必要量は満たしている一方で、鉄やカルシウムなどの栄養素においては、継続的に不足している子どもの存在も考えられ、食事の全体のエネルギー量は満たしていても不足する栄養素がでてきています。子どもの嗜好にまかせた食事や外食中心の食事では大切な栄養素が不足し、成長期の体づくりにも大きく影響を及ぼします。

　このような現象は子どもだけでなく、国民全体の傾向といえますが、そのほかにも、脂質やたんぱく質、塩分のとりすぎも課題とされています。

●図表 3-1　推定エネルギー必要量と摂取エネルギー平均値との比較

(kcal/日)

区分	推定エネルギー必要量(男性)*	摂取エネルギー平均値(男性)	推定エネルギー必要量(女性)*	摂取エネルギー平均値(女性)
1〜2歳児	950	1,028	900	980
3〜5歳児	1,300	1,322	1,250	1,308

＊身体活動レベルⅡ（ふつう）の場合
出典：厚生労働省「平成28年国民健康・栄養調査の結果」2016年をもとに作成

●図表 3-2　鉄の推奨量と摂取量平均値との比較

(mg/日)

	推奨量(男性)	摂取量平均値(男性)	推奨量(女性)	摂取量平均値(女性)
1〜2歳児	4.5	3.7	4.5	3.6
3〜5歳児	5.5	4.5	5.0	4.5

出典：図表3-1と同じ

●図表 3-3　カルシウムの推奨量と摂取量平均値との比較

(mg/日)

	推奨量(男性)	摂取量平均値(男性)	推奨量(女性)	摂取量平均値(女性)
1〜2歳児	450	344	400	308
3〜5歳児	600	419	550	429

出典：図表3-1と同じ

2　子どもの食生活を取り巻く課題

　昨今、子どもの食生活を取り巻く環境は変化し、各家庭における食生活の内容や、意識・考え方なども多様化してきています。その背景には、食品加工技術の進歩、コンビニエンスストアやファミリーレストランなどを代表とする外食産業・食品産業のめざましい発展などにより、食の簡便化、持ち帰り弁当や惣菜、テイクアウトといった中食＊化など、選択肢が広がってきていることがあります。一方、核家族化など家族形態も変化し、地域や人との関わりが希薄化しているなかで相談する場が少なく、育児をしている多くの母親が孤立していることが考えられます。
　また、厚生労働省の「2019年　国民生活基礎調査の概況」では、母親の就業率は72.4％と過去最高となっており（詳細項目は図表3-4の平成29年版を参照）、内閣府の「男女共同参画白書令和2年版」では、共働

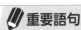
重要語句

中食
→調理済み食品や惣菜、お弁当などを自宅で食べることを指す。

き世帯数も年々増加しています（図表3-5）。しかし、保育所や保育士不足による待機児童問題など、子育て環境の整備には、まだ課題が多い状況です。

　子どもたちを取り巻くこうした問題に的確に対応していくためには、保育所をはじめとした多様な社会資源が、家庭における養育力や教育力を総合的に向上させていくことが課題です。そのためには、保育者は、子ども自身の育ちを支えるだけでなく、同時に保護者が意欲をもって生き生きと子育てをし続ける力や、食を含んだ生活を営む力を支援していくことも大切です。

　子どもにとって、家庭や保育所・幼稚園などの施設は、生涯にわたって望ましい生活習慣・食習慣の基礎をつくる場です。子どもはさまざまなことを日々の生活のなかで、そして他者との関わりのなかで体験し、身につけながら成長を遂げていきます。食事も同様です。家族や仲間とともにおいしさや楽しさを分かち合い、また食事の準備や調理などの共同作業を通じて知識・技術を習得しつつ、心を触れ合わせながら成長していきます。こうした経験の積み重ねが、生涯にわたり、健康で質の高い生活を送る基

食育については、第5章も参照してくださいね。

●図表3-4　末子の年齢階級別にみた母の仕事の状況

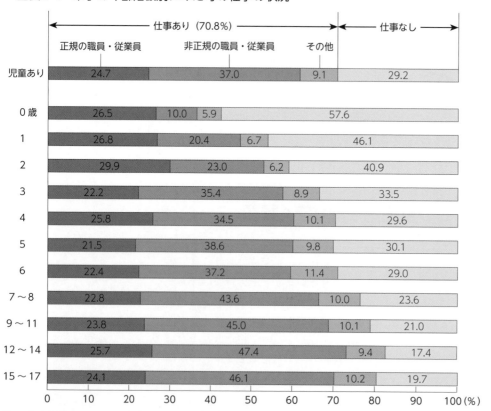

注：1）「末子の母のいない世帯」、母の「仕事の有無不詳」を含まない。
　　2）「その他」には、会社・団体等の役員、自営業主、家族従業者、内職、その他、勤めか自営か不詳
　　　　及び勤め先での呼称不詳を含む。
出典：厚生労働省「平成29年　国民生活基礎調査の概況」2018年

● 図表3-5　共働き等世帯数の推移

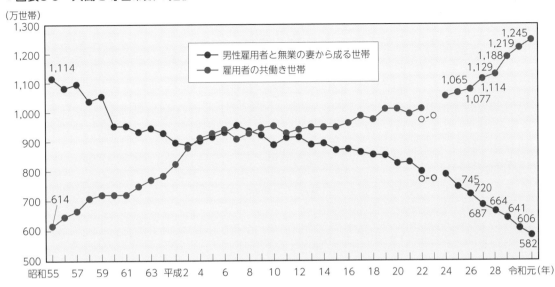

注：1)　昭和55年から平成13年までは総務庁「労働力調査特別調査」（各年2月。ただし、昭和55年から57年は各年3月）、平成14年以降は総務省「労働力調査（詳細集計）」（年平均）より作成。「労働力調査特別調査」と「労働力調査（詳細集計）」とでは、調査方法、調査月等が相違することから、時系列比較には注意を要する。
　　　2)　「男性雇用者と無業の妻から成る世帯」とは、夫が非農林業雇用者で、妻が非就業者（非労働力人口及び完全失業者）の世帯。
　　　3)　「雇用者の共働き世帯」とは、夫婦共に非農林業雇用者の世帯。
　　　4)　平成22年及び23年の数値（白抜き表示）は、岩手県、宮城県及び福島県を除く全国の結果。
出典：内閣府『男女共同参画白書（概要版）令和2年版』2020年

本としての「**食を営む力**」の育成につながります。最終的には、社会的自立をめざしながら、自分らしい食生活を営む力を身につけていくことになるのです。

おさらいテスト

❶ 子どもの食生活の現状やその問題を理解するためには、「[　　　　]」や「食事摂取基準」を活用する。

❷ 子どもは [　　　　] や [　　　　] などの栄養素が不足しやすい傾向にある。

❸ 保育者は、子どもの [　　　　] を支えると同時に、[　　　　] が食を含んだ [　　　　] を営む力を支援していくことが大切である。

ディスカッション

- -

下記のグラフは『令和元年度 食育白書』の性・年代別の主食・主菜・副菜を組み合わせた食事の摂取頻度の結果です。
この結果から気がついたことをグループで話し合ってみましょう。

【話し合いのポイント】
①「主食・主菜・副菜」を組み合わせた食事を、「ほぼ毎日食べている」と回答した割合が最も低いのは、どの世代でしょうか。
②どのような取り組みがあれば、「主食・主菜・副菜」を組み合わせた食事をする人の割合が多くなるでしょうか。年代別に考えてみましょう。

主食・主菜・副菜を組み合わせた食事の摂取頻度（性・年代別）

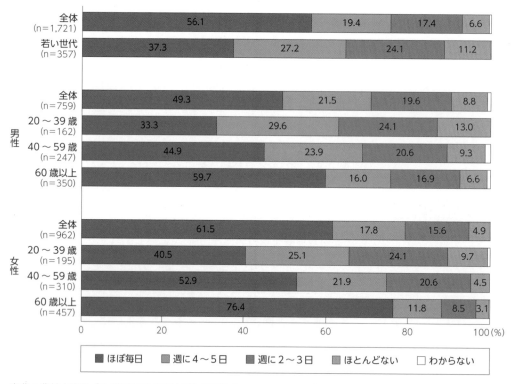

出典：農林水産省『令和元年度 食育白書』2020 年

演習課題

自分でまとめてみよう

- -

カルシウムと鉄分を多く含む食品を書き出してみましょう。また、カルシウムや鉄分を多く含む料理とおやつを考えてみましょう。

カルシウムを多く含む食品

鉄分を多く含む食品

カルシウムや鉄分の多い料理（完成図も書いてみましょう）

カルシウムや鉄分の多いおやつ（完成図も書いてみましょう）

子どもの食生活をめぐる現状 2

1 「乳幼児栄養調査」と子どもの食生活

　「乳幼児栄養調査」は、全国の乳幼児のいる世帯を対象に、乳幼児の栄養方法および食事の状況等の実態を把握し、母乳育児の推進や乳幼児の食生活の改善のための基礎資料を得ることを目的として、厚生労働省が10年に1度調査を行っています。2015（平成27）年度（公表は2016年）のものが最新になりますが、その結果から、現代の子どもたちの食生活の様子をみていきます。

2 平成27年度の調査結果からみた食生活状況

1 食事の悩み

　今回、2～6歳児の保護者が子どもの食事で困っていることについて、「特にない」と回答したのは5歳以上が最も高く22.5%でした（図表4-1）。その他の年齢では、2～3歳未満で13.0%、3～4歳未満で16.8%、4～5歳未満で16.4%であり、年齢層で多少ばらつきがあるものの、約8割の保護者が食事についての悩みをもっていることがわかりました。また、年齢が低いほど、食事の悩みをかかえる保護者の割合が高くなっています。

　また、2～3歳未満では「遊び食べをする」が41.8%と、半数近い保護者が子どもの「遊び食べ」に悩んでいることがわかります。この理由の一つに、保護者が考えている食事にかける時間と、子どもが食事に集中できる時間にズレがあることも考えられます。

　この年齢の子どもが集中して食べられる時間は個人差もありますが、約

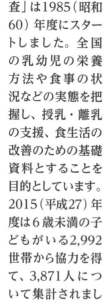

「乳幼児栄養調査」は1985（昭和60）年度にスタートしました。全国の乳幼児の栄養方法や食事の状況などの実態を把握し、授乳・離乳の支援、食生活の改善のための基礎資料とすることを目的としています。2015（平成27）年度は6歳未満の子どもがいる2,992世帯から協力を得て、3,871人について集計されました。

20分程度、長くて30分です。そのため、残さずに食べることに力点を
おいて、1時間以上食卓に向かっていなければならない状況をつくると、
子どもはもう食べることに飽きてしまい、食事中に遊んでいるケースもみ
られます。しかし、なかには、長い時間をかけてゆっくりと食べる子ども
もいるので、そういった場合には対応する必要がありますが、一般的に子
どもが食事に集中できる時間は20〜30分程度と考え、それ以上だらだ
らと長く座らせておくよりも、いったん、**食事を終わらせることも大切**で
す。その場合、食事中に食べなかったからといって別の食べ物を与えるの
ではなく、おなかがすいても次のおやつまで、または次の食事まで我慢さ
せることも必要です。そのなかで子どもは、食事のときに食べなければお
なかがすくということを経験としてわかっていきますし、そのメリハリを
つける環境は大人がつくっていく必要があります。

2005（平成17）年
度の「乳幼児栄養
調査」では「子ど
もの食事で困って
いることはない」と
回答した保護者は
13.1%でした。

●図表4-1　現在子どもの食事で困っていること（回答者：2〜6歳児の保護者）

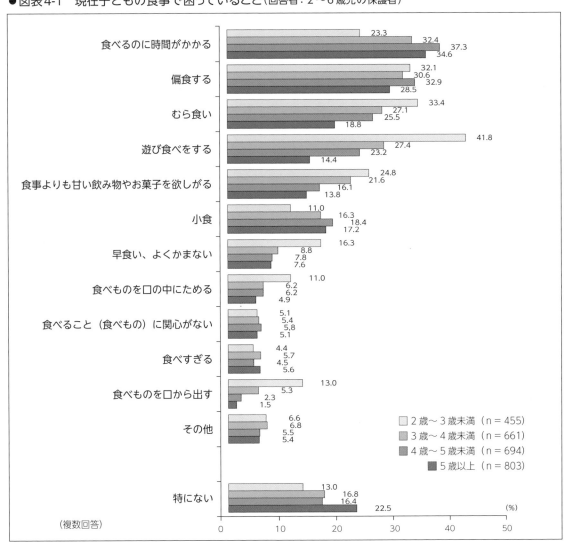

（複数回答）

出典：厚生労働省「平成27年度乳幼児栄養調査」2016年をもとに作成

● 図表4-2　子どもの起床時刻・就寝時刻（平日、休日）別　朝食を必ず食べる子どもの割合
（回答者：2～6歳児の保護者）

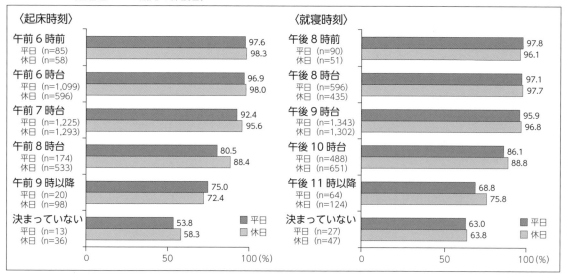

注：起床時刻「午前9時以降」は「午前9時台」と「午前10時以降」の合計。就寝時刻「午後11時以降」は、「午後11時台」と「深夜12時以降」の合計。
出典：図表4-1と同じ

● 図表4-3　朝食の共食状況別　朝食を必ず食べる子どもの割合（回答者：2～6歳児の保護者）

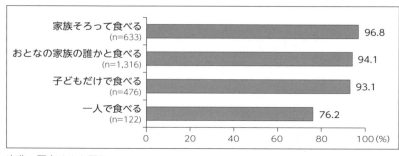

出典：図表4-1と同じ

　また、この時期は、少しのことでも気が散りやすい時期です。保護者から「遊び食べ」の相談があった場合には、前述のような食事時間とともに、食事をするときの食卓がどのようになっているのかについても話してみるとよいでしょう。食卓のまわりは、子どもが気になるようなおもちゃや携帯電話などは片づけ、テレビなども消して一緒に食卓につくなど、**集中できる環境をつくるのも大切です。**

　また「遊び食べ」をする原因に、おなかがすいていないことも考えられます。子どもが空腹感をもって食事に向き合えるように、睡眠、運動、食欲のリズムを見直してみることも必要です。体を十分に動かしている子どもはよい睡眠がしっかりととれており、結果として食欲もあり、意欲的に食事と向き合えます。これらの生活リズムができていくなかで、満腹、空腹などの感覚が身につき、おなかのすくリズムも定着していきます。

● 図表4-4　朝食習慣（子ども・保護者）（回答者：子ども2〜6歳児の保護者、保護者0〜6歳児の保護者）

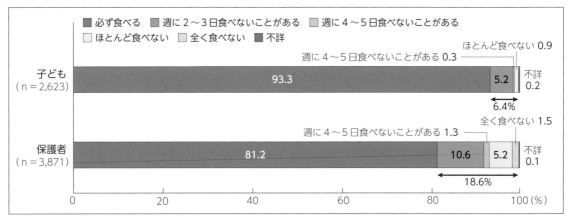

出典：図表4-1と同じ

● 図表4-5　保護者の朝食習慣別　朝食を必ず食べる子どもの割合（回答者：2〜6歳児の保護者）

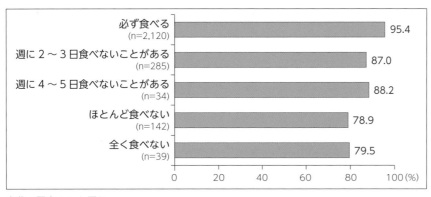

出典：図表4-1と同じ

2 子どもの食習慣と生活時間・親の食習慣との関係

❶ 子どもの起床時刻・就寝時刻と朝食の状況

　図表4-2は、朝食を必ず食べる子どもの起床時刻と就寝時刻を平日と休日について調べたものです。子どもの起床時刻別にみると、平日、休日とも、「午前6時前」が最も早い起床時刻であり、平日97.6％、休日98.3％と、朝食を必ず食べている割合が最も高くなりました。起床時刻が遅くなるにつれて朝食を食べる子どもの割合は減少し、起床時刻の決まっていない場合には、必ず食べると回答しているのは約半数になっています。

　子どもの就寝時刻別では、平日は「午後8時前」（97.8％）、休日は「午後8時台」（97.7％）で朝食を必ず食べている割合が最も高くなりました。起床と同様に、就寝時刻が遅くなるにつれて朝食を必ず食べる子どもの割合は減少し、就寝時刻の決まっていない場合には、必ず食べると回答しているのは約6割となっています。

　朝食の共食状況別にみると、朝食を「家族そろって食べる」が96.8％と最も高く、「子どもだけで食べる」が93.1％、「一人で食べる」では

76.2%でした（図表4-3）。

❷ 保護者の朝食習慣と子どもの朝食の状況

　子どもと保護者の朝食習慣では、毎日朝食を「必ず食べる」と回答した子どもの割合は93.3%、保護者の割合は81.2%でした（図表4-4）。欠食する子どもの割合は6.4%、保護者の割合は18.6%でした。

　朝食を必ず食べる子どもの割合について、保護者の朝食習慣別にみると、保護者が朝食を「必ず食べる」と回答した場合は、朝食を必ず食べる子どもの割合が最も高く95.4%でした（図表4-5）。その一方で、保護者が朝食を「ほとんど食べない」「全く食べない」と回答した場合には、朝食を

●図表4-6　子どもの主要食物の摂取頻度（回答者：2〜6歳児の保護者）

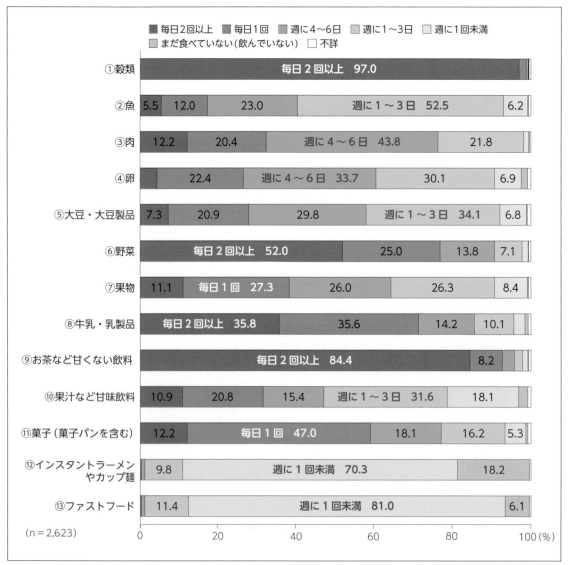

注：図表中の5%未満のデータについては、ラベル省略。
出典：図表4-1と同じ

32

必ず食べる子どもの割合がそれぞれ78.9%、79.5%と低くなっています。
このように、子どもの朝食の摂取状況は保護者の食習慣と関連しています。

3　主要食物の摂取状況

　図表4-6は、子どもが毎日どのようなものを食べているのか、13種類
の食物の摂取頻度について示したものです。穀類、お茶など甘くない飲料、
野菜、牛乳・乳製品は「毎日2回以上」と回答した保護者が多い結果と
なっています。しかし、毎日の摂取が望ましいとされる野菜や果物につい
ては、野菜では約2割、果物では約6割が毎日摂取していない状況になっ
ています。また、たんぱく質では肉の摂取頻度が高く、魚は週に1～3
回と回答した保護者が最も多い結果となっています。今回初めて調査項目
に入った、菓子（菓子パンを含む）は「毎日1回」と回答した保護者の割
合が最も高く、ファストフード、インスタントラーメンやカップ麺は「週
に1回未満」と回答した保護者の割合が最も高くなりました。

●図表4-7　社会経済的要因別　主要食物の摂取頻度（回答者：2～6歳児の保護者）

凡例：■ 毎日2回以上　■ 毎日1回　■ 週に4～6日　□ 週に1～3日
□ 週に1回未満　■ まだ食べていない（飲んでいない）　□ 不詳

【魚】

		毎日2回以上	毎日1回	週に4～6日	週に1～3日	週に1回未満	まだ食べていない	不詳
経済的な暮らし向き	ゆとりあり	6.4	14.2	28.9	45.9			
	どちらともいえない	5.1	11.4	22.5	54.8			5.1
	ゆとりなし	5.1	10.8	18.8	55.7			8.7
生活の中の時間的なゆとり	ゆとりあり	6.1	9.6	22.8	53.6			6.9
	どちらともいえない		14.1	21.2	52.0			7.2
	ゆとりなし	5.3	12.6	23.9	52.1			5.2
総合的な暮らし	ゆとりあり	6.2	12.2	24.9	49.5			6.1
	どちらともいえない		11.2	22.1	55.9			5.7
	ゆとりなし	5.6	13.2	21.0	52.3			7.1

（横軸：0　20　40　60　80　100（%））

【野菜】

		毎日2回以上	毎日1回	週に4～6日	週に1～3日
経済的な暮らし向き	ゆとりあり	60.5	21.8	11.2	5.1
	どちらともいえない	51.3	23.9	14.9	7.5
	ゆとりなし	46.4	28.4	14.6	8.2
生活の中の時間的なゆとり	ゆとりあり	52.6	27.2	12.3	6.1
	どちらともいえない	49.2	23.2	16.4	8.1
	ゆとりなし	52.9	24.5	13.5	7.2
総合的な暮らし	ゆとりあり	55.4	23.3	12.8	6.2
	どちらともいえない	50.5	24.9	15.8	6.7
	ゆとりなし	48.3	28.3	12.0	9.2

（横軸：0　20　40　60　80　100（%））

注：図表中の5％未満のデータについては、ラベル省略。
出典：図表4-1と同じ

（図表4-7続き）

【果物】

凡例			
■ 毎日2回以上	■ 毎日1回	▨ 週に4〜6日	□ 週に1〜3日
□ 週に1回未満	▨ まだ食べていない（飲んでいない）	□ 不詳	

		毎日2回以上	毎日1回	週に4〜6日	週に1〜3日	その他
経済的な暮らし向き	ゆとりあり	15.2	31.8	24.7	21.3	6.4
	どちらともいえない	10.0	27.7	26.2	28.2	6.7
	ゆとりなし	9.1	23.6	26.8	28.5	11.3
生活の中の時間的なゆとり	ゆとりあり	12.4	28.9	25.5	24.2	7.9
	どちらともいえない	10.5	22.2	26.7	28.7	10.8
	ゆとりなし	10.6	28.5	26.1	26.6	7.6
総合的な暮らし	ゆとりあり	12.7	28.4	25.2	24.5	8.0
	どちらともいえない	9.8	26.3	28.7	27.6	7.1
	ゆとりなし	10.6	26.7	23.1	27.4	11.5

0　　　20　　　40　　　60　　　80　　　100（%）

【インスタントラーメンやカップ麺】

経済的な暮らし向き	ゆとりあり	7.3	67.2	24.7
	どちらともいえない	10.2	72.2	15.7
	ゆとりなし	11.5	71.0	15.6
生活の中の時間的なゆとり	ゆとりあり	8.6	70.6	18.8
	どちらともいえない	10.5	72.6	14.8
	ゆとりなし	10.3	69.1	19.5
総合的な暮らし	ゆとりあり	8.7	69.4	20.5
	どちらともいえない	8.8	73.0	16.4
	ゆとりなし	13.7	67.4	17.4

0　　　20　　　40　　　60　　　80　　　100（%）

注：図表中の5％未満のデータについては、ラベル省略。
出典：図表4-1と同じ

　さらに、社会経済的要因別（図表4-7）にみると、暮らし向きに「ゆとりあり」の家庭の場合、子どもは魚、野菜、果物の摂取頻度が高い傾向がみられ、インスタントラーメンやカップ麺などは、暮らし向きに「ゆとりなし」の場合に摂取頻度が高い傾向がみられました。

おさらいテスト //

❶ 子どもの食事について約 [　　　] 割の保護者は悩みをもっており、その割合は、子どもの年齢が [　　　] ほど高くなっている。

❷ 子どもの朝食習慣は、[　　　] 時間や親の [　　　] と関連している。

❸ 子どもの食物の摂取頻度について、毎日の摂取が望ましいとされる [　　　] では約2割、[　　　] では約6割が毎日摂取していない状況である。

//

演習課題

調べたことをグループで話し合ってみよう

親世代の食習慣は子どもの食生活に影響を与えます。
これから親世代となっていく大学生の食習慣について調べてみましょう。

①「国民健康・栄養調査」から、朝食を食べない年齢層はどこであるのか調べてみましょう。

　　男性：　　　　　　歳代の人に朝食欠食が多い

　　女性：　　　　　　歳代の人に朝食欠食が多い

②朝食を食べないデメリットについて書き出してみましょう。

> 例）朝、元気がでない。
> 　　　昼食になるまでに空腹になり、間食してしまう。

③朝食を食べられない理由を考え、その対処法について話し合ってみましょう。

> 例）遅い時刻までアルバイトをしているため、朝起きられない。
> 　　　⇒生活時間を見直す。
> 　　　⇒飲み物や果物など簡単に食べられるものを用意しておく。

4コマ目

子どもの食生活をめぐる現状②

35

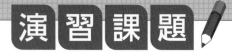

おたよりをつくろう

- -

保育所保育士として保護者にむけて朝ごはんを食べることの意味や、簡単なつくり方など
を入れたおたよりをつくってみましょう。

テーマ：「朝ごはんをたべて○○○○○○○」
＊○の中には好きな言葉を入れてください。字数は自由です。

第2章

||||||||||||||||||||||||||||||||||||||||||||||||||||

栄養に関する
基本的知識

この章では、栄養に関する基礎知識を学びます。
まずはそれぞれの栄養素の種類とはたらきを学んだあとで、
それが身体のどこで吸収されるのかを学習していきましょう。

栄養とは何か

今日のポイント

1 栄養とは食物を通して栄養素を取り入れ、その成分を利用することである。

2 五大栄養素とは糖質、脂質、たんぱく質、ビタミン、無機質である。

3 食欲は満腹中枢と摂食中枢によって調節されている。

1 栄養と栄養素

　一般に生物は、誕生し、生命を維持し、活動し、次の世代を残していきます。人も同じです。生きて活動するために必要な物質を体の外から取り入れ、それを利用して体をつくり、動かし、やがて不要になった成分を体外に排泄します。栄養とはこの一連の営みをいいます。栄養という語句を辞書で調べると、栄養の「栄」は草木が盛んに茂ること、栄えること、「養」は養うこと、育てること、心を豊かにすること、とでており、心身ともに豊かであるさまを表していることがわかります。

　飲食物に含まれる成分のなかで、生きること、成長すること、生殖力を獲得すること、生活活動に役立つ働きのあるもので、欠けると健康を保つことができないものを栄養素といいます。人に必要な栄養素は、糖質、脂質、たんぱく質、ビタミン、無機質（ミネラル）、そして水です。

　これらをさらに細かく分けると、栄養素の種類は数十種類になります。私たちの体は、栄養素や栄養素からつくられる成分を取り入れ、活用しています。栄養素が体の中で変化することを代謝といいます。代謝には合成と分解があり、合成によって生体の成分が生成されたり増加したりし、分解によって生体の成分が消失したり減少したりします。

2 食欲の起こるしくみ

　私たちはおなかがすくと食事をし、満腹になると食べることをやめますが、食べるという行動のもとになっているのは食欲です。昔は、胃や腸が空腹や満腹を感じ調節していると考えられていましたが、手術によって胃

●図表5-1　脳の構造

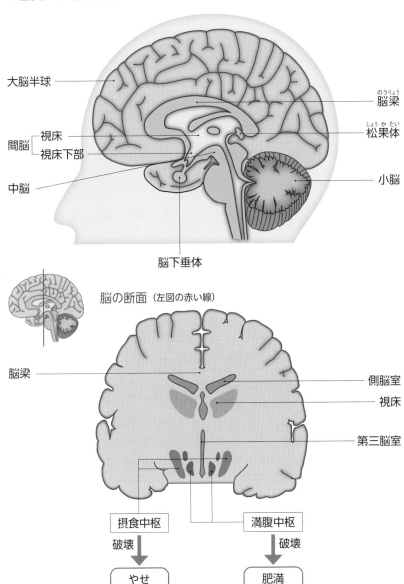

大脳半球

脳梁（のうりょう）

視床
松果体（しょうかたい）

間脳
視床下部

中脳
小脳

脳下垂体

脳の断面（左図の赤い線）

脳梁

側脳室

視床

第三脳室

摂食中枢
破壊
やせ

満腹中枢
破壊
肥満

や腸を切除した人にも食欲はあります。食欲は、胃や腸ではなく、脳の中央に位置する間脳視床下部にある満腹中枢と摂食中枢によって調節されているのです（図表5-1）。図表5-1は脳を右側と左側の2つの部分に分けるような断面（正中矢状断面）と、前側と後ろ側の2つの部分に分けるような断面（冠状断面）で表しています。

　私たちは摂食中枢が興奮すると空腹感を覚え、十分食べると満腹中枢が興奮して満腹感を得ます。もし、仮に、満腹中枢が障害されると、いくら食べても満腹感が得られず、どんどん食べ続けてやがて肥満になります。反対に摂食中枢が障害されると空腹感がなくなり、食べなくなり、やせ細ってついには餓死してしまいます。

プラスワン

間脳視床下部

間脳は中脳の前方にあり、左右の大脳半球にはさまれている。視床と視床下部とに分かれる。視床下部は全身の自律神経を調節している。

5 コマ目

栄養とは何か

満腹中枢と摂食中枢の働きを調節しているのは主に血糖値（血液中のブドウ糖濃度）です。食物を食べると血糖値が上がり、満腹感を生じ、摂食中枢は抑制されます。摂食中枢は血糖値が下がると興奮し、空腹感を生じます。

　このほか寒い環境では、寒さに対する抵抗力をつけるために体の中にエネルギーを蓄えようとします。そのため、寒いときは摂食中枢が興奮して何かを食べたくなります。一方、発熱時は体内発熱量が増加しているため、摂食中枢の働きは減少します。一般に、熱があるときや暑い環境ではしばしば食欲は減退します。

3　栄養素の種類

　栄養素を化学的性質から分けると、図表 5-2 のようになります。

　糖質、脂質、たんぱく質は摂取量が多く、三大栄養素といいます。糖質は体内で燃焼しやすく、1 日の摂食量が多いものです。脂質は 1 g 当たりのエネルギー量が高く、適量を利用することで食事量がコンパクトになり、また体内に貯蔵するのに適しています。たんぱく質はエネルギー源として利用される前に、体組織の成長や補充、体機能の維持や調節をします。

　三大栄養素に水を除く無機質とビタミンを合わせて五大栄養素といいます。無機質の一部は体組織の成長や補充をしますが、多くはビタミンとともに体機能の維持や調節に関わります。働き別にみた栄養素の種類を図表 5-3 に示しました。

●図表5-2　栄養素の種類

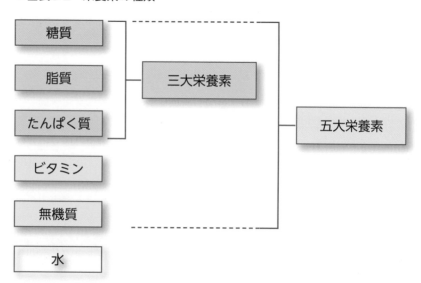

● 図表5-3　働き別にみた栄養素の種類

働き	栄養素
エネルギー供給	糖質　脂質　たんぱく質
身体の構成成分	たんぱく質　無機質　脂質　糖質
代謝の調節	ビタミン　たんぱく質　無機質　脂質
他の生理作用	水　食物繊維

注：貢献が大きい栄養素ほど大きな文字で表されている。
出典：城田知子ほか『イラスト栄養学総論（第4版）』東京教学社、2005年をもとに作成

4　水

1　水の働き

　6コマ目で栄養素の働きについて説明する前に、水について説明しておきましょう。

　水は栄養素には含まれませんが、水がなければすべての生命現象は進行しません。そして水は、人体に最も多く含まれる成分で、成人男性では体重の約60％、女性では約55％を占めています。体内に含まれる水分の割合は年齢が低いほど多く、新生児では約80％、乳幼児では70〜80％です。一方高齢者になると約50％に減少します。

　体内の水分は、数種類の電解質（水に溶けると電気を通すミネラルイオン）や栄養素を含んでおり、これを体液といいます。体液は細胞の中にある細胞内液と細胞の周囲を満たす細胞外液からなり、体内水分量の約3分の2が細胞内液に、約3分の1が細胞外液に含まれています。これは成人の割合で、乳幼児は成人に比べて細胞外液の割合が多いという特徴があり、そのため必要とする水分量が多くなります。

　水は体内で次のような働きをしています。

① 栄養素の消化、吸収
② 栄養素の代謝
③ 栄養素や生体内成分の輸送
④ 老廃物の運搬、排泄
⑤ 体液のpHの調節、浸透圧の維持
⑥ 発汗による体温の調節

プラスワン

浸透圧

濃度の異なる水溶液を半透膜（小さい分子は通すが、大きな分子は通さない性質をもつ膜のこと）で隔てておくと、その膜を通して水だけが濃度の低い方から高い方へ移動するが、このことを浸透といい、そのときの圧力（水を引き込む力）を浸透圧という。

2 水の出納

　成人は1日に約2,500mLの水分を失っていますが、ほぼ同量の水分を補給しています。その内訳を図表5-4に示しました。水分は、皮膚、呼気から無意識のうちに失われています。代謝水とは体内のエネルギー代謝の過程で生じる水分のことです。

　このように水は、生命の維持に限らず、栄養素が適切に活用されるために不可欠な物質です。

● 図表5-4　水の出納

(mL)

体内に入る水分		体外へ出る水分	
飲料	1,200	尿	1,500
食物	1,000	皮膚	600
代謝水	300	呼気	300
		糞便	100
合計	2,500	合計	2,500

出典：坂井建雄・岡田隆夫『解剖生理学（第9版）』医学書院、2014年をもとに作成

3 水分量の不足

　体内の水分量が不足した状態が続くと、脱水症になります。脱水症は水分摂取不足のほか、重労働、スポーツ、高熱環境のもとでの活動や、嘔吐、下痢などによる水分の大量喪失などで起こります。とくに子どもは成人に比べて脱水症になりやすく、中等度以上の脱水症では、乳児は5％以上、年長児は3％以上の体重減少が観察されます。脱水症は進行が速く、生命を脅かす場合がありますので、嘔吐や下痢が1日以上続いている、十分に水分を摂取できない、口がかわいている、泣いているが涙がでていない、などの症状が1つでもあるときは、すぐに医療機関を受診するようにします。

おさらいテスト

❶ 栄養とは [　　　　] を通して [　　　　] を取り入れ、その成分を利用することである。

❷ 五大栄養素とは [　　　]、[　　　]、[　　　]、[　　　]、[　　　] である。

❸ 食欲は [　　　] 中枢と [　　　] 中枢によって調節されている。

演習課題

栄養と栄養素の違いを理解しよう

演習テーマ 1　食べ物が排泄されるまでのしくみを知ろう

次のイラストを使って、体の中に取り入れられた食べ物が、処理され、活用されて排泄されるまでを説明してみましょう。

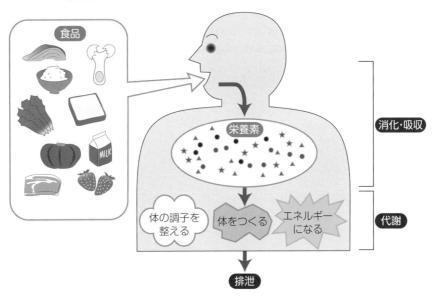

演習テーマ 2　栄養と栄養素の誤用を調べよう

隣の人と、栄養と栄養素が誤って使われている例を話し合い、正しい使い方を考えてみましょう。

例）この食べ物には栄養がある→この食べ物には栄養素が豊富に含まれている

栄養素の種類と機能1

1 糖質は最も重要なエネルギー源である。

2 食物繊維はヒトの消化酵素で消化されないが、便秘予防効果や血糖値上昇抑制効果がある。

3 脂質は効果的なエネルギー源であり、生体膜の成分である。

1 炭水化物

炭水化物は、炭素（C）、水素（H）、酸素（O）からなる化合物で、糖質と食物繊維の総称です。それぞれ次のような特徴があります。

1 糖質

糖質は、単糖類、単糖類が2～10分子結合した少糖類、単糖類が多数結合した多糖類からなります。

❶ 単糖類

単糖類はヒトの消化液でこれ以上分解されない糖で、糖質の最小単位です。食品中に含まれる主な単糖類は次の3種類です。

① ブドウ糖（グルコース）

でんぷんが消化されて生成し、各臓器のエネルギー源として利用されます。特に脳や赤血球はブドウ糖が唯一のエネルギー源です。ブドウ糖は野菜や果物の甘味成分です。

② 果糖（フルクトース）

ショ糖の主な成分で、甘味度は同じ濃度のブドウ糖のおよそ1.5倍あり、糖類のなかで最も甘味度が高いです。果汁やはちみつに含まれています。

③ ガラクトース

乳糖の成分で、吸収されると一部は脳や神経組織の構成成分になります。単独で存在することはまれです。

❷ 二糖類

少糖類にはいくつかの種類がありますが、栄養学的に重要なのは二糖類です。

二糖類は2分子の単糖が結合しています。主な二糖類は次の3種類です。

プラスワン

炭水化物の種類

炭水化物は糖質と食物繊維で構成されている。

① ショ糖（スクロース）

　ブドウ糖と果糖からできています。砂糖の主成分で、砂糖の甘味はショ糖によるものです。果実や野菜類に含まれています。

② 麦芽糖（マルトース）

　ブドウ糖が2つ結合してできています。多糖類のでんぷんが消化される過程で生成されます。麦芽や水あめに含まれています。

③ 乳糖（ラクトース）

　ブドウ糖とガラクトースからできています。ヒトや哺乳動物の乳汁の成分で、乳児が育つときに不可欠です。甘さはあまり感じません。

❸ 多糖類

　多糖類は単糖が多数結合した高分子化合物です。主な多糖類は次の3種類です。

① でんぷん

　ブドウ糖がおよそ1,000分子結合した化合物です。でんぷんにはαでんぷんとβでんぷんがあります。天然の結晶状態、つまり生の状態のものをβでんぷんといいます。かたくて無理に食べると消化が悪いです。

② デキストリン

　でんぷんが麦芽糖になるまでの間に生成される中間物質です。穀類、いも類、豆類に多く含まれています。

③ グリコーゲン

　多数のブドウ糖が結合しており、主に筋肉や肝臓に貯蔵されます。グリコーゲンは筋収縮のエネルギー源となるほか、肝臓のグリコーゲンは血糖値を一定に保つために使われるなど、さまざまな役割を担っています。グリコーゲンは、食事と食事の間などに血糖値が下がってくるとブドウ糖に分解され、活動に必要なエネルギーを供給します。

❹ 糖質の働き

① エネルギー源

　糖質の一部は体の構成成分になりますが、大部分は、1g当たり4kcalのエネルギー源として利用されます。日本人の平均的な食事では、1日の摂取エネルギーのおよそ60％は糖質によるものです。

② 血糖値の調節

　血糖値とは血液中のブドウ糖濃度のことで、空腹時は低く、食後は高くなりますが、おおむね一定濃度（約0.1％）に維持されています。脳、神経系、赤血球はブドウ糖が唯一のエネルギー源なので、血糖値の維持は大切です。

③ 体の構成成分

　摂取後すぐに利用されない糖質は、形を変えて体内に蓄えられます。

（a）グリコーゲンになる

　血液中のブドウ糖濃度は一定に維持され、余った分はグリコーゲンに合成され、主に肝臓、筋肉に貯蔵されます。ブドウ糖が供給されない場合、肝臓のグリコーゲンがブドウ糖に分解され、血液中にでてきます。筋肉に貯蔵されたグリコーゲンは筋肉のエネルギー源として利用されます。

プラスワン

αでんぷんとβでんぷん

生のでんぷんに水を加えて加熱すると、でんぷんの結晶構造が水と熱の作用で膨張し、粘性の強い糊状となり（糊化）、消化されやすくなる。これがαでんぷんである。αでんぷんは冷めるとまたβでんぷんに戻るが、再加熱によりαでんぷんになる。

6コマ目

栄養素の種類と機能1

（ｂ）脂肪になる

　肝臓で余剰のグルコースから脂肪酸とグリセロールという物質がそれぞれ合成され、これらによって中性脂肪が合成されます。中性脂肪は少し形を変えて血液中に放出されますが、ホルモンの働きを受けて分解され、脂肪組織に脂肪として蓄積されます。

❺ 糖質の不足と過剰

　①不足の場合：通常欠乏症はありませんが、血糖値が異常に低くなるとエネルギー不足になり、疲労しやすくなります。ブドウ糖が供給されないと、脳はエネルギー不足の状態になり、注意力や判断力が鈍りやすくなります。

　②過剰の場合：エネルギーとして利用されなかった糖質は、脂肪に合成され、貯蔵されるので、過剰の状態が続くと肥満につながります。

2 食物繊維

　糖類ではありませんが、単糖が多数結合した化合物です。ヒトの消化酵素で消化されにくい食品中の難消化性成分の総称です。食物繊維は、水への溶けやすさから水溶性食物繊維と不溶性食物繊維に分類されます（図表6-1）。

●図表6-1　主な食物繊維の種類

	水溶性	不溶性
植物性	ペクチン（果物）	セルロース（穀類、野菜）
	グルコマンナン（こんにゃく）	ヘミセルロース（野菜、ふすま）
	グアガム（マメ科の植物）	イヌリン（ごぼう、にんじん）
	アルギン酸（こんぶ、わかめ）	アガロース（寒天）
動物性	コンドロイチン（サメのひれ）	コラーゲン（動物の腱、肉）
		キチン（カニ、エビの殻）
		キトサン（カニ、エビの殻）

❶ 食物繊維の働き

　水溶性食物繊維は保水性、粘性、吸着作用が高く、不溶性食物繊維は便容積を増大させ、排便を促進します。働きや効果は水溶性か不溶性かによって異なりますが、食品には両方の食物繊維が含まれていますので、厳密な区別は必要ないでしょう。

① 便秘予防効果

　不溶性食物繊維は大腸で便の容積を増大させ、大腸の蠕動運動を促進させて排便を促します。

② 血糖値の上昇抑制効果

　水溶性食物繊維は粘性の高い溶液をつくります。粘性が高いと食物は胃でゆっくり消化され、緩やかに小腸に移行し、吸着されます。吸収速度が緩慢となる結果、グルコースの吸収を緩慢にして血糖値の上昇を抑えます。

③ 血中コレステロール上昇予防効果

水溶性食物繊維は食物コレステロールの吸収抑制、コレステロール*の代謝・排泄を促します。

④ 肥満防止効果

水溶性食物繊維は胃で食塊を大きくし、粘性を上げ、胃内の滞留時間を延ばします。不溶性食物繊維は食物の咀嚼回数を増加させ、唾液や胃液の分泌を促します。これらによって満腹感を覚え、食事量が減少しやすくなります。

❷ 食物繊維の不足と過剰

①不足の場合：腸内環境の悪化と便秘症につながります。

②過剰の場合：通常の食事では過剰症はありませんが、難消化性オリゴ糖を含む食品の摂取を続けると、軟便、下痢を起こすことがあります。

2　脂質

脂質は糖質と同じく、炭素（C）、水素（H）、酸素（O）からなる化合物です。動物の体内の皮下組織、腹腔、筋肉細胞の間に存在しています。水に溶けませんが、エーテルなどの有機溶媒に溶ける性質があります。

1　脂質の種類

脂質は構造から図表6-2のように分類されます。

中性脂肪はグリセロール（アルコールの一種）と脂肪酸3分子が結合したもので、食品中の油脂の大部分を占めます。脂肪酸は炭素、水素、酸素が鎖状につながったもので、脂質を構成する重要な成分となっており、食品中の脂肪の約90％が脂肪酸でできています。

リン脂質、糖脂質は、単純脂質の一部にリン酸や糖質が結合したもので

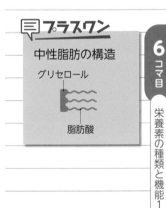

●図表6-2　脂質の分類

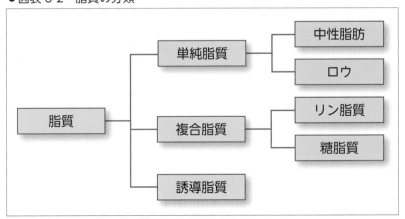

す。リン脂質は脳、心臓、腎臓に、糖脂質は脳、神経に広く分布しています。リン脂質の代表例は卵や大豆に含まれるレシチンで、細胞膜の重要な構成成分です。

誘導脂質は、単純脂質や複合脂質が加水分解してできた化合物のうち、脂質の性質をもつものをいいます。

❶ 脂肪酸

脂肪酸は、炭化水素（CH_2）が鎖状につながった一方の端にカルボキシル基(-COOH)、もう一方の端にメチル基（$-CH_3$）をもっています。炭素の数や、結合方式によって脂肪酸の種類や性質が決まります。炭素同士の二重結合の有無で、飽和脂肪酸、不飽和脂肪酸に分類され、二重結合を1個もつものを一価不飽和脂肪酸、2個以上もつものを多価不飽和脂肪酸とよびます。飽和脂肪酸は二重結合をもちません（図表6-3）。さらに、多価不飽和脂肪酸は、二重結合の位置により、n-6系脂肪酸、n-3系脂肪酸などに分類されます（図表6-4）。

❷ 必須脂肪酸

発育や健康の保持に不可欠であるにもかかわらず、ヒトの体内で合成できないため、食事から摂取しなければならない脂肪酸のことです。多価不

● 図表6-3 脂肪酸の構造

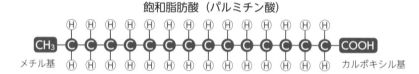

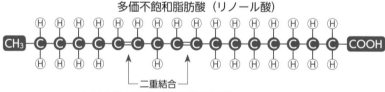

● 図表6-4 脂肪酸の分類

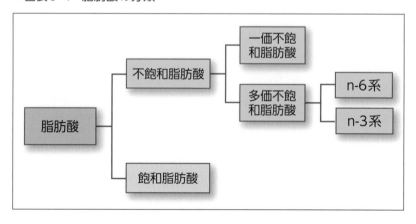

48

飽和脂肪酸のリノール酸*、α-リノレン酸*、アラキドン酸*の３つを指します。アラキドン酸はリノール酸から少量合成できますが、必要量に満たないため、必須脂肪酸としています。

2　脂質の働き

❶ 効率的なエネルギー源

脂質は１g当たり9kcalのエネルギーを産生します。これは糖質の２倍以上になります。このため同じエネルギーをとるのに、糖質に比べて少量で足り、消化器官の負担を軽減させます。

❷ 生体膜の成分

生体膜脂質の主な成分は、リン脂質、糖脂質、コレステロールです。

❸ 貯蔵脂肪

過剰のブドウ糖や脂肪酸は、貯蔵脂肪として体内に蓄積されます。貯蔵脂肪はエネルギーの貯蔵場所で、体温を維持し、外的な衝撃から内臓を保護しています。

❹ 必須脂肪酸の供給源

リノール酸、α-リノレン酸ともに植物に多く含まれ、大豆油、コーン油、サフラワー油などの食用調理油が主な摂取源です。

❺ 脂質の不足と過剰

①不足の場合：通常不足になることはありませんが、極端なダイエットなどでは脂質が不足になります。脂質不足が長く続くと、血管や細胞膜が弱くなったり皮膚炎が発症したりします。また、脂質不足は、脂溶性ビタミンの吸収を阻害します。

②過剰の場合：摂取エネルギー過剰になり、この状態が続くと肥満の原因になります。特に飽和脂肪酸を多く含む肉類などの摂取が多い場合、中性脂肪やコレステロールが増加し、脳血管疾患や虚血性心疾患のリスクが高くなります。

おさらいテスト

❶ 糖質は最も重要な [　　　] 源である。
❷ 食物繊維はヒトの [　　　] で消化されないが、[　　　] 予防効果や [　　　] 上昇抑制効果がある。
❸ 脂質は効果的な [　　　] 源であり、[　　　] の成分である。

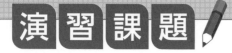

糖質と食物繊維について理解しよう

演習テーマ 1 糖質の種類と特徴を調べよう

演習テーマ 2 食物繊維の特徴と働きをまとめよう

演習課題

脂質と健康について調べよう

- -

演習テーマ 1 脂質の働きについてまとめよう

演習テーマ 2 脂質の過剰摂取が健康に及ぼす影響について調べよう

1コマ目4「乳幼児期の食生活が生涯に及ぼす影響」を参考に考えてみましょう。

6
コマ目

栄養素の種類と機能1

7コマ目

栄養素の種類と機能2

今日のポイント

1 たんぱく質はアミノ酸が結合している高分子化合物である。

2 ヒトの体内で合成できない9種類のアミノ酸を必須アミノ酸という。

3 アミノ酸スコアは食品中で最も不足している必須アミノ酸(第一制限アミノ酸)の割合を数値化したものである。

1 たんぱく質

1 たんぱく質の種類

たんぱく質は、動植物の生体を構成する重要な成分で、生命の維持に不可欠な栄養素です。たんぱく質の英語名proteinは、ギリシャ語のproteiosに由来しており、"第一のもの"、"最も重要なもの"という意味です。

たんぱく質は、炭素(C)、水素(H)、酸素(O)のほかに窒素(N)を約16%含みます。たんぱく質の種類を図表7-1に示しました。単純たんぱく質はアミノ酸のみが結合したもの、複合たんぱく質は単純たんぱく質にほかの化合物が結合したもの、そして誘導たんぱく質は天然のたんぱく質が熱や酸で変性したものです。

●図表7-1　たんぱく質の種類

たんぱく質の種類	主な種類と含まれる食品
単純たんぱく質 (アミノ酸のみが結合)	ラクトアルブミン(牛乳) グルテニン(小麦) グロブリン(卵黄) プロラミン(米)
複合たんぱく質 (単純たんぱく質にほかの化合物が結合したもの)	リンたんぱく質(牛乳) 糖たんぱく質(ながいも)
誘導たんぱく質 (天然のたんぱく質が熱や酸で変性したもの)	ゼラチン

2 アミノ酸

たんぱく質は、アミノ酸が多数結合してできた高分子化合物です。自然

日本語のたんぱく質はドイツ語のEiweiß Körperを直訳したもので、卵白(卵の白身)という意味です。

●図表7-2　たんぱく質を構成するアミノ酸

慣用名		3文字記号
イソロイシン	Isoleucine	Ile
ロイシン	Leucine	Leu
リシン（リジン）	Lysine	Lys
メチオニン	Methionine	Met
システイン	Cysteine	Cys
フェニルアラニン	Phenylalanine	Phe
チロシン	Tyrosine	Tyr
トレオニン（スレオニン）	Threonine	Thr
トリプトファン	Tryptophan	Trp
バリン	Valine	Val
ヒスチジン	Histidine	His
アルギニン	Arginine	Arg
アラニン	Alanine	Ala
アスパラギン酸	Aspartic acid	Asp
アスパラギン	Asparagine	Asn
グルタミン酸	Glutamic acid	Glu
グルタミン	Glutamine	Gln
グリシン	Glycine	Gly
プロリン	Proline	Pro
セリン	Serine	Ser

注：赤文字は必須アミノ酸。

界には約500種類のアミノ酸がありますが、食品中のたんぱく質も、生体成分の体たんぱく質も、20種類のアミノ酸から構成されています（図表7-2）。このアミノ酸の組み合わせと量によってさまざまなたんぱく質になります。

　アミノ酸とは、アミノ基（-NH_2）とカルボキシル基（-COOH）とをもつ化合物のことです（右図参照）。アミノ基とカルボキシル基が同一の炭素原子についているものをα-アミノ酸といいます。α-アミノ酸はたんぱく質の主要構成成分で、普通アミノ酸といえばα-アミノ酸を指します。一般式Rの部分は、アミノ酸によって異なる構造になっていることを示すものです。

❶ 必須アミノ酸

　20種類のアミノ酸のうち、11種類は必要な分を体内で合成できますが、9種類は必要な分を体内で合成できないため、食事から摂取しなくてはなりません。このようなアミノ酸を必須アミノ酸といいます。

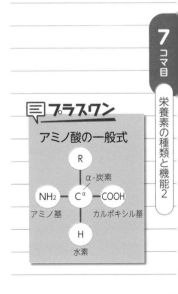

プラスワン

アミノ酸の一般式

R

α-炭素

NH_2 — $C^α$ — COOH

アミノ基　　　　カルボキシル基

H

水素

7コマ目

栄養素の種類と機能2

❷ アミノ酸プール

　アミノ酸には体内に特定の貯蔵組織はなく、体全体に広く存在し、アミノ酸が必要なときに動員されます。このシステムをアミノ酸プールといいます。食物中のたんぱく質を消化、吸収して得たアミノ酸と、体たんぱく質が分解されたアミノ酸は、アミノ酸プールに合流し、体たんぱく質の合成の材料になります（図表7-3）。しかし、必要なアミノ酸が一定時間内にそろわない場合は合成に利用されず、排泄されてしまいます。このように、体内では体たんぱく質の一部がアミノ酸に分解され、それに見合う量のアミノ酸により体たんぱく質が合成され、利用されない分は貯蔵されずに排泄されます。ですから、毎日摂取することが重要になります。成人では、分解と合成の量がほぼ等しいですが、乳幼児を含め成長期では、分解より合成のほうが活発です。

●図表7-3　アミノ酸プールと体たんぱく質の動的平衡

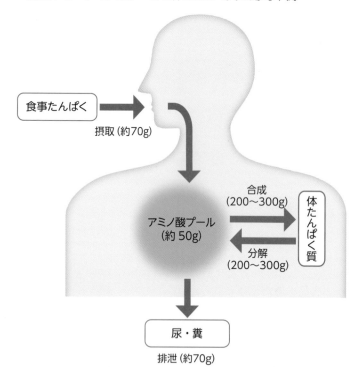

成人の体たんぱく質量を10kg（体重の約15％相当）とした場合、1日当たり200〜300gのたんぱく質が分解されると同時に合成され、つくり替えられながら一定の平衡状態にある。合成されるたんぱく質のうち、およそ50gはアミノ酸プールのアミノ酸から利用され、70gは排泄される。排泄されて不足する70gが食物から補給される。

出典：坂井堅太郎編『基礎栄養学（第4版）』化学同人、2016年をもとに作成

 ## 2　たんぱく質の栄養価と働き

◼1 たんぱく質の栄養価

　食品に含まれるたんぱく質の利用率は、そのたんぱく質に必須アミノ酸がどのくらいずつ含まれているか、さらに人体にとって理想的な必須アミ

ノ酸のバランス（アミノ酸評点パターン）にどのくらい近いかによって評価されます。必須アミノ酸は1種類でも不足すると、その不足のレベルまでほかのアミノ酸も働かなくなることから、アミノ酸評点パターンに対する各食品中の必須アミノ酸の充足率を求め、100%未満のアミノ酸を抽出し、そのなかで最も低い充足率を評価値としています。

　100%未満のアミノ酸を制限アミノ酸、制限アミノ酸のなかで最も充足率の低いアミノ酸を第一制限アミノ酸、その充足率をアミノ酸スコアといいます。必須アミノ酸は体内で合成されないため、必須アミノ酸の組成が栄養の評価になるというわけです。図表7-4は桶の板をアミノ酸に見立てたアミノ酸スコアの桶モデルです。すべての必須アミノ酸スコアが100以上であれば、桶にはめいっぱい水を貯めることができます。しかし小麦は、リシンが第一制限アミノ酸でアミノ酸スコアが39（強力粉）なので、39%のところまでしか水を貯めることができません。つまり39%までしか利用できないということを表しています。

●図表7-4　アミノ酸スコアの桶モデル

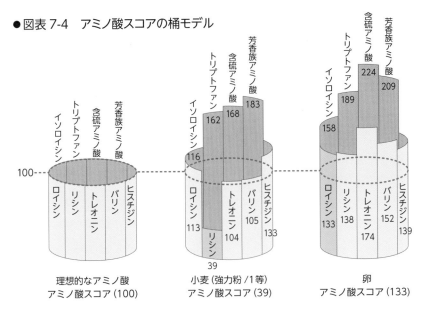

＊含硫アミノ酸＝メチオニン＋システイン
　芳香族アミノ酸＝フェニルアラニン＋チロシン
出典：FAO/WHO/UNUの合同委員会が報告した評点パターン〔1～2歳用〕2007年、文部科学省「日本食品標準成分表2015年版（七訂）」をもとに計算

　アミノ酸スコアは食品によって異なります。アミノ酸スコアが低い食品でも、別の食品と一緒に食べることにより、不足するアミノ酸が補われ、アミノ酸スコアを高くすることができます。これをアミノ酸の補足効果といいます。たとえば、精白米はリシン（第一制限アミノ酸）が不足しており、アミノ酸スコアは69（FAO/WHO/UNUの合同委員会が報告した評点パターン〔1～2歳用〕2007年による）です。一方、魚のアジは、すべてのアミノ酸が100%以上で、リシンを多く含んでいます。この精白米

とアジを一緒に食べると、アジのリシンによって精白米のリシン不足を補うことができます。

　一般に、穀類や豆類などの植物性たんぱく質のアミノ酸スコアは100未満ですが、肉類、魚類、卵、牛乳などの動物性たんぱく質は、必須アミノ酸をバランスよく含んでいるので、合わせて摂取すると効率を上げることができます。つまり1回の食事にできるだけ多くの種類の食品を組み合わせて一緒に食べるようにすることで、必須アミノ酸を補うことができるのです。

2　たんぱく質の働き

❶ 体の構成成分となる

　人体の約60%は水分ですが、残りの約半分はたんぱく質です。筋肉、臓器、血液、骨、皮膚、爪、毛髪などは主にたんぱく質からできています。

❷ 酵素、ホルモン、免疫体の材料となる

　代謝を円滑に進める働きをしている酵素*は、体内の特定の組織または器官で生産され、その活動をきわめて微量で調節する生理的物質であるホルモン、細菌やウイルスその他体内に侵入する異物から体を守る役目の免疫体、これらはたんぱく質でできています。

❸ 体液の水素イオン濃度と浸透圧の調節

　アミノ酸は体液の水素イオン濃度(pH)を中性〜弱アルカリ性に保つ働きをしている物質の一つです。また、血液中の主たるたんぱく質であるアルブミンは、無機質の一部とともに浸透圧の調節を行っています。

❹ エネルギー源になる

　糖質、脂質の摂取量が足りないときには分解されて、1g当たり4kcalのエネルギーとして消費されます。エネルギー不足時はエネルギーになることが優先されるので、たんぱく質の本来の機能は作用しないことになります。

❺ たんぱく質の不足と過剰

①不足の場合：通常の食事では不足になることはありませんが、不足が長く続くと体力の低下、注意力・判断力の低下を招きます。乳幼児や成長期の子どもでは成長障害が現れます。

②過剰の場合：過剰の分は尿中に排泄されるため、腎臓に負担がかかります。尿中のカルシウム排泄量も増加します。また、インスリンの作用が下がります。

おさらいテスト

❶ たんぱく質は [　　　　] が結合している高分子化合物である。

❷ ヒトの体内で合成できない9種類のアミノ酸を [　　　　] という。

❸ アミノ酸スコアは食品中で最も不足している必須アミノ酸 ([　　　　]) の割合を数値化したものである。

重要語句

酵素

→細胞内で作られ，生体内で起こる化学反応を触媒するたんぱく質。

演習課題

アミノ酸について理解を深めよう

演習テーマ 1 アミノ酸スコアを調べよう

身近な食品のアミノ酸スコアを調べてみましょう。

演習テーマ 2 アミノ酸バランスのよい食事をしよう

あなたの朝食や夕食のアミノ酸スコアはいくつになるでしょうか。
アミノ酸バランスのよい食事にするための工夫を考えてみましょう。

例）朝食のコーヒーを牛乳にする
　　副菜に豆腐や納豆を加える

栄養素の種類と機能 3

1 ビタミンは代謝の調節を行っている。

2 無機質（ミネラル）は体の構成成分になるもの、代謝の調節を行うものがある。

3 ビタミンも無機質も微量で十分だが必要な栄養素である。

1 ビタミン

　ビタミン（vitamin）は、vita（ラテン語で生命）に必要なアミンという意味です。アミンとは、窒素（N）を含む有機化合物のことです。最初に発見されたビタミンB_1がアミノ酸の性質をもっていたことに由来します。

　ビタミンはエネルギー源にも体の構成成分にもなりませんが、代謝の調節に深く関与している栄養素です。必要量は微量ですが、ほとんどの場合必要量が体内で生合成されませんし、欠乏すると特有な欠乏症状が現れます。そのため、毎日食物から摂取しなければならない必須の有機化合物です。つまりビタミンは、微量で十分ですが必要な栄養素というわけです。

　ビタミンには脂溶性ビタミンと水溶性ビタミンがあります。

　脂溶性ビタミンは、ビタミン特有の生理作用が代謝調節に関与しています。脂溶性なので体内の脂肪組織に貯留しやすく、過剰な摂取が続くと過剰症が現れます。

　水溶性ビタミンは、酵素反応時の補酵素として代謝調節に関与しています。水溶性なので体内に貯留されることはなく、尿中に排泄されます。主なビタミンの生理作用を図表 8-1 にまとめました。

●図表 8-1　主なビタミンの生理作用

分類	ビタミン名	主な働き	欠乏症（過剰症）	多く含む食品
脂溶性ビタミン	ビタミン A	・皮膚、粘膜を保護する ・薄暗いところで視力を保つ ・抗がん作用	発育阻害、角膜乾燥症、夜盲症 （過剰症） 頭痛、先天奇形（妊娠初期）	レバー、うなぎ、緑黄色野菜
	ビタミン D	・カルシウムの吸収を促進し、骨に沈着させる ・紫外線に当たると皮膚で生成される	子どもはくる病、成人は骨軟化症、骨粗鬆症 （過剰症） 食欲不振、嘔吐	魚介類、卵、きのこ類
	ビタミン E	・抗酸化作用	溶血性貧血、血行障害 （過剰症） 起きにくい	植物油、種実類、魚介類
	ビタミン K	・血液凝固作用 ・カルシウム代謝に関与	血液凝固時間の延長 頭蓋内出血症（新生児） （過剰症） 報告なし	緑黄色野菜、納豆
水溶性ビタミン	ビタミン B₁	・糖代謝の補酵素 ・神経細胞の働きに関与	脚気（腱反射喪失）、多発性神経炎、ウェルニッケ脳症（眼球運動麻痺、歩行困難）	玄米、胚芽米、種実類、豚肉、うなぎ
	ビタミン B₂	・糖質、脂質、たんぱく質の代謝の補酵素 ・成長の促進	成長障害、口唇炎、口角炎	レバー、うなぎ、納豆、卵、乳・乳製品
	ナイアシン	・エネルギー代謝の補酵素 ・皮膚、粘膜の保護作用	ペラグラ（皮膚炎、下痢） （日本ではほとんど見られない）	魚類、肉類、きのこ類
	ビタミン B₆	・たんぱく質代謝の補酵素 ・神経伝達物質合成に関与	神経障害、皮膚炎 （欠乏症は少ない）	魚類、肉類、にんにく、バナナ
	ビタミン B₁₂	・アミノ酸代謝に関与 ・赤血球の生成 ・神経細胞の機能維持	悪性貧血	魚介類、肉類（動物性食品のみに含まれる）
	葉酸	・細胞分裂・増殖の補酵素 ・赤血球の合成に関与	巨赤芽球性貧血、胎児の神経管閉鎖障害	緑黄色野菜、肉類、枝豆、納豆
	パントテン酸	・糖質、脂質のエネルギー代謝に関与 ・ホルモンの合成に関与	（普通の食事では欠乏症は見られない）	魚介類、肉類、野菜類、卵（さまざまな食品に含まれる）
	ビオチン	・糖代謝、アミノ酸代謝、脂肪酸合成に関与	（普通の食事では欠乏症は見られない）	レバー、魚介類、卵、豆類、種実類
	ビタミン C	・コラーゲンの合成 ・抗酸化作用 ・鉄の吸収を助ける	壊血病	野菜類、いも類、果実類

2 無機質（ミネラル）

　人体を構成する元素はおよそ 60 種類知られていますが、全体の約 96%
は酸素、炭素、水素および窒素の 4 元素で、残りの 4% に当たる元素が無
機質(ミネラル)です。焼いたあと、灰になって残るので灰分ともいいます。
　無機質は、体内存在量が比較的多量（0.01% 以上）であり、主な働き
が明らかになっている多量ミネラルと、体内存在量が 0.01% に満たない
微量ミネラルに分けられます。
　多量ミネラルは、カルシウム（Ca）、リン（P）、カリウム（K）、硫黄（S）、
ナトリウム（Na）、塩素（Cl）、マグネシウム（Mg）の 7 種類です。
　微量ミネラルのうち、鉄（Fe）、亜鉛（Zn）、銅（Cu）、セレン（Se）、
ヨウ素（I）、マンガン（Mn）、モリブデン（Mo）、クロム（Cr）、コバル
ト（Co）の 9 種類のミネラルは、体内での働きが明らかになっているこ
とから、必須微量ミネラルといわれています。
　無機質は体内で次のような働きをしています。
　①骨や歯の構成成分になる
　②血球、筋肉など体の構成成分になる
　③酵素、ホルモンなどの構成成分になる
　④浸透圧や pH の調節をする
　⑤筋肉や心臓の興奮性を調節する
　主な無機質の生理作用を図表 8-2 にまとめました。

おさらいテスト

❶ ビタミンは代謝の [　　　　] を行っている。
❷ 無機質（ミネラル）は体の [　　　　] になるもの、代謝の [　　　　] を行
　うものがある。
❸ ビタミンも無機質も [　　　　] で十分だが必要な栄養素である。

● 図表 8-2　主な無機質（ミネラル）の生理作用

分類	ミネラル名	主な働き	欠乏症（過剰症）	多く含む食品
多量ミネラル	カルシウム （Ca）	・骨や歯の成分 ・血液凝固作用に関与 ・筋肉の収縮作用に関与 ・神経の興奮を抑制	成長期：骨の発育障害 成人：骨粗鬆症	乳・乳製品、大豆製品、小魚、海藻
	リン （P）	・骨、歯の構成成分 ・リン脂質、核酸の構成成分 ・エネルギー代謝に関与	（普通の食事では欠乏症は見られない）	魚介類、肉類、胚芽、卵黄
	カリウム （K）	・体液の浸透圧維持 ・ナトリウム排泄作用促進による血圧降下作用 ・神経細胞や筋肉の興奮伝達	筋力低下、血圧上昇	野菜類、果物類、いも類
	ナトリウム （Na）	・体液の浸透圧維持 ・神経細胞や心筋細胞などの興奮伝達 ・血液のpHの維持	血圧低下、意欲減退 （過剰症） 高血圧	食塩、みそ、しょうゆ
	マグネシウム （Mg）	・神経の興奮、筋肉の収縮に関与 ・血圧の調節 ・骨や歯の構成成分	神経・精神疾患 不整脈、心疾患	種実類、玄米、胚芽米、魚介類
微量ミネラル	鉄 （Fe）	・赤血球中のヘモグロビン、筋肉中のミオグロビンの成分 ・酸素の運搬 ・酵素の構成成分	鉄欠乏性貧血 （過剰症） ヘモクロマトーシス	肉類、魚介類、豆・豆製品、海藻類
	亜鉛 （Zn）	・酵素の構成成分 ・DNA合成に必要 ・インスリン合成に必要	食欲不振、味覚異常、免疫力低下	魚介類、肉類、穀類
	銅 （Cu）	・ヘモグロビン形成に必要 ・鉄の吸収を助ける	貧血 （欠乏症は少ない）	魚介類、肉類、大豆
	セレン （Se）	・抗酸化作用	心臓疾患（克山病） （過剰症） 脱毛、爪、皮膚の変化	魚介類
	ヨウ素 （Ｉ）	・甲状腺ホルモンの構成成分	甲状腺肥大、甲状腺腫 （過剰症） 甲状腺腫	海藻類、魚介類
	マンガン （Mn）	・骨代謝に関与 ・糖質、脂質代謝に関与	骨の発育低下、中枢神経疾患	玄米、胚芽米、野菜類、豆・豆製品

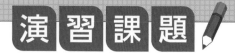

ビタミンについてまとめよう

演習テーマ 1 ビタミンの働きと欠乏症を覚えよう

主なビタミンについて、主な働きと欠乏症をまとめてみましょう。

主なビタミン	主な働き	欠乏症
ビタミンA		
ビタミンD		
ビタミンE		
ビタミンK		
ビタミンB_1		
ビタミンB_2		
葉酸		
ビタミンC		

演習テーマ 2 多く含まれている食品と効果的なとり方を考えよう

代表的なビタミンについて、多く含まれている食品をあげ、効果的にとる調理法や料理を
考えてみましょう。

例）ビタミンB_1 が多く含まれる食品…豚肉
調理法の工夫：水溶性なので煮汁ごと食べられる料理（カレーや煮込みなど）にする。

演習課題 ✏

ミネラルについてまとめよう

演習テーマ 1 ミネラルの働きと欠乏症を覚えよう

主なミネラルについて、主な働きと欠乏症をまとめてみましょう。

主なミネラル	主な働き	欠乏症
カリウム		
カルシウム		
マグネシウム		
鉄		
亜鉛		
ヨウ素		

演習テーマ 2 多く含まれている食品と効果的なとり方を考えよう

代表的なミネラルについて、多く含まれている食品をあげ、効果的にとる調理法や料理を考えてみましょう。

例）鉄を多く含む食品…鶏レバー
調理法の工夫：ほうれん草と鶏レバーの炒め物（ほうれん草と一緒にとると、ほうれん草の非ヘム鉄もたんぱく質の働きによって吸収が促進される）。

栄養素の消化と吸収

1 消化器系は、消化管と唾液腺、肝臓、膵臓などから構成される。

2 栄養素は、消化酵素の作用を受けて吸収可能な状態にまで分解される。

3 小腸は栄養素の消化と吸収を行っている。

1 食物の消化

　口から摂取した食物は、そのままの形で体内に入れて利用することはできません。食物を食べると、食物は消化管を通っていくうちに、体内に取り入れることができる状態にまで分解されます。そして不要なものは肛門（こうもん）から排泄（はいせつ）されます。この一連の過程を消化といいます。消化には物理的消化、化学的消化、生物的消化の3種類があります（図表9-1）。

●図表9-1　消化の種類

物理的消化	咀嚼（そしゃく）により食物を磨砕（まさい）し、消化管の運動により消化液と混合して、かゆ状、液状にすることをいう。この作用により、消化酵素の作用を受けやすくする。
化学的消化	消化酵素の作用により、高分子化合物をより小さい分子に分解することをいう。消化の中心的役割を担う。
生物的消化	腸内細菌による発酵や腐敗などによる未消化物の分解である。消化酵素の作用を受けずに大腸まで到達した難消化性成分は、この作用により分解される。

2 消化器系のしくみと働き

　消化器系とは、食物の消化・吸収・排泄をつかさどる器官系の総称です。口から肛門まで続く長い1本の消化管と、それに付属する唾液腺（だえきせん）、肝臓、膵臓（すいぞう）などから構成されます。消化器系の概観は図表9-2の通りです。

● 図表 9-2　消化器系の概観

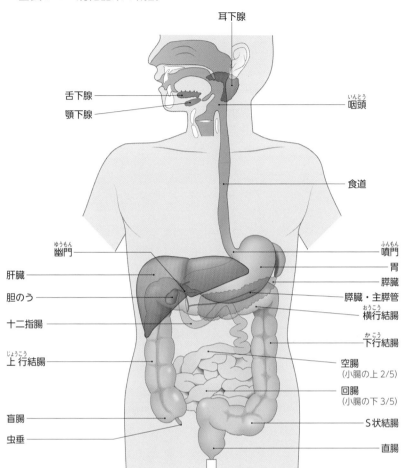

耳下腺

舌下腺
顎下腺

咽頭_{いんとう}

食道

幽門_{ゆうもん}
肝臓
胆のう
十二指腸
上行結腸_{じょうこう}

噴門_{ふんもん}
胃
膵臓
膵臓・主膵管
横行結腸_{おうこう}
下行結腸_{かこう}
空腸
（小腸の上 2/5）
回腸
（小腸の下 3/5）
S状結腸

盲腸
虫垂

直腸

● 図表 9-3　唾液腺

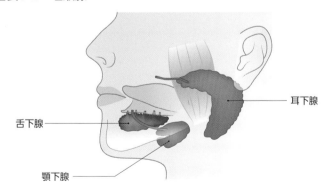

耳下腺

舌下腺

顎下腺

1　口

　食物を口に含み、おいしく感じると唾液がでてきますが、唾液は耳下_{じか}腺、舌下腺_{ぜっかせん}、顎下腺_{がっかせん}の3種類の唾液腺から分泌されます（図表 9-3）。いずれも左右一対になっており、最も大きいのは耳下腺、最も分泌量が多い

のは顎下腺です。1日の分泌量は合わせて1〜1.5Lに達します。唾液には、でんぷん消化酵素の唾液アミラーゼ（プチアリン）が含まれ、でんぷんを麦芽糖またはデキストリン（単糖が数個つながった多糖類）に分解します。このほか、咀嚼を助ける、口の中に潤いを与えて食物を飲み込みやすくする、口の中の衛生を保つなどの働きがあります。

　唾液の分泌量には個人差があるほか、緊張したときや疲れたときには減少します。また、酸味が強い食物をとると分泌量は増加します。

2　食道

　食道は長さ約25cm（成人の場合）の管で、口から入ってきた食物を胃まで送り届けるとともに、食物の逆流を防ぐ働きもしています。食物を消化吸収する機能はありません。

　口から入った食物は、液状のものはそのまま飲み込まれます。固形物は食道の筋肉が収縮することによって胃へ運ばれていきます。食物が食道を通って胃にたどり着くまでの時間は、固形物で30〜60秒、液体で1〜6秒です。

3　胃

　胃の平均容量は1.2L（女性）〜1.4L（男性）で、食道に接する部分を噴門、十二指腸に続く部分を幽門といいます（図表9-2、左図参照）。新生児の胃の容量は30〜50mLで、成人に比べると立てたとっくりのような形をしており（左図）、噴門の閉じる機能が未熟です。そのためちょっとした刺激で吐乳や溢乳が起こりやすくなりますが、胃の発達とともにしだいに解消されていきます。

　胃の粘膜からは胃液が分泌されます。胃液の主な成分は塩酸とペプシンです。胃は次のような働きをしています。

①摂取した食物を一時蓄え、その間にプチアリンによってでんぷんの消化を行う。
②胃粘膜から分泌されるペプシノーゲンをペプシンに変換し、たんぱく質を分解する。
③胃液と胃の内容物を混合し、胃の蠕動運動により内容物を柔らかいかゆ状にし、少しずつ十二指腸へと送る。
④食物に混在する細菌の殺菌または増殖の抑制をする。
⑤アルコールと薬剤の一部を吸収する。

4　小腸

　小腸は大変長く、身長に対して新生児は7倍、幼児は6倍、成人は4.5倍の長さがあります。小腸は十二指腸、空腸、回腸からなり、栄養素の消化と吸収を行っています。十二指腸は指を12本横に並べたくらいの長さという意味で命名されたそうですが、実際はそれよりやや長く25〜30cm（成人の場合）です。空腸と回腸の境界は明らかでなく、十二指腸を除いた部分の上5分の2が空腸、残り5分の3が回腸とされています。

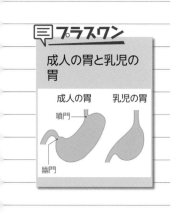

プラスワン

成人の胃と乳児の胃

成人の胃　　乳児の胃

噴門

幽門

肝臓から胆汁が流れてくる総胆管と、膵臓から膵液が流れてくる膵管は十二指腸の直前で合流し、胃で消化された食物と混ざり、空腸に送る働きをしています。

　小腸の消化は主に十二指腸と空腸で行われます。

5　大腸

　大腸の長さは約 1.5 m で、盲腸、結腸、直腸からなり、結腸は上行結腸、横行結腸、下行結腸、S状結腸に分けられます。大腸では、小腸で消化・吸収された残りから主に水分を吸収するほか、食物繊維などの難消化性多糖類が腸内細菌によって分解され、糞便やガスを生成します。食事をしてから便が排泄されるまで通常 24 ～ 72 時間かかります。

6　肝臓

　肝臓は右上腹部に位置し、出生時は約 130 g で、1 歳で 2 倍、2 歳で 3 倍になります。成人の肝臓の重さは 1.2 ～ 1.5 kg で、これは新生児の約 10 倍、成人の体重の約 50 分の 1 に相当します。肝臓には肝動脈と門脈が入り、肝静脈がでています。肝動脈は肝細胞に必要な酸素を運び、門脈は消化管からの血液を集めて肝臓に送っています。胃、小腸、結腸、直腸上部、膵臓、脾臓からの血液は直接心臓に戻らず、集合して門脈に流入し肝臓に送られ、肝静脈から心臓に戻ります。

　肝臓は多様な働きをしていますが、栄養に関する主な働きは次の通りです。

①血液中の血糖が多いときは、ブドウ糖をグリコーゲンに変えて貯蔵し、不足しているときはグリコーゲンを分解してブドウ糖に変えて血液中に放出し、血糖値を維持している（糖質代謝）。

②ブドウ糖が不足状態で脂肪酸が燃焼するとき、肝臓でケトン体という物質を産生し、エネルギーを供給する（脂質代謝）。

③尿素を生成する（たんぱく質代謝）。

④胆汁を生成、分泌する。

⑤血液中の有害物質を無毒化する。

7　胆のう

　胆のうは、肝臓と十二指腸をつなぐ管の途中にあり、胆汁を分泌します。胆汁は肝臓でつくられ、胆のうで濃縮されます。胆汁に含まれる胆汁酸は脂肪を乳化*し、消化酵素の働きを助けます。なお、胆汁には消化酵素は含まれていません。

8　膵臓

　膵臓は、胃の下部に横たわる細長い臓器で、膵液を分泌します。膵液にはたんぱく質消化酵素、糖質消化酵素、脂肪消化酵素が含まれており、食物が胃から十二指腸に送られると分泌され、食物の消化に大きく関わっています。

9 コマ目　栄養素の消化と吸収

▣プラスワン

ケトン体

アセト酢酸、β-ヒドロキシ酢酸、アセトンの総称。飢餓や糖尿病などによる糖質不足のときに脂肪酸の代謝により生成され、脳、その他の組織のエネルギー源になる。

尿素

窒素を含む有機化合物。たんぱく質が体内で分解する際に生じ、哺乳類の尿に多い。

✐重要語句

乳化

→本来混ざり合わない物質が、ある物質を加えることで混ざるようになること。

3　栄養素の消化、吸収

　食物に含まれる栄養素は、一部を除いてそのままでは吸収できないので、消化酵素の作用を受けて吸収されやすい分子にまで分解されます。食物が十二指腸に入ると、胆汁や膵液が分泌されます。膵液には三大栄養素を消化する酵素がすべて含まれており、小腸で本格的な消化が行われます。

1　栄養素と消化酵素

❶ 糖質
　食物中のでんぷんは、唾液、膵液に含まれるアミラーゼによってデキストリンや麦芽糖にまで分解され、小腸でマルターゼによってブドウ糖に分解され、吸収されます。

❷ たんぱく質
　胃液中のペプシン、膵液中のトリプシン、キモトリプシンなどの消化酵素によりペプチドになり、小腸でペプチダーゼによってアミノ酸に分解され、吸収されます。

❸ 脂質
　脂質は水溶性でないため消化液による分解はありませんが、胆汁酸が脂肪を乳化し、膵液中に含まれる脂肪分解酵素のリパーゼによって脂肪酸とモノグリセリドになります（左図）。
　消化酵素の種類と栄養素の消化の過程を図表9-4に示しました。

プラスワン

十二指腸内の脂質の消化

脂肪 → モノグリセリド／脂肪酸（リパーゼ）

●図表9-4　消化酵素の種類と栄養素の消化の過程

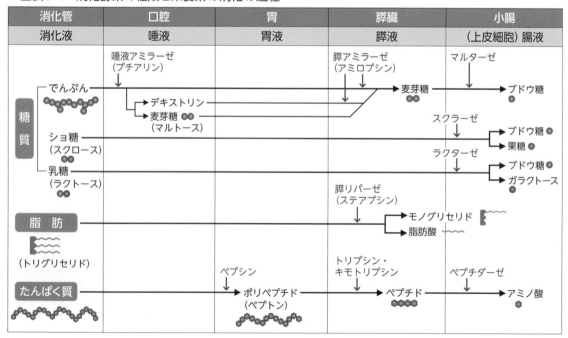

消化管	口腔	胃	膵臓	小腸
消化液	唾液	胃液	膵液	（上皮細胞）腸液

糖質
- でんぷん → 唾液アミラーゼ（プチアリン） → デキストリン／麦芽糖（マルトース） → 膵アミラーゼ（アミロプシン） → 麦芽糖 → マルターゼ → ブドウ糖
- ショ糖（スクロース） → スクラーゼ → ブドウ糖／果糖
- 乳糖（ラクトース） → ラクターゼ → ブドウ糖／ガラクトース

脂肪（トリグリセリド） → 膵リパーゼ（ステアプシン） → モノグリセリド／脂肪酸

たんぱく質 → ペプシン → ポリペプチド（ペプトン） → トリプシン・キモトリプシン → ペプチド → ペプチダーゼ → アミノ酸

68

2　栄養素の吸収部位

　胃では栄養素の吸収はほとんど行われませんが、アルコールや薬は胃で吸収されます。

　多くの栄養素は小腸で吸収されます。消化作用を受けないビタミン、無機質は主に小腸上部で、小腸で消化作用を受ける糖質、たんぱく質、脂質は主に小腸のなかほどで吸収されます。

　大腸では主に水分が吸収されます。

3　栄養素の運搬

　吸収された栄養素の運搬経路は、栄養素の溶解性によって異なります。ブドウ糖、アミノ酸、無機質、中鎖脂肪酸*、水溶性ビタミンなどの水溶性物質は毛細血管から門脈に入り、肝臓を経て全身に運ばれます。一方、長鎖脂肪酸*、モノグリセリド、脂溶性ビタミンなどの脂溶性物質は乳び管*からリンパ管、胸管*を経て静脈に入り、体じゅうの器官や細胞に運ばれ利用されます（図表9-5）。

●図表 9-5　栄養素の吸収経路

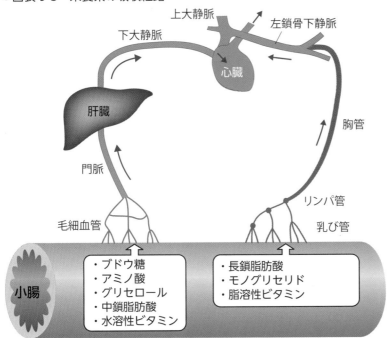

🖊重要語句

中鎖脂肪酸

→炭素数8～10以下のもの、水に溶ける。

長鎖脂肪酸

→炭素数12以上のもの。

乳び管

→腸間膜に分布するリンパ管。乳び管から大きなリンパ管に合流する。

胸管

→下半身と左上半身のリンパ液を集めるリンパ管。

🇴🇸🇱🇰🇮おさらいテスト //

❶ 消化器系は、消化管と［　　　］、肝臓、［　　　］などから構成される。
❷ 栄養素は、［　　　］の作用を受けて吸収可能な状態にまで［　　　］される。
❸ 小腸は栄養素の［　　　］と［　　　］を行っている。

演習課題

消化のしくみを理解しよう

演習テーマ 1 栄養素が消化されるまでをたどってみよう

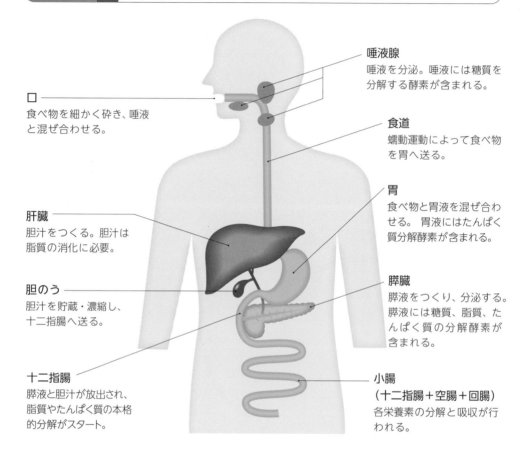

唾液腺
唾液を分泌。唾液には糖質を分解する酵素が含まれる。

□
食べ物を細かく砕き、唾液と混ぜ合わせる。

食道
蠕動運動によって食べ物を胃へ送る。

肝臓
胆汁をつくる。胆汁は脂質の消化に必要。

胃
食べ物と胃液を混ぜ合わせる。胃液にはたんぱく質分解酵素が含まれる。

胆のう
胆汁を貯蔵・濃縮し、十二指腸へ送る。

膵臓
膵液をつくり、分泌する。膵液には糖質、脂質、たんぱく質の分解酵素が含まれる。

十二指腸
膵液と胆汁が放出され、脂質やたんぱく質の本格的分解がスタート。

小腸
（十二指腸＋空腸＋回腸）
各栄養素の分解と吸収が行われる。

演習テーマ 2 胃や腸の疾患について調べてみよう

胸やけやゲップ、腹部膨満などはどのようにして起こるのか、消化のしくみと合わせて、グループで話し合ってみましょう。

第**3**章

日本人の食事摂取基準と調理の基本

この章では「日本人の食事摂取基準」について学んでいきます。
食事摂取基準とは何かをまず知り、それぞれの栄養素の数値をみていきましょう。
また、献立作成について「食事バランスガイド」を参考に学習しましょう。

日本人の食事摂取基準 1

今日のポイント

1 栄養素は、摂取不足の回避、過剰摂取による健康障害の回避、生活習慣病の発症予防という3つの目的からなる5つの指標で構成されている。

2 5つの指標は、推定平均必要量、推奨量、目安量、耐容上限量、目標量である。

3 体重の変化やBMIを把握することによってエネルギー出納バランスを評価する。

1 食事摂取基準とは

1 策定方針

「日本人の食事摂取基準」（以下、食事摂取基準）は、国民の健康の保持・増進や生活習慣病の発症予防のために参照するエネルギー及び栄養素の量

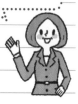

詳細は229頁からの巻末資料を参考にしてくださいね。

● 図表 10-1 「日本人の食事摂取基準（2020 年版）」策定の方向性

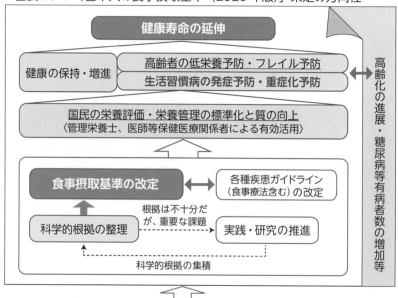

出典：厚生労働省「日本人の食事摂取基準（2020年版）」2020年をもとに作成

📝 **プラスワン**

科学的根拠に基づく策定

システマティックレビューの手法を用いて、国内外の学術論文ならびに入手可能な学術資料を最大限に活用した。

の基準を示したガイドラインです。「健康増進法」第16条の2に基づき厚生労働大臣が定め、科学的根拠に基づく策定を基本とし、5年ごとに改定されています。2020年版では、生活習慣病の発症予防、重症化予防に加え、高齢者の低栄養予防やフレイル*予防が策定目的に加えられました。対象は、「健康な個人及び健康な者を中心として構成されている集団」とし、「高血圧、脂質異常、高血糖、腎機能低下に関するリスクを有していたり、フレイルのリスクを有していても自立した日常生活を営んでいる者」とされています（図表10-1）。現時点で根拠は十分ではありませんが、重要な課題については、研究課題の整理も行われました。

2　指標について

❶ エネルギーの指標

エネルギーの摂取量および消費量のバランス（エネルギー収支バランス）の維持を示す指標として体格指数であるBMI*が採用されており、成人については目標とされるBMIの範囲が示されています。

❷ 栄養素の指標

栄養素の指標は①摂取不足の回避、②過剰摂取による健康障害の回避、③生活習慣病の発症予防という3つの目的からなる5つの指標（推定平均必要量、推奨量、目安量、耐容上限量、目標量）で構成されています（図表10-2）。2020年版で策定された栄養素は巻末資料に示しています。

●図表10-2　「日本人の食事摂取基準（2020年版）」栄養素の指標の概要

目的	指標	内容
摂取不足の回避	推定平均必要量（EAR*）	ある母集団における必要量の平均値の推定値。つまり、当該集団に属する50％の人が必要量を満たす（同時に、50％の人が必要量を満たさない）と推定される摂取量として定義される。
	推奨量（RDA*）	ある母集団に属するほとんどの人（97～98％）が充足している量。理論的には、「推定平均必要量＋2×標準偏差」として算出される。
	目安量（AI*）	十分な科学的根拠が得られず「推定平均必要量」および「推奨量」が算定できない場合に、特定の集団において不足状態を示す人がほとんど観察されない量として設定される。
過剰摂取による健康障害の回避	耐容上限量（UL*）	健康障害をもたらすリスクがないとみなされる習慣的な摂取量の上限量。これを超えて摂取すると、過剰摂取によって生じる潜在的な健康障害のリスクが高まると考えられる。
生活習慣病の発症予防	目標量（DG*）	生活習慣病の発症予防を目的として、特定の集団において、その疾患のリスクや、その代理指標となる生体指標の値が低くなると考えられる栄養状態が達成できる量として算定し、現在の日本人が当面の目標とすべき摂取量。

出典：図表10-1と同じ

重要語句

フレイル

→体重減少、主観的疲労感、身体活動量の減少、身体能力（歩行速度）の低下、筋力（握力）の低下のうち、3項目以上該当する場合をいう。

BMI：Body Mass Index

→体重（kg）÷身長（m）^{2} で算出される体格指数。18.5未満を低体重（やせ）、18.5以上25未満をふつう、25以上を肥満と判定する。

➡2コマ目を参照

プラスワン

摂取不足の回避

「摂取不足の回避」については、必ずしも欠乏症が生じることだけを意味するものではなく、その定義は栄養素によって異なる。

語句説明

EAR

Estimated Average Requirement

RDA

Recommended Dietary Allowance

AI

Adequate Intake

UL

tolerable Upper intake Level

10 コマ目　日本人の食事摂取基準1

3 年齢区分と参照体位

　1 ～ 17 歳を小児、18 歳以上を成人としています。乳児は「0 ～ 5 か月」と「6 ～ 11 か月」の 2 区分とし、より詳細な設定が必要なエネルギーおよびたんぱく質は、「0 ～ 5 か月」、「6 ～ 8 か月)」、「9 ～ 11 か月」の 3 区分とされています。高齢者は 65 ～ 74 歳、75 歳以上の 2 区分とされています。参照体位（参照身長・参照体重）について、乳児・小児は小児の体格評価に用いる身長、体重の標準値が示されています。成人は、2016（平成 28）年の「国民健康・栄養調査」における性別および年齢区分ごとの中央値が用いられており、望ましい体位ではなく日本人の平均的な体位が示されています（➡巻末資料を参照）。

4 対象別の留意点

❶ 妊婦・授乳婦

　推定平均必要量および推奨量の設定が可能な栄養素については、非妊娠時、非授乳時の値に付加量を設定しています。目安量は、胎児の発育に問題ないとされる日本人妊婦・授乳婦の摂取量の中央値を用いています。栄養素によっては、妊娠初期（～ 14 週未満）、妊娠中期（14 ～ 27 週）、妊娠後期（28 週以降）に 3 分割し、設定されています。授乳期には、哺乳量（0.78 L/日）を泌乳量（ひつじゅうりょう）として用いています。耐容上限量については、報告が乏しいため、その量的な基準は示されていません。

❷ 乳児

　出生後 6 か月未満の乳児では、推定平均必要量および推奨量を決定するための実験は不可能であるため、食事摂取基準は、母乳中の栄養素濃度と健康な乳児の母乳摂取量（基準哺乳量 0.78 L/日）の積から目安量を算定しました。6 ～ 11 か月の乳児では、母乳や人工乳だけでなく、離乳食として通常の食品の摂取も考慮すべきですが、知見は乏しいため、0 ～ 5 か月の乳児および（または）1 ～ 2 歳の小児の値から外挿（がいそう）して求めています。

❸ 小児

　小児を対象とした有用な研究は少なく、十分な資料が存在しない場合には、成人の値から外挿して求めています。

❹ 高齢者

　過栄養だけではなく、低栄養、栄養欠乏の問題の重要性も考え合わせ、フレイルやサルコペニアなどとエネルギー・栄養素との関連について考察し、最新の知見をまとめています。

5 食事摂取基準の活用

❶ PDCA サイクル

　子どもの特性に応じて提供することが適当なエネルギーおよび栄養素の量（給与栄養量）の目標を設定し、食事計画の策定および評価を行う際には、食事摂取基準（2020 年版）を参考にし、PDCA サイクル[*]に基づく活用を基本とします（図表 10-3）。食事摂取状況のアセスメントは、食事調査によって得られる摂取量と食事摂取基準の各指標で示されている値を比較

することによって行います。ただし、エネルギー摂取量の過不足は、成人
の場合、BMIまたは体重変化量を用います。食事調査によって得られる
摂取量には測定誤差*が伴うことも理解しておくことが重要です。

❷ エネルギー、栄養素の優先順位

　食事摂取基準の活用において指標の特性や示された数値の信頼度、栄養
素の特性、対象者（あるいは集団）の状況などによって、どの栄養素を優
先的に考慮するかが異なります。乳児および小児の場合、生命の維持、健
全な成長、生活活動のために最も重要なことは、適切なエネルギーの摂取
ですが、過剰よりも不足を回避することに重点を置きます。栄養素につい
ては、健全な成長および健康の維持・増進のために不足および過剰が回避
されるべき栄養素を優先し、生活習慣病の一次予防のために設定された目
標量はその次に考えます。これらのことからエネルギー、栄養素の優先順
位として、①エネルギー、②たんぱく質、③脂質、④ビタミンA、ビタミ
ンB$_1$、ビタミンB$_2$、ビタミンC、カルシウム、鉄、⑤飽和脂肪酸、食物繊
維、ナトリウム（食塩）、カリウム、⑥その他の栄養素で対象集団にとっ
て重要であると判断されるもの、の順に考慮していきます。

❸ 個人および集団の食事改善を目的として食事摂取基準を活用する場合

　個人および集団の食事改善を目的として食事摂取基準を活用する場合の
計画と実施については図表 10-4 のとおりです。

●図表10-3　食事摂取基準の活用とPDCAサイクル

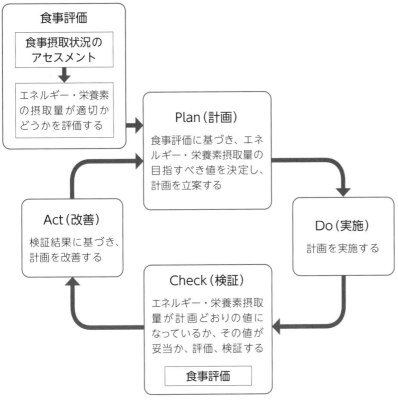

出典：図表10-1と同じ

10
コマ目

日本人の食事摂取基準1

●図表 10-4　食事摂取基準の活用による食事改善の計画と実施

【食事摂取状況のアセスメント】	【食事改善の計画と実施】

【個人の場合】

エネルギー摂取の過不足の評価

BMI*又は体重変化量を用いて評価	→	BMI が目標とする範囲に留まること、又はその方向に体重が改善することを目的に立案

栄養素の摂取不足の評価

推定平均必要量、推奨量を用いて、栄養素の摂取不足の可能性とその確率を推定。目安量と同等か、それ以上かで、不足していないことを確認	→	不足しない十分な量を維持すること、又はその量に近づくことを目的に立案

栄養素の過剰摂取の評価

耐容上限量を用いて、栄養素の過剰摂取の可能性の有無を推定	→	耐容上限量未満にすることを目的に立案

生活習慣病の発症予防を目的とした評価

目標量を用いて、生活習慣病の発症予防の観点から評価	→	目標量（又は範囲内）に達することを目的に立案

【集団の場合】

エネルギー摂取の過不足の評価

BMI*の分布から、目標とする範囲外にある者の割合を算出	→	BMI が目標とする範囲内に留まる者の割合を増やすことを目的に立案

栄養素の摂取不足の評価

摂取量の分布から、推定平均必要量を下回る者の割合を算出。摂取量の中央値と目安量を比較することで不足していないことを確認	→	推定平均必要量を下回って摂取している者の割合をできるだけ少なくすること、目安量付近かそれ以上であれば、その摂取量を維持することを目的に立案

栄養素の過剰摂取の評価

摂取量の分布から、耐容上限量を上回る者の割合を算出	→	集団内の全ての者の摂取量が耐容上限量を超えないことを目的に立案

生活習慣病の発症予防を目的とした評価

摂取量の分布から、目標量を用いて、目標量の範囲を逸脱する者の割合を算出	→	目標量（又は範囲）を逸脱して摂取している者の割合を少なくすることを目的に立案

*成人の場合
出典：図表10-1と同じ

2 エネルギー代謝

1 エネルギー出納バランス

　エネルギー出納バランスは、「エネルギー摂取量−エネルギー消費量」として定義されます。エネルギー出納バランスがプラスになれば体重は増加し、マイナスになれば体重は減少します。成人の場合、短期的なエネルギー収支のアンバランスは体重変化で評価できます。または、測定されたBMIが目標範囲を下回っていれば「不足」、上回っていれば「過剰」のリスクがないか、ほかの要因も含め、総合的に判断します。エネルギー出納の結果は体重変化やBMIとして現れることを考えると、体重変化やBMIを把握することによってエネルギー出納の概要を知り、望ましいBMIを

プラスワン

栄養素の摂取不足の評価

目安量が策定されている栄養素については、集団内の摂取量の中央値が目安量を下回っていたとしても不足状態にあるかどうかは判断できない。

食事摂取基準を活用した生活習慣病の予防

発症予防を目的としている生活習慣病が、関連する他の因子の存在と程度を測定し総合的に判断したうえで、長期間にわたり実施可能な改善計画の立案と実施が望ましい。

維持するエネルギー摂取量（＝エネルギー消費量）を目指すことが重要です。

　また、食事摂取基準（2020年版）では、観察疫学研究の報告から総死亡率が最も低かったBMIの範囲から、「目標とするBMIの範囲（18歳以上）」を設定しています（➡巻末資料を参照）。

２ 推定エネルギー必要量

　福祉施設や病院などで食事を提供するためには、そのエネルギー量を決定しなければなりません。参考表として示された推定エネルギー必要量（➡巻末資料を参照）は、エネルギー消費量を測定し算出された平均値で、性、年齢、身体活動レベルごとに示されています。

❶ 成人

　成人の場合、推定エネルギー必要量は、エネルギー出納がゼロとなる確率が最も高くなると推定される習慣的な1日当たりのエネルギー摂取量のことをいいます。推定式をもちいる場合、以下の式で算出されます。

　　推定エネルギー必要量（kcal/日）＝基礎代謝量*（kcal/日）（図表10-6）×身体活動レベル*

　しかし、参照体位から大きく外れた体格の場合は推定誤差が大きくなることや、同じBMIでも除脂肪重量等の違いにより個人間差が大きくなることに注意する必要があります。体重増加にともなう生活習慣病の発症予防、重症化予防の観点からは、身体活動レベルⅠ（低い）は、少ないエネルギー消費量に見合った少ないエネルギー摂取量を維持することになるため、望ましい状態とはいえず、身体活動量を増加させることでエネルギー出納のバランスを図る必要があります。

❷ 乳児、小児

　成長期の場合、エネルギー消費量に加えて、組織合成に要するエネルギー

重要語句

基礎代謝量
→覚醒状態で必要最小限のエネルギー。早朝空腹時に室温において安静仰臥位で測定される。

身体活動レベル
→基礎代謝量の倍数として表した身体活動の強度の指標（図表10-5）。

おなじBMIでもエネルギー必要量は違います。

●図表10-5　身体活動レベル別に見た活動内容と活動時間の代表例

身体活動レベル [1]	低い（Ⅰ）	ふつう（Ⅱ）	高い（Ⅲ）
	1.50 (1.40〜1.60)	1.75 (1.60〜1.90)	2.00 (1.90〜2.20)
日常生活の内容 [2]	生活の大部分が座位で、静的な活動が中心の場合	座位中心の仕事だが、職場内での移動や立位での作業・接客等、通勤・買い物での歩行、家事、軽いスポーツ、のいずれかを含む場合	移動や立位の多い仕事への従事者、あるいは、スポーツ等、余暇における活発な運動習慣を持っている場合
中程度の強度（3.0〜5.9メッツ）の身体活動の1日当たりの合計時間（時間/日）[3]	1.65	2.06	2.53
仕事での1日当たりの合計歩行時間（時間/日）[3]	0.25	0.54	1.00

注：1）代表値。（　）内はおよその範囲。
　　2）Black et al.（1996），Ishikawa-Takata et al.（2008）を参考に、身体活動レベル（PAL）に及ぼす仕事時間中の労作の影響が大きいことを考慮して作成。
　　3）Ishikawa-Takata et al.（2011）による。
出典：図表10-1と同じ

●図表 10-6　参照体重における基礎代謝量

性　別	男　性			女　性		
年齢（歳）	基礎代謝基準値 (kcal/kg 体重/日)	参照体重 (kg)	基礎代謝量 (kcal/日)	基礎代謝基準値 (kcal/kg 体重/日)	参照体重 (kg)	基礎代謝量 (kcal/日)
1〜2	61.0	11.5	700	59.7	11.0	660
3〜5	54.8	16.5	900	52.2	16.1	840
6〜7	44.3	22.2	980	41.9	21.9	920
8〜9	40.8	28.0	1,140	38.3	27.4	1,050
10〜11	37.4	35.6	1,330	34.8	36.3	1,260
12〜14	31.0	49.0	1,520	29.6	47.5	1,410
15〜17	27.0	59.7	1,610	25.3	51.9	1,310
18〜29	23.7	64.5	1,530	22.1	50.3	1,110
30〜49	22.5	68.1	1,530	21.9	53.0	1,160
50〜64	21.8	68.0	1,480	20.7	53.8	1,110
65〜74	21.6	65.0	1,400	20.7	52.1	1,080
75 以上	21.5	59.6	1,280	20.7	48.8	1,010

出典：図表 10-1 と同じ

と組織増加分のエネルギーの追加を考慮するため、以下のように算出されます。

推定エネルギー必要量（kcal/日）＝基礎代謝量（kcal/日）×身体活動レベル＋エネルギー蓄積量（kcal/日）

乳児および小児のエネルギー摂取量の過不足は成長曲線（身体発育曲線）を用いて評価し、成長経過を縦断的に観察します。

❸ 妊婦・授乳婦

妊婦の推定エネルギー必要量は、妊娠前と比較して胎児の発育や妊婦の組織増大に要する分を妊娠期別に付加しています。授乳期には泌乳量から授乳中の体重減少にともなう分を減じて付加量としています。

❹ 高齢者

高齢者は、ほかの年代に比べて、身体活動レベルが異なる可能性があります。レベルⅡは自立している者、レベルⅠは自宅にいてほとんど外出しない者に相当します。高齢者は咀嚼能力、消化吸収能力、運動量の低下等に伴う摂取量の低下がみられ、何らかの疾患を有している者も多いため、年齢だけでなく個人の特徴に注意を払うことが必要です。

おさらいテスト

❶ 栄養素は、摂取 [　　　] の回避、過剰摂取による [　　　] の回避、[　　　] の発症予防という３つの目的からなる５つの指標で構成されている。

❷ ５つの指標は、[　　　]、推奨量、[　　　]、耐容上限量、[　　　] である。

❸ [　　　] の変化や [　　　] を把握することによってエネルギー出納バランスを評価する。

演習課題

エネルギー代謝について理解しよう

演習テーマ 1 あなたのエネルギー出納バランスを評価しよう

現在のBMIおよび過去1年間の体重変化から、自身のエネルギー摂取量を評価してみましょう。

現在の　体重：＿＿＿＿＿＿　kg
　　　　身長：＿＿＿＿＿＿　cm
　　　　BMI：＿＿＿＿＿＿　kg/m² （低体重・普通・肥満）

1年前の体重：＿＿＿＿＿＿　kg
　　　　身長：＿＿＿＿＿＿　cm
　　　　BMI：＿＿＿＿＿＿　kg/m² （低体重・普通・肥満）

過去1年間の体重変化：＿＿＿＿＿＿　kg
エネルギー出納バランスの評価

演習テーマ 2 あなたのエネルギー必要量を調べよう

日常の身体活動から、あなたの身体活動レベルを判定し、推定式によるエネルギー必要量を算出してみましょう（➡図表10-5、10-6、10-7参照）。

1日のエネルギー必要量＝基礎代謝量＿＿＿＿＿＿（kcal/日）×身体活動レベル＿＿＿＿＿
基礎代謝量＝基礎代謝基準値＿＿＿＿＿（kcal/kg体重/日）×体重＿＿＿＿＿（kg）

● 図表10-7　年齢階級別に見た身体活動レベルの群分け（男女共通）

身体活動レベル	Ⅰ（低い）	Ⅱ（ふつう）	Ⅲ（高い）
1～2（歳）	―	1.35	―
3～5（歳）	―	1.45	―
6～7（歳）	1.35	1.55	1.75
8～9（歳）	1.40	1.60	1.80
10～11（歳）	1.45	1.65	1.85
12～14（歳）	1.50	1.70	1.90
15～17（歳）	1.55	1.75	1.95
18～64（歳）	1.50	1.75	2.00
65～74（歳）	1.45	1.70	1.95
75以上（歳）	1.40	1.65	―

出典：図表10-1と同じ

日本人の食事摂取基準 2

今日のポイント

1 たんぱく質は、1歳以上で、推定平均必要量、推奨量、目標量が設定されている。

2 脂質はエネルギー比率が目標量で示され（1歳以上）、3歳以上では飽和脂肪酸の目標量、n-6系、n-3系脂肪酸の目安量が示されている。

3 鉄は生後6か月以降に推定平均必要量および推奨量が設定されている。

1 エネルギー産生栄養素

1 たんぱく質（➡数値は巻末資料を参照）

体たんぱく質は合成と分解が繰り返されており、分解されたアミノ酸は尿素などとして体外に排泄されるので、成人でも毎日たんぱく質をとる必要があります。エネルギー産生栄養素のなかで、たんぱく質だけは、1歳以上において推定平均必要量が算定されており、欠乏を回避し、体たんぱく質を維持する目的から推奨量が設定されています。推定平均必要量は、窒素出納法によって算出された値です。また、たんぱく質摂取量は、ほかのエネルギー産生栄養素と同様に、生活習慣病発症および重症化に影響を及ぼすことから、目標量がエネルギー比率の範囲で示されています。目標量の下限値は推奨量以上であり、高齢者においてはフレイルおよびサルコペニアの発症予防も考慮された値として示されました。耐容上限量は設定されていませんが、腎機能への影響を考慮すべきという考えから、20％エネルギーの目標量の上限値が設定されました。

2 脂質（➡数値は巻末資料を参照）

脂質はエネルギー産生栄養素であり、1歳以上には、20〜30％エネルギーの目標量が設定されています。0〜5か月児は、哺乳量と母乳の脂質濃度から、6〜11か月児は、0〜5か月児の目安量と1〜2歳児の目安量の中間値から、目安量が設定されています。

飽和脂肪酸の過剰摂取は、肥満の危険因子であるだけではなく、血中総コレステロールやLDLコレステロールを上昇させ、動脈硬化性疾患のリスク要因であるため、成人（18歳以上）における食事摂取基準では、エネルギー比率7％の目標量（上限）が設定されています。

「日本人の食事摂取基準（2020年版）」では、小児についても、3〜

プラスワン

窒素出納法
窒素摂取量（食事由来のたんぱく質摂取量から換算）と窒素排泄量（尿と糞便中の窒素を測定）から算出する方法。

幼児期のたんぱく質推奨量に性差はなく、1〜2歳児で20g/日、3〜5歳児で25g/日です。

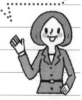

14歳で10％、15～17歳で8％の目標量（上限）が設定されました。必須脂肪酸であるn-6系およびn-3系脂肪酸は総エネルギーの影響を受けない絶対量として目安量（g/日）が示されています。脂質の目標量の下限値は、これら必須脂肪酸の目安量を保証することを目的として設定されています。

　トランス脂肪酸は不飽和脂肪酸であり、工業的に水素添加を行い、液状油を固形油に変えるときに副産物として生じます。トランス脂肪酸は飽和脂肪酸よりもLDLコレステロール値を大きく上昇させることが明らかになっており、世界保健機関（WHO）は、総エネルギー摂取量の1％未満に留めることを推奨しています。日本人の大多数は目標値を下回っており、健康への影響は飽和脂肪酸と比べて少ないと考えられていますが、脂質に偏った食事をしている場合は留意する必要があります。

　コレステロールは体内で合成できるために、目標量を設定するのが困難ですが、脂質異常症の重症化予防の目的からは、200mg/日未満に留めることが望ましいとされています。

3　炭水化物（➡数値は巻末資料を参照）

　炭水化物は、アルコールを含む合計量とし、たんぱく質ならびに脂質の残余として、1歳以上において、目標量50～65％エネルギーが設定されました。単糖類や二糖類については、摂取量の把握が困難であるため目標量は設定されませんでしたが、過剰摂取が肥満やう歯の原因となることは広く知られているため、留意する必要があります。

4　食物繊維（➡数値は巻末資料を参照）

　食物繊維はエネルギー産生栄養素ではありませんが、摂取不足が生活習慣病の発症に関連するという報告が多くあることから、目標量を設定しています。小児については、生活習慣病等との関係についての根拠が不十分ではあるものの小児期の食習慣が成人後の循環器疾患の発症に影響を与えている可能性も示唆されていることから、3歳以上において、成人と同じ方法で目標量が算出されました。

2　ビタミン

1　脂溶性ビタミン（➡数値は巻末資料を参照）

❶ビタミンA

　脂溶性ビタミンのうち、推定平均必要量と推奨量が設定されている（乳児は目安量）のはビタミンAのみです。ビタミンAは、動物性食品からは主にレチノイド（レチノールなど）として、植物性食品からは主にプロビタミンAカロテノイド（β-カロテンなど）として摂取します。プロビタミンAは、体内で分解されビタミンAに変わるため、食事摂取基準ではレ

11 コマ目　日本人の食事摂取基準2

アルコールは、炭水化物ではないものの、エネルギーを産生することから、炭水化物の合計量に含まれました。

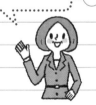

アルコールのエネルギー換算係数は7kcal/gとされています。

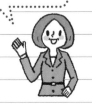

レバーの食べすぎやサプリメント常用はビタミンAの過剰摂取につながる可能性があります。

チノール活性当量として示されています。ビタミンAには耐容上限量が設定されていますが、過剰摂取による健康障害はレチノイドによるものです。

❷ ビタミンD

ビタミンDは、食品からだけではなく、コレステロール生合成の過程で紫外線により合成されます。欠乏すると、小児ではくる病*、成人では骨軟化症の発症リスク、さらに高齢者では骨折リスクが高まります。血中のビタミンD濃度を維持するために、日照による皮膚での合成量を差し引いた必要量が目安量として設けられました。妊婦・授乳婦については、非妊娠時と同じく目安量が示されています。ビタミンDの過剰摂取は、高カルシウム血症、腎障害、軟組織の石灰化などが報告されているため、全年齢階級で耐容上限量が設定されています。

❸ ビタミンE

自然界に8種類あるビタミンEのうち、生体内の大部分を占めるα-トコフェロールをビタミンEの基準値としています。日本人の摂取量の中央値をもとに全年齢階級において目安量が設定されています。耐容上限量は1歳以上において設定されています。

❹ ビタミンK

ビタミンKの欠乏症として血液凝固遅延や骨折があげられますが、これらを予防するための根拠が乏しいため、全年齢階級にて目安量が設定されました。ビタミンKは胎盤を通過しにくいこと、母乳中のビタミンK含有量が低いこと、乳児では腸内細菌による産生量が少ないことなどから、新生児はビタミンKの欠乏に陥りやすいため、出生後直ちにビタミンKの経口投与が行われています。乳児（0～5か月児）の目安量については、臨床領域におけるビタミンK経口投与が行われていることを前提とし、母乳中のビタミンK濃度と基準哺乳量により算出しました。

2　水溶性ビタミン（➡数値は巻末資料を参照）

水溶性ビタミンのうち、ビタミンB_1、ビタミンB_2、ナイアシン、ビタミンB_6、ビタミンB_{12}、葉酸、ビタミンCには、推定平均必要量および推奨量が1歳以上で設定されています。また、ナイアシン、ビタミンB_6、葉酸において耐容上限量が設定されていますが、通常の食品からの過剰摂取による健康障害は報告されていないので、強化食品およびサプリメント由来の耐容上限量です。

ビタミンB_1およびビタミンB_2の推定平均必要量は、欠乏症（➡59ページ）予防のための最小必要量からではなく、体内飽和量（尿中に排泄し始める摂取量）から算定しています。ビタミンB_1、B_2の必要量は、いずれもエネルギー必要量に応じて増大するため、食事摂取基準では、身体活動レベルⅡの推定エネルギー必要量を用いて算定されています。

ナイアシンの推定平均必要量は、欠乏症のペラグラの発症を予防できる最小摂取量をもとにエネルギー摂取量当たりの値を算出し、ナイアシン当量（mg NE）で示されています。

ビタミンB_6は、アミノ酸代謝に関与しているため、たんぱく質の摂取

ビタミンEの種類はα-、β-（ベータ）、γ-（ガンマ）、δ-（デルタ）トコフェロールとコトリエノールがあります。

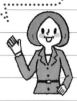

📝 **プラスワン**

ナイアシン、ビタミンB_6の活性を有する主要な化合物

ナイアシン活性を有する主要な化合物は、ニコチン酸、ニコチンアミド、トリプトファンである。ビタミンB_6活性を有する化合物は、ピリドキシン、ピリドキサール、ピリドキサミンとそれぞれのリン酸化化合物である。

量が増加するとその必要量が増えます。推定平均必要量は、血漿中の濃度を維持できる摂取量として、たんぱく質摂取量当たりで算定されました。

　ビタミンB$_{12}$は、欠乏症である巨赤芽球性貧血の患者が治癒するために必要な量をもとに算定されました。

　葉酸は、プテロイルモノグルタミン酸を基本とした化合物ですが、欠乏すると巨赤芽球性貧血のリスクが高くなります。また、母体に葉酸欠乏症があると、胎児の神経管閉鎖障害を引き起こす可能性があるため、妊娠を計画しているあるいは妊娠の可能性がある女性は、400μg/日のプテロイルモノグルタミン酸を摂取することが望まれます。

　ビタミンCの推定平均必要量は壊血病の回避ではなく、心臓血管系の疾病予防効果ならびに抗酸化作用効果から算定されました。妊婦の付加量は、新生児の壊血病を予防できる量を参考に算定されました。成人の推奨量は100mg/日です。

3　無機質（ミネラル）

1　多量ミネラル（➡数値は巻末資料を参照）

　ナトリウムの推定平均必要量は、不可避損失量*を補うという観点から、成人では600mg/日（食塩相当量1.5 g/日）が設定されました。推奨量について、活用上は意味をもたないため、算定されていません。妊婦、授乳婦の付加量は必要がないと判断されました。成人の目標量は、WHO（世界保健機関）のガイドラインでの推奨値（5 g/日未満）と、2016（平成28）年の「国民健康・栄養調査」における摂取量の中央値との中間値から男性7.5g/日未満、女性6.5g/日未満に設定されました。小児の目標量については、推定エネルギー必要量を用いて外挿し、その値と摂取量の中央値との中間値をとり、この値未満としています。

　日本人はナトリウムの摂取量が諸外国に比べて多いため、ナトリウムの尿中排泄を促すカリウムの摂取が重要になります。カリウムの不可避損失量を補い、平衡を維持するのに必要な値と、現在の摂取量から目安量が設定されました。目標量は、3歳以上において、WHOから提案された高血圧予防のための望ましい摂取量と、現在の日本人の摂取量の中央値を目標量算出のための参照値としています。

　カルシウムの食事摂取基準は、1歳以上については、要因加算法*を用いて推定平均必要量が設定されました。妊娠期、授乳期には、カルシウム吸収率が上昇することから、妊婦、授乳婦の付加量は設定されませんでしたが、非妊娠時から不足している女性は推奨量を目指すことが望ましいといえます。耐容上限量については、通常の食品摂取でこの値を超えることは起こりにくく、サプリメントなどを使用する場合に注意すべき値です。

　マグネシウムは、出納試験によって得られた結果を根拠として、推定平均必要量と推奨量が設定されました。妊婦の付加量は、妊婦に対する出納

試験の結果等をもとに算定されましたが、授乳婦には付加量は必要ないと判断されました。耐容上限量は、通常の食品以外からの摂取量についてのみ設定されました。

リンは、全年齢階級において目安量が設定されました。成人の耐容上限量は、リン摂取量と血清リン濃度上昇の関係に基づき設定されました。

2　微量ミネラル（➡数値は巻末資料を参照）

鉄の推定平均必要量、推奨量は、要因加算法を用いて算定されました。鉄の吸収率は同時に摂取する食物成分や体内鉄量によって大きく変化しますが、日本人は非ヘム鉄の摂取量が多いことを考慮して、吸収率15％を、妊娠期を除くすべての年齢区分に適用されました。10 ～ 64歳の女性の推定平均必要量および推奨量については、月経血による鉄損失を考慮した値が設定され、妊婦・授乳婦については、月経がない場合の推定平均必要量および推奨量に付加する値として設定されました。乳児について、0 ～ 5か月児は母乳中の鉄濃度と1日の哺乳量から目安量を算定していますが、6 ～ 11か月児では母乳栄養には鉄欠乏性貧血のリスクが高まるため、推定平均必要量、推奨量が設定されています。鉄は、サプリメント、鉄強化食品および貧血治療用の鉄製剤の不適切な利用にともなって生じる健康障害を考慮して1歳以上において耐容上限量が設けられました。

亜鉛および銅については、アメリカ・カナダの食事摂取基準を参考にした推定平均必要量、推奨量が1歳以上において設定されており、妊婦、授乳婦の付加量が算定されています。耐容上限量については、成人についてのみ設定されました。

マンガンについては、日本人のマンガン摂取量に基づき目安量を算定しています。妊婦、授乳婦については成人女性（妊婦、授乳婦を除く）の目安量を適用しています。耐容上限量は、成人についてのみ設定されました。

ヨウ素は、摂取されたあと、ほぼ完全に吸収され、甲状腺ホルモンを構成します。日本人は世界でもまれな高ヨウ素摂取の集団です。ヨウ素の過剰摂取は甲状腺機能低下、さらには甲状腺腫のリスクが考えられるため、耐容上限量が設定されていますが、習慣的なヨウ素摂取に適用されるものです。妊婦は、非妊娠時よりもヨウ素の過剰摂取に注意する必要があるため、非妊娠時の耐容上限量よりも低値（2mg／日）とされました。

おさらいテスト

❶ たんぱく質は、1歳以上で、［　　　　］、推奨量、［　　　　］が設定されている。

❷ 脂質はエネルギー比率が［　　　　］で示され（1歳以上）、3歳以上では飽和脂肪酸の目標量、n-6系、n-3系脂肪酸の［　　　　］が示されている。

❸ 鉄は［　　　　　　］以降に推定平均必要量および推奨量が設定されている。

演習課題

食事摂取状況を評価しよう

1日の食事記録からエネルギー産生栄養素の摂取量、およびビタミン、ミネラルの摂取量を評価してみましょう。

料理名	材料名	分量 g	エネルギー kcal	炭水化物 g	たんぱく質 g	脂質 g	カルシウム mg	鉄 mg	食塩 g

たんぱく質エネルギー比率　　（　　　　　）％
脂肪エネルギー比率　　　　　（　　　　　）％
炭水化物エネルギー比率　　　（　　　　　）％

自己評価

[　　　　　　　　　　　　　　　　　　　　　　　　　　　]

11 コマ目　日本人の食事摂取基準2

献立作成と調理の基本

今日のポイント

1 献立作成においては、栄養バランスがよい献立とすることが大切である。

2 調理の意義は、安全性・栄養性・嗜好性・コミュニケーション性を高めることと、食文化の伝承・形成にある。

3 献立は、主食→主菜→副菜・副々菜→汁物の順番に決める。

1 献立とは何か

1 献立と献立作成時に気をつけること

「献立」は、食事の目的に合わせて料理の種類や組み合わせを考え、その順序を定めたものをいいます。献立作成においては、健やかな発育や健康を保つために栄養バランスがよい献立とすることが大切です。さらに、次のことにも心掛けます。

①味つけや調理法が重ならないように工夫する。

②食材の調達が可能で、予算を超過しないようにする。

③食べる人の年齢、性別、生活活動状況や体調、つくる人の調理技能や調理器具にも配慮する。

また、献立は、毎日食べる食事なのか、特別な日に食べる食事なのかによっても変わってきます。

2 日常食と行事食

「日常食」は、私たちがふだん毎日食べている食事のことです。日本では「一汁三菜」を基本としています（図表 12-1）。

「行事食」は、正月のおせち料理やひな祭りのちらしずしなど、行事に食べる伝統になっている食事や、結婚披露宴や葬儀など人生の儀式などに供する食事のことで、地域や習慣によってそれぞれ特色があります。近年では、クリスマスやハロウィンなど、食生活の欧米化や産業化の影響を受けた食事も多くみられるようになってきました。日本の伝統的な行事食には図表 12-2 のようなものがあります。

献立作成においては以下のようなことにも気を配りましょう。
・嗜好
・季節
・地域性
・多様な食材

一汁三菜は、主食に対して、汁物とそのほかのおかずを示した言葉です。

● 図表 12-1　一汁三菜の配膳図

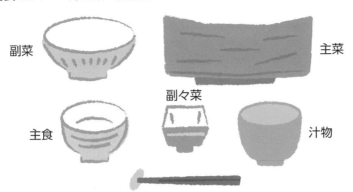

副菜　　　　　　　　　　　　　　　　主菜

副々菜

主食　　　　　　　　　　　　　　汁物

● 図表 12-2　日本の主な行事、儀式と食事

年中行事	時期	料理や食品
正月	1月1日	おせち料理、雑煮、屠蘇、鏡もち
七草	1月7日	七草がゆ
鏡開き	1月11日または20日	鏡もちのおしるこ
節分	2月3日	いり豆、恵方巻き
ひな祭り（桃の節句）	3月3日	はまぐりのお吸い物、ちらしずし、菱もち、白酒、ひなあられ
彼岸	3月20日ごろ	ぼたもち、団子
子供の日（端午の節句）	5月5日	ちまき、柏餅
七夕	7月7日	そうめん
お盆	8月13日から15日	精進料理、らくがん
月見（重陽の節句）	9月9日	月見団子、栗ご飯、きく酒
彼岸	9月20日ごろ	おはぎ、団子
冬至	12月22日ごろ	かぼちゃ、こんにゃく、小豆がゆ
大晦日	12月31日	年越しそば

人生の儀式	時期	料理や食品
お食い初め（百日）	生後100日	赤飯、魚
七五三	女児3歳、7歳、男児5歳	千歳あめ
初経	初経の開始時	赤飯
成人	20歳	赤飯
結婚	結婚時	祝い膳
長寿祝い	還暦など	酒
葬儀	葬式時	精進料理

プラスワン

七草がゆ

せり、なずな、ごぎょう（ハハコグサ）、はこべら、ほとけのざ（タビラコ）、すずな（かぶ）、すずしろ（大根）の7つの新菜を入れたかゆで、無病息災を願って1月7日に食べる。

12 コマ目　献立作成と調理の基本

2 調理について

1 調理の意義

　「調理」とは、「食品に手を加えて食べられるような食べ物に変えること」（日本家庭科教育学会編『家庭科教育事典』実教出版、1992年）です。食品の準備や料理の盛り付け、配膳なども調理に含まれます。調理には、以下のような意義があります。

❶ 安全性を高める

　食品を洗ったり、加熱したりすることによって、体に有害なものを取り除いたり、寄生虫やウイルス感染を防いだりしている。

❷ 栄養性を高める

　食品を細かくしたり加熱したりすることによって、消化吸収を助けている。また、複数の食品を組み合わせるなどして、まんべんなく栄養素がとれるよう図っている。

❸ 嗜好性を高める

　おいしいと感じることができ、そのために食欲が増進し、精神的にも充足感を得ることができる。

❹ コミュニケーション性を高める

　食卓を囲んで一緒に食事をとることで、精神的な満足感を得ることができる。

❺ 食文化を伝承し、形成する

　昔から発展してきた調理技能や食に関する文化を伝えていくとともに、さらに新しい調理方法や新しい調理を生み出すことができる。

2 調理の種類

　調理の種類を調理操作で分けると、「非加熱操作」「加熱操作」「調味操作」の3つに大別されます。

　非加熱操作には、食品を洗うほかに、冷やす、混ぜる（こねる）、搾る、泡立てる、成形するなどがあります。加熱操作には、焼く、炒める、揚げる、ゆでる、煮る、蒸すなどがあります。調味操作には、うま味を抽出する、味をつけるなどがあります。私たちは、これらの操作を組み合わせて、調理を行っています。

　なすを例にすると、なすを洗い、焼いたあと、皮をはいで実を切り、皿に盛りつけ、しょうゆで味をつけると「焼きなす」という料理になります。また、なすを洗い、切ったあと、素揚げし、出汁しょうゆにつけると、「揚げなす」という料理が出来上がります。

　このように、主に使う食品が同じでも、調理方法（加熱操作、調味操作）を変えることで、見た目も食感も異なる料理が出来上がります。図表12-3に、主な調理操作による料理名を示しました。

プラスワン

調理「クッキング」の語源

ラテン語のcoquereで、加熱を意味する。

● 図表 12-3　主な調理操作と料理

		加熱				非加熱
		焼く	炒める	揚げる	ゆでる・煮る	蒸す	
穀類　米					ご飯、おかゆ	おこわ、中華ちまき	
	ご飯	おやき	チャーハン	あられ	雑炊		
	パン	フレンチトースト、ホットサンド		クルトン			サンドイッチ
	めん	焼きそば	焼きうどん、パスタ類	皿うどん	煮込みうどん、ラーメン		
肉類		ローストビーフ、しょうが焼き、鶏のくわ焼き、ハンバーグ	ホイコーロー回鍋肉、レバにら炒め（レバー）、チンジャオロースー青椒肉絲	ビーフカツレツ、酢豚、メンチカツ、唐揚げ	すき焼き、ゆで豚、手羽煮、シチュー、鶏のトマト煮、肉じゃが	ホイル焼き、紙包み焼き、バンバンジー棒々鶏、シュウマイ	
魚類		塩焼き、さいきょう西京焼き、木の芽焼き	魚の中華炒め	なんばん南蛮漬け、魚の香味揚げ	うしお煮魚、潮汁、おでん（ちくわ、天ぷら）	酒蒸し、かぶら蒸し、サケのホイル焼き	刺身、こんぶ締め
卵類		目玉焼き、卵焼き	スクランブルエッグ	スコッチエッグ	おでん（卵）、ポーチドエッグ、かき玉汁	茶わん蒸し	生卵
豆類（豆腐）		豆腐ステーキ	チャンプルー、厚揚げの炒め物	揚げ出し豆腐	湯豆腐、油揚げのみそ汁、おでん（厚揚げ）	蒸し豆腐	冷ややっこ
いも類		焼きいも、ハッシュドポテト	じゃがいもの炒め物	フレンチフライ、いもの天ぷら	粉ふきいも、ポテトサラダ、ポタージュスープ、きんとん	じゃがバター	やまいもの短冊
野菜類		焼き野菜	野菜炒め、きんぴら、にんじんのしりしり、キムチ炒め、レバにら炒め（にら、もやし）	かき揚げ、野菜の天ぷら、野菜の素揚げ、オニオンリングフライ	ちくぜんに筑前煮、グラッセ、おひたし、ナムル、オニオンスープ、ミネストローネ、わかめスープ、みそ汁、けんちん汁	かぼちゃのサラダ、温野菜サラダ、きのこのホイル焼き	スティックサラダ、野菜サラダ、酢の物

3　調理時に気をつけること

　調理をするときに最も注意したいことは、衛生面と安全面です。

　調理する人は爪を短く切り、アクセサリー類を外し、白衣やエプロン、三角巾をつけて、調理中の異物混入を防ぎます。身につけるものや、手指を清潔に保つことも大切です。もし、手指にけががあるときや体調不良の場合には、ウイルスや細菌が食品や器具に移らないよう、程度に合わせて調理用の手袋をつけたりマスクをしたりして、衛生に気をつけましょう。

　食品の管理や品質にも注意を払います。鮮度などを見極めるだけでなく、産地や原材料などを確認し、安全面にも注意が必要です。

　調理器具、食器類は、常に清潔に保ちます。汚れが残っていたり、水気が残っていたりすると、カビや細菌が発生する原因となります。

　また、近年では、環境保全意識の高まりから、調理中の節水や、正しい廃油処理、旬の食材利用など、環境への配慮も求められています。

3　献立作成の手順

1　献立作成の実際

　栄養バランスのよい献立を考えるには、食品成分表によるエネルギーや

12コマ目

献立作成と調理の基本

栄養素を、「日本人の食事摂取基準」に照らして作成することが望ましいとされます。しかし、正確な栄養価計算をするのは時間がかかるうえ、難しい作業です。そこで、ここでは、「一汁三菜」を基本とした献立作成の手順を説明していきます。

❶ 主食を決める

まず、「主食」を決めます。主食とは、ご飯、パン、めん類のことです。例として、ご飯を選びます。

❷ 主菜を決める

次に「主菜」を決めます。魚、肉、卵、大豆製品のうちから1食品を選び、その食材をどのように調理するかを決めます。たとえば、鶏肉を選んだ場合、揚げる調理法にすると、鶏の唐揚げになり、煮る調理法にすると、鶏のトマト煮などとなります。図表12-3を参考にしてください。

❸ 副菜と副々菜を決める

次に選ぶ「副菜」と「副々菜」は、野菜や海藻類、いも類のことです。主菜で揚げ物を選んだ場合は、煮る・ゆでる、蒸すなどの違う調理法を選びます。たとえば、副菜にきのこのホイル焼き（蒸す）、副々菜にはほうれん草のおひたし（ゆでる）を選びます。

❹ 汁物を決める

「汁物」は、水分をとるためにも、嚥下（えんげ）を促すにも必要な献立です。なるべく、主菜や副菜・副々菜と食品が重ならないように注意しましょう。ここでは、ねぎと油揚げのみそ汁とします。

これらの組み合わせで、図表12-4のような献立が出来上がりました。

日本人は、ビタミンやカルシウムが不足しがちです。この献立で、ビタミンCやカルシウムが不足する場合は、ビタミンCの豊富な果物や、カ

💬 プラスワン

1日に食べる食品例

（1,800kcal程度の場合）
ご飯　茶碗1杯
食パン　2枚
めん　1玉
肉スライス　2〜3枚
魚切身　1切れ
卵　1個
豆腐　1/3丁
淡色野菜　230g
緑黄色野菜　120g
じゃがいも　中1個
オレンジ　1/2個
いちご　3粒
牛乳　1杯
バター　大さじ3/4
植物油　大さじ3/4

● 図表12-4　一食の献立例

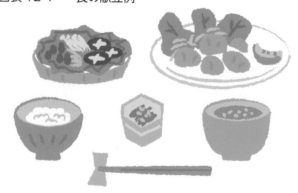

献立を決める順番

1	主食	ご飯	
2	主菜	鶏の唐揚げ	
3	副菜	きのこのホイル焼き	三菜
	副々菜	ほうれん草のおひたし	
4	汁物	ねぎと油揚げのみそ汁	一汁

ルシウムが豊富なチーズや牛乳を使ったデザートなどを加え、栄養バランスを整えてみましょう。

2　主食（ご飯）と主菜・副菜・汁物（おかず）の量

　これで献立は決まりましたが、それぞれどれくらいの量をとったらよいのでしょうか。ご飯対おかずの割合は、朝食は1:1、昼食と夕食は1:1.5をめどにするのがよいといわれています。ただし、お弁当の場合は、1:1の割合がよいバランスだとされています（右図）。

3　食事バランスガイド

　「食事バランスガイド」とは、2005（平成17）年に厚生労働省と農林水産省が公表した生活習慣の改善のためのフードガイドです（図表12-5）。生活者が、自分自身の食生活を見直すきっかけになるものとして、多くの人々に活用されることを目的に作成されました。

```
お弁当の
主食とおかずの割合

┌──────┬──────┬──────┐
│ 主菜 │ 副菜 │ 副々菜 │
├──────┴──────┴──────┤
│        主食         │
└────────────────────┘
```

●図表12-5　食事バランスガイド

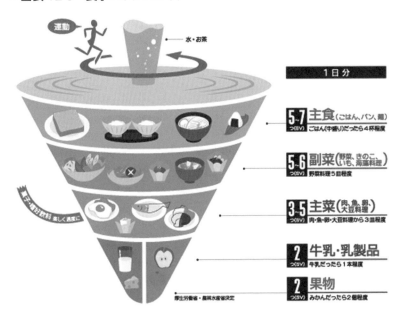

出典：厚生労働省・農林水産省「食事バランスガイド」

おさらいテスト

❶ 献立作成においては、[　　　]がよい献立とすることが大切である。

❷ 調理の意義は、[　　　]・[　　　]・嗜好性・コミュニケーション性を高めることと、[　　　]の伝承・形成にある。

❸ 献立は、[　　　]→[　　　]→副菜・副々菜→[　　　]の順番に決める。

演習課題 ✏

「食事バランスガイド」を利用して、自分の食生活を振り返ろう

- -

演習テーマ 1 年齢と身体活動量をチェックしよう

例）26歳女性、身体活動量「ふつう以上」

※身体活動量：「低い」…… 1日中座っていることがほとんどの人
　　　　　　　「ふつう以上」……「低い」にあてはまらない人

演習テーマ 2 1日に必要なエネルギーの目安を調べよう

例）2,000 ～ 2,400kcal

男性

	エネルギー (kcal)	主食	副菜	主菜	牛乳・乳製品	果物
6～9歳 70歳以上（低い）	1400～2000	4～5	5～6	3～4	2 ※2～3	2
10～11歳 （ふつう以上） 12～17歳・18～69歳（低い）	2200±200 基本形	5～7	5～6	3～5	2 ※2～3	2
12～17歳・18～69歳（ふつう以上）	2400～3000	6～8	6～7	4～6	2～3 ※2～4	2～3

女性
- 6～9歳・70歳以上
- 10～11歳（低い）
- 12～17歳・18～69歳（ふつう以上）

単位：つ(SV)
SVとはサービング（食事の提供量）の略

演習テーマ 3 昨日食べたものを書き出して、それを表とコマに入れてみよう

料理	主食	副菜	主菜	牛乳・乳製品	果物

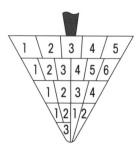

第4章

子どもの発育・発達と
食生活

この章では、年齢別の食生活における配慮事項を学んでいきます。
それぞれの発達段階で、食事において気をつけなければならない点を
おさえておきましょう。

妊娠・授乳期の食生活

今日のポイント

1 つわりのある妊娠初期は、食べられるときに食べられるものを摂取するようにする。

2 妊娠前にやせている者（BMI18.5未満）は、低出生体重児分娩のリスクが高まる。

3 葉酸は、妊娠初期に不足すると胎児の神経管閉鎖障害のリスクが高まる。

1 妊娠期の特徴と食生活

　妊娠期および授乳期の食生活は、本人に加えて子どものライフステージの最も初期段階の栄養状態を形づくるものです。また、近年、胎児期の栄養が将来の健康に関わることを示唆する研究報告が数多くでています。将来の健康のために、妊娠期、授乳期の適切な栄養は大変重要です。

1 妊娠期の区分と主な特徴
　日本産科婦人科学会は、妊娠を、「受精卵の着床により、胎芽または胎児および付属物の排出を終了するまでの状態」と定義しています。しかし着床の正確な時期を把握することは難しいので、妊娠期間は最終月経初日から計算し、満280日（40週目）が分娩予定日となります。
　妊娠期の区分は、「日本人の食事摂取基準（2020年版）」が採用した区分にのっとりました。

❶ 妊娠初期（14週未満）
　多くの妊婦につわりの症状が出現しますが、つわりのある時期は、十分に栄養摂取ができなくても胎児の発育への影響は少ないので、食べられるときに食べられるものを摂取するようにします。
　また、嘔吐が続く場合は、脱水予防のために十分な水分補給に努めます。

<食事の配慮>
- 1回の食事量を減らし、回数を増やす
- 消化のよいものを選び、少量ずつ摂取する
- 酸味のある味つけをする
- においが気になる場合は冷たい料理を用いる
- 空腹時間が長くならないようにする

❷ 妊娠中期（14〜27週）

つわりが消失し食欲がでてきて、心身ともに安定した時期です。胎児の発育を考え、栄養バランスのとれた食事を摂取します。貧血を起こしやすいので、鉄を多く含む食品、鉄の吸収を促すビタミンCを多く含む食品を積極的に摂取するようにします。また、食欲が亢進（こうしん）しやすい時期なので、間食など食べすぎにも注意します。

❸ 妊娠後期（28週以後）

胎児の発育、黄体（おうたい）ホルモンの分泌増加にともない、腸の動きが鈍ること、また大腸が子宮に圧迫されて腸の蠕動（ぜんどう）運動が低下することによって、便秘になりやすくなります。便秘予防のために食物繊維の多い食品、野菜、果実、水分の摂取に努めます。

貧血、妊娠高血圧症候群、妊娠糖尿病などが現れやすいので、エネルギー、たんぱく質、鉄の摂取量に注意し、塩分の濃い食品、料理は避けます。

■ 2 　妊婦、授乳婦の食事摂取基準

食事摂取基準と妊婦、授乳婦の付加量を巻末に示しました（➡巻末資料を参照）。

❶ 妊婦の付加量（推定平均必要量、推奨量）、目安量

推定平均必要量、推奨量は、非妊娠時の食事摂取基準をもとに、胎児の発育にともなう蓄積量と妊婦の体蓄積量を考慮して設定されています。目安量は原則として、胎児の発育に問題がないと想定される日本人妊婦の摂取量の中央値を用いています。

❷ 授乳婦への付加量（推定平均必要量、推奨量）、目安量

推定平均必要量、推奨量は、母乳含有量をもとに設定されています。目安量は原則として、「児の発育に問題ない」と想定される日本人授乳婦の摂取量の中央値を用いています。

■ 3 　妊産婦のための食生活指針

近年、若い女性において、朝食の欠食、不十分な栄養摂取、食品選択の知識や調理技術の不足、低体重（やせ）の増加など、健康上のさまざまな問題が生じています。妊娠期においても十分な栄養摂取量が確保されておらず、低出生体重児の割合も増加しています。

そこで、厚生労働省は、2006（平成18）年2月に、「妊産婦のための食生活指針」（図表13-1）を策定しました。指針には、妊娠期および授乳期における望ましい食生活の実現に向けて、何をどれだけ食べたらよいかがわかりやすく示されています。また、妊娠前からの食生活の重要性が再認識されることも視野に入れて作成されています。

13
コマ目

妊娠・授乳期の食生活

● 図表13-1 「妊産婦のための食生活指針」の項目

妊娠前から、健康なからだづくりを
妊娠前にやせすぎ、肥満はありませんか。健康な子どもを生み育てるためには、妊娠前からバランスのよい食事と適正な体重を目指しましょう。

「主食」を中心に、エネルギーをしっかりと
妊娠期・授乳期は、食事のバランスや活動量に気を配り、食事量を調節しましょう。また体重の変化も確認しましょう。

不足しがちなビタミン・ミネラルを、「副菜」でたっぷりと
緑黄色野菜を積極的に食べて葉酸などを摂取しましょう。特に妊娠を計画していたり、妊娠初期の人には神経管閉鎖障害発症リスク低減のために、葉酸の栄養機能食品を利用することも勧められます。

からだづくりの基礎となる「主菜」は適量を
肉、魚、卵、大豆料理をバランスよくとりましょう。赤身の肉や魚などを上手に取り入れて、貧血を防ぎましょう。ただし、妊娠初期にはビタミンAの過剰摂取に気をつけて。

牛乳・乳製品などの多様な食品を組み合わせて、カルシウムを十分に
妊娠期・授乳期には、必要とされる量のカルシウムが摂取できるように、偏りのない食習慣を確立しましょう。

妊娠中の体重増加は、お母さんと赤ちゃんにとって望ましい量に
体重の増え方は順調ですか。望ましい体重増加量は、妊娠前の体型によっても異なります。

母乳育児も、バランスのよい食生活のなかで
母乳育児はお母さんにも赤ちゃんにも最良の方法です。バランスのよい食生活で、母乳育児を継続しましょう。

たばことお酒の害から赤ちゃんを守りましょう
妊娠・授乳中の喫煙、受動喫煙、飲酒は、胎児や乳児の発育、母乳分泌に影響を与えます。禁煙、禁酒に努め、周囲にも協力を求めましょう。

お母さんと赤ちゃんの健やかな毎日は、からだと心にゆとりのある生活から生まれます
赤ちゃんや家族との暮らしを楽しんだり、毎日の食事を楽しむことは、からだと心の健康につながります。

出典：厚生労働省「妊産婦のための食生活指針」2006年

● 図表13-2 妊婦が摂取すべき魚介類の種類とその摂取量（筋肉）の目安

摂食量（筋肉）の目安	魚介類
1回約80gとして妊婦は2ヶ月に1回まで（1週間当たり10g程度）	バンドウイルカ
1回約80gとして妊婦は2週間に1回まで（1週間当たり40g程度）	コビレゴンドウ
1回約80gとして妊婦は週に1回まで（1週間当たり80g程度）	キンメダイ　メカジキ　クロマグロ　メバチ（メバチマグロ）　エッチュウバイガイ　ツチクジラ　マッコウクジラ
1回約80gとして妊婦は週に2回まで（1週間当たり160g程度）	キダイ　マカジキ　ユメカサゴ　ミナミマグロ　ヨシキリザメ　イシイルカ　クロムツ

注：1）マグロの中でも、キハダ、ビンナガ、メジマグロ（クロマグロの幼魚）、ツナ缶は通常の摂食で差し支えありませんので、バランス良く摂取して下さい。
2）魚介類の消費形態ごとの一般的な重量は次のとおりです。

寿司、刺身	1貫又は1切れ当たり	15g程度
刺身	1人前当たり	80g程度
切り身	1切れ当たり	80g程度

出典：薬事・食品衛生審議会食品衛生分科会・乳肉水産食品部会「妊婦への魚介類の摂食と水銀に関する注意事項」2010年

なお一部の魚介類は、食物連鎖を通じてほかの魚介類と比較して水銀濃度が高い傾向にあり、魚介類由来の水銀摂取が胎児に影響を与える可能性を懸念する報告もありますが、図表13-2を参考に、魚介類（クジラ、イルカを含む）の種類と量とのバランスを考えて利用するようにします。

2 母乳分泌と母乳分泌促進の食生活

1 母乳分泌のしくみ

妊娠中は、乳汁生成に不可欠なホルモンであるプロラクチンの乳腺への作用は抑制されていますが、分娩後は速やかにプロラクチンが分泌され、

乳汁分泌が始まります。

　母乳の分泌のしくみを図表 13-3 に示しました。乳児が乳首を吸う（吸啜反射）とその刺激が、間脳視床下部を経て脳下垂体へと伝わります。下垂体前葉からプロラクチンが分泌されて乳汁の合成が促進され、下垂体後葉からオキシトシンが分泌され、乳汁を放出して射乳が起こります（射乳反射）。そのほか、副腎皮質刺激ホルモンや乳児からの刺激も乳汁の分泌に作用しています。またオキシトシンは、子宮の筋肉を収縮させて子宮の回復を促す作用があります。

●図表 13-3　母乳分泌のしくみ

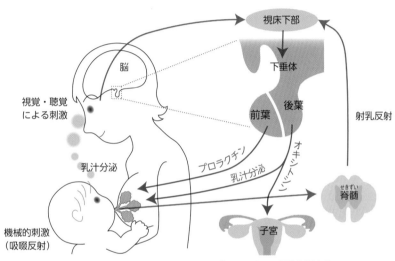

プロラクチン：母乳分泌ホルモン
オキシトシン：射乳ホルモン

2　母乳栄養の現状

　妊娠中に母乳で育てたいと回答した妊婦の割合は 9 割を超えていますが、実際の母乳栄養の割合は 5 割を少し上回る程度です（「平成 27 年度乳幼児栄養調査結果」）。母乳栄養の割合は 10 年前に比較して増加していますが、引き続き母乳育児支援が必要であることを示しています。

3　母乳分泌を維持するための食生活

　母乳分泌を維持していくには、妊娠・授乳期間を通して、母体の心身の健康の保持が大切です。食生活では次のことに注意を払います。

```
＜食生活の注意点＞
• エネルギーの適正摂取に努める
• 動物性脂肪をとりすぎない
• 貧血予防に努める
• 十分な水分を補給する
• 多種類の食品を選び、バランスよく食べる
```

13
コマ目

妊娠・授乳期の食生活

3 妊娠期の健康管理

1 妊娠前の体型と妊娠期の体重管理

　妊娠前にやせている者（BMI18.5未満）は、低出生体重児分娩、子宮内胎児発育遅延、早産、貧血のリスクが高まり、肥満である者（BMI25.0以上）は糖尿病、巨大児の分娩、帝王切開分娩、妊娠高血圧症候群のリスクが高まります。

　また、妊娠期の体重増加量が不十分な場合は、低出生体重児分娩、流産、早産のリスクが高まり、体重増加量が著しく多い場合は、妊娠高血圧症候群、妊娠糖尿病、巨大児分娩のリスクが高まり、分娩時の異常も招きやすくなります。

　そこで、妊娠全期間の推奨体重増加量を図表13-4の通り、体格別に低体重（やせ）の者は9〜12kg、ふつうの者は7〜12kg、肥満の者は個別対応としています。また、1週間当たりについても、多くの研究報告を参考に、妊娠中期から末期における1週間当たりの推奨体重増加量を体格別に示しています（図表13-5）。

● 図表13-4　体格区分別 妊娠全期間を通しての推奨体重増加量

体格区分	推奨体重増加量
低体重（やせ）：BMI18.5未満	9〜12kg
ふつう：BMI18.5以上25.0未満	7〜12kg [1]
肥満：BMI25.0以上	個別対応 [2]

注：体格区分は非妊娠時の体格による。
　　BMI（Body Mass Index）：体重（kg）/身長（m）^{2}
　　1) 体格区分が「ふつう」の場合、BMIが「低体重（やせ）」に近い場合には推奨体重
　　　増加量の上限側に近い範囲を、「肥満」に近い場合には推奨体重増加量の下限側
　　　に近い範囲を推奨することが望ましい。
　　2) BMIが25.0をやや超える程度の場合は、おおよそ5kgを目安とし、著しく超え
　　　る場合には、他のリスク等を考慮しながら、臨床的な状況を踏まえ、個別に対応
　　　していく。
出典：厚生労働省「妊娠期の至適体重増加チャート」

● 図表13-5　体格区分別 妊娠中期から末期における1週間あたりの
　　　　　　推奨体重増加量

体格区分	1週間あたりの推奨体重増加量
低体重（やせ）：BMI18.5未満	0.3〜0.5kg/週
ふつう：BMI18.5以上25.0未満	0.3〜0.5kg/週
肥満：BMI25.0以上	個別対応

注：体格区分は非妊娠時の体格による。
　　BMI（Body Mass Index）：体重（kg）/身長（m）^{2}
　　妊娠初期については体重増加に関する利用可能なデータが乏しいことなどから、1
　　週間あたりの推奨体重増加量の目安を示していないため、つわりなどの臨床的な状
　　況を踏まえ、個別に対応していく。
出典：図表13-4と同じ

2 妊婦貧血

　日本産科婦人科学会では、妊婦にみられる貧血を妊婦貧血と総称し、各種貧血に区分していますが、妊婦貧血の90%以上は鉄欠乏性貧血*です。妊娠中の鉄不足は胎児の酸素不足を招き、低出生体重児の頻度が高まります。
　予防には食事全体のバランスをとり、適切なエネルギー量を摂取し、なるべく鉄を多く含む食品を選んで摂取するようにします。

3 妊娠悪阻

　妊娠5～6週より一過性に悪心・嘔吐、食欲不振、食嗜変化などの消化器症状が出現し、妊娠12～16週ごろにはほとんど消失するものをつわりといいます。しかし、一部は悪化して、悪心・嘔吐が繰り返し続き、栄養・代謝障害をきたし、治療を必要とする病的な状態になる場合があります。これを妊娠悪阻といいます。主な症状は脱水と飢餓状態です。

4 妊娠糖尿病

　妊娠糖尿病は、妊娠中にはじめて発見または発症した糖尿病に至っていない糖代謝異常をいい、妊娠前からの糖尿病は含みません。妊娠糖尿病を発症すると、母体側では流産、早産、妊娠高血圧症候群、羊水過多症などの、胎児側では先天奇形、巨大児、心臓肥大などの合併症を起こしやすくなります。また出産後、糖尿病へ移行する割合が高い傾向にあります。
　そのため、妊娠糖尿病では、血糖値の厳重な管理が最も大切です。肥満の場合は1日のエネルギー摂取量を制限しますが、過度の制限にならないよう配慮します。食事療法で目標が達成できない場合はインスリン療法を行います。

5 妊娠高血圧症候群

　妊娠20週以降に高血圧になり、産後12週まで高血圧がみられるか、または高血圧に前後してたんぱく尿をともなう場合をいいます。
　妊娠高血圧症候群は、妊婦約20人に1人の割合で発症します。多くは妊娠32週以降の発症ですが、妊娠32週未満で発症した場合、重症化しやすいので注意が必要です。重症化すると母体側ではけいれん発作（子癇）、脳出血、肝臓や腎臓の機能障害、HELLP症候群（肝機能障害に溶血と血小板減少をともなう疾患）などを、胎児側では発育不全、常位胎盤早期剝離（胎盤が子宮の壁からはがれてしまう疾患）、胎児機能不全、胎児死亡などを引き起こすことがあります。いずれも母子ともに危険な状態につながります。

6 葉酸摂取と胎児の神経管閉鎖障害

　葉酸は細胞の遺伝情報がつまっているDNAの合成に必要な成分です。葉酸は通常の食事で欠乏することはありませんが、妊娠初期に不足すると、胎児の神経管閉鎖障害のリスクが高まります。妊娠初期に形成される神経管はやがて脳や脊髄になりますが、ここに障害が起こると奇形や下半身麻

✍ 重要語句

鉄欠乏性貧血

→貧血とは血液中の赤血球の数やヘモグロビンの濃度が低い状態をいう。鉄欠乏性貧血は鉄不足が原因で起こる貧血で日本人女性に多い（→図表8-2を参照）。

💬 プラスワン

妊娠悪阻かどうかの判断の目安

・数日間食事をとることができない
・1日の大半を吐いて過ごすほど吐き気が強い
・尿の回数が減った、尿がでない
・妊娠前よりも体重が5kg以上減った

13コマ目　妊娠・授乳期の食生活

妊娠糖尿病になりやすいのは次のような人です。
・両親、祖父母に糖尿病の人がいる
・肥満である
・急激な体重増加がある
・35歳以上である
・巨大児の分娩経験がある

妊娠高血圧症候
群になりやすいの
は次のような人で
す。
・35歳以上である
・初めてのお産で
ある
・肥満である（BMI
25以上）
・持病がある（高
血圧、腎臓病、糖
尿病）
・前回の妊娠時に
妊娠高血圧症候群
を発症した
・妊娠初期の血圧
が高めである

痺などにつながることがありますので、妊娠前から十分な摂取に努めます。
葉酸は野菜類、豆類、藻類に多く含まれています。

4 出生体重と健康の関係

　近年、胎児期から乳幼児期にかけての栄養環境が、成人期または老年期
の生活習慣病の発症に影響を及ぼすことが指摘されています。高血圧、糖
尿病、心筋梗塞などの生活習慣病に関係する遺伝子の働きを調節するメ
カニズムは、胎児期から生後1年くらいの間に決まるといわれています。
この時期の栄養環境が悪いと、将来、生活習慣病を発症するリスクが高く
なり、リスクをもって生まれた人が出生後の生活習慣に問題があった場合、
このリスクが引き金となって病気になることがあります。生活習慣病の一
部は、このような二段階を経て発症するというもので、この学説を「成人
病（生活習慣病）胎児期発症起源説」（DoHaD）といいます。

　ところで、わが国では、1970年代後半から、出生数に占める低出生
体重児（出生時体重が2,500g未満の児）の割合が増加傾向にあります。
2019（令和元）年は男児8.3%、女児10.6%であり、女児では生まれて
くる10人に1人という状況です。増加の要因として、母体の子宮内環境
が望ましい状態にないことがあげられます。特に母体の栄養状態が問題で
す。「平成30年国民健康・栄養調査」によると、20歳代女性の約5人に
1人がやせ（BMI18.5未満）の状態であり、エネルギー摂取量も低い状
況にあります。

　やせた女性が妊娠した場合、低出生体重児を出産するリスクが高いこと
から、やせの増加が低出生体重児増加の一因になっていると推察できます。
出生体重は、子宮内環境を知る目安の一つであることから、わが国で低出
生体重児が増えているということは、将来の病気にかかるリスクをもった
人が増えているということになります。

　赤ちゃんが元気に育ち、生涯健康に、と誰しもが願います。しかし小さ
く生まれると、一生病気のリスクを抱える可能性があります。妊娠前にや
せを解消し、妊娠中の栄養状態を整え、小さく産むことを避け、出生後の
栄養環境をできるだけ良好に保つことが大切です。

おさらいテスト

❶ [　　　　] のある妊娠初期は、[　　　　] ときに食べられるものを摂取
するようにする。

❷ 妊娠前にやせている者（BMI [　　　] 未満）は、[　　　] 分娩のリス
クが高まる。

❸ 葉酸は、妊娠初期に不足すると [　　　] の [　　　] のリスクが高まる。

演習課題 ✎

妊娠期の食生活について理解しよう

- -

①妊娠中の食事で積極的に摂取したい栄養素をあげ、どのような食品をとったらよいかを考えてみましょう。

例）貧血を予防する鉄やビタミンＣ

　　　多く含む食品　鉄：レバー、魚介類、肉の赤身、海藻、豆類

　　　　　　　　　　ビタミンＣ：ブロッコリー、グレープフルーツ、いちご

②妊娠中、胎児の健康を守るために以下の要素がなぜ必要か考えましょう。

・適切な体重の増加に努める。
・主食（ご飯、パンなど）、主菜（肉、魚、大豆料理など）、副菜（野菜、きのこ、いも、海藻料理など）を基本にバランスよくとる。
・食塩や脂質の摂取は控えめにする。

13
コマ目

妊娠・授乳期の食生活

乳児期の食生活 1

今日のポイント

1 乳汁栄養には、母乳栄養、人工栄養、混合栄養がある。

2 調乳には、無菌操作法と終末殺菌法がある。

3 乳汁の生産を促すプロラクチンや射乳を促すオキシトシンなどのホルモンの働きにより、母乳分泌が開始される。

1 乳児期の食生活の特徴

1 乳児期の発達と食生活

　身体発育が最も著しい乳児期は、必要なエネルギーや栄養素を摂取するだけでなく、食機能や精神発達に応じた摂取方法も重要です。

　乳児は生まれながらに、探索、捕捉（ほそく）、吸せつ*、嚥下（えんげ）を反射的に行うことができますが、咀嚼（そしゃく）については、固形食物を摂取するという学習をとおして獲得されていきます。また、発達とともに消化液の分泌量が増加し、さまざまな食物を消化吸収できるようになります。乳児は、食事を繰り返すなかで、哺乳瓶を手指で支えたり食べ物を握ったりするうちに、だんだんと食具を利用して食べられるようになります。乳児にとっての食事は、このような運動機能や消化吸収機能の発達を促すだけではありません。母乳や離乳食などをとおして食事を与えられている安心感や、おなかがすいたので食べたいと思う気持ちなど、精神的な発達にも重要な役割を果たしているといえます。

📝 **重要語句**

吸せつ

→吸うという意味。吸啜（きゅうてつ）ともいう。

● 図表 14-1　乳児期の栄養摂取のイメージ

月齢	朝	午前	昼	午後	夕方	夜		
0 〜 1 か月	乳汁	乳汁	乳汁	乳汁	乳汁	乳汁〈夜2回〉	乳汁栄養（母乳や調製粉乳）	
1 〜 3 か月	乳汁	乳汁	乳汁	乳汁	乳汁	乳汁		
3 〜 4 か月	乳汁	乳汁		乳汁	乳汁	乳汁		
5 〜 6 か月	乳汁	離乳食＋乳汁		乳汁	乳汁	乳汁		離乳開始
7 〜 8 か月	乳汁	離乳食＋乳汁		離乳食＋乳汁	乳汁	乳汁		離乳進行期
9 〜 11 か月	乳汁	離乳食＋乳汁		離乳食＋乳汁	離乳食＋乳汁	乳汁		
12 〜 18 か月	朝食 牛乳		昼食 牛乳	間食 牛乳	夕食 牛乳	牛乳		離乳完了

2　乳児期の栄養

乳児期には、乳汁と離乳食でエネルギーや栄養素を摂取します（図表14-1）。

乳汁栄養には、母乳栄養と人工栄養、母乳と人工乳を合わせた混合栄養があります。

❶ 母乳栄養

母乳の成分は、乳児が効率的に消化吸収や代謝ができる栄養成分です（図表14-2）。1974年にWHO（世界保健機関）で「乳児栄養と母乳哺育」の決議がなされてから、日本においても母乳推進運動が展開されてきました。現在では、母乳保育を第一主義とする傾向にあり、母乳がでない母親や仕事をもつ母親のなかには、子どもの成長に不安をもつ人もいます。

● 図表 14-2　母乳のメリット・デメリット

メリット	
消化吸収が良好	母乳のたんぱく質は、牛乳に比べてカゼインの含有量が少ないため、消化しやすい。乳幼児の必須アミノ酸であるアルギニンを含んでいる。
感染予防因子	ラクトフェリンなどの感染防御因子が含まれている。特に初乳*に多い。免疫グロブリンなどの免疫物質によって、感染症を予防する。乳糖やオリゴ糖は、腸内でビフィズス菌を増殖させ、大腸菌などの増殖を阻止している。
母子の心理的な安定感	授乳時の母子の身体接触により、乳児を安心させる。母親としての自覚が芽生え、母子双方に安定感や満足感を与える。
母体回復	授乳時の吸せつによってオキシトシンが分泌され、子宮収縮を促す。
安全で衛生的	母体から直接乳児の口へと運ばれるため、その間に細菌などにより汚染されることが少ない。
経済的	乳児用粉ミルク（調製粉乳）とは異なり、購入代金がかからない。調乳時に、お湯を沸かしたり、水道水で冷ましたりするための光熱費がかからない。
デメリット	
母乳性黄疸	母乳に含まれている脂肪酸によってビリルビン排泄が阻害されることがあるため、母乳性黄疸になる乳児がいる。
新生児頭蓋内出血症	ビタミンKが不足することがある。ビタミンKの欠乏症に新生児頭蓋内出血症がある。
母親の食事や嗜好品の影響	授乳中の母親の食生活は、母子の健康状態や乳汁分泌に関連があるため、食事バランスや禁煙など生活全般に配慮する必要がある。
ウイルス感染	成人T細胞白血病ウイルス（ATL）、ヒト免疫不全ウイルス（HIV）は母乳から乳児に感染する可能性がある。

重要語句

初乳

→分娩後から5日ごろまでの母乳。

母親がビタミンKを多く含む緑黄色野菜や大豆などを日常的にとれば、ビタミンK不足の予防になります。

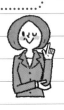

❷ 人工栄養

母乳の分泌が不足したり、仕事や病気などの理由で母乳を与えられないときに、母乳の代用品として育児用ミルクを与えることを人工栄養といい

ます。

1979（昭和54）年に旧厚生省は、調製粉乳を「生乳、牛乳若しくは特別牛乳又はこれらを原料として製造した食品を加工し、又は主要原料とし、これに乳幼児に必要な栄養素を加え粉末状にしたものをいう」と規定しました。

現在の調製粉乳には、図表14-3のような種類があります。

● 図表14-3　調製粉乳の種類

育児用調製粉乳	一般的な育児用ミルクで牛乳を原料としている。母乳に近づけるために、カゼイン、カルシウムなどの無機質を減量し、シスチンやタウリン、不飽和脂肪酸、乳糖やオリゴ糖、ビタミン類を添加している。
低出生体重児用調製粉乳	少量でも多くの栄養をとれるようにたんぱく質や糖質を多く含み、育児用調製粉乳よりも脂肪分を少なくすることにより、未熟な消化機能に負担がかからないよう調製されている。
乳糖不耐症用ミルク	乳糖分解酵素が少なく、乳糖を消化できない乳児のためのミルクである。
アレルギー用ミルク、アレルギー予防用ミルク	牛乳たんぱく質アレルギーのために、大豆を主原料とした大豆調製乳や、その予防のために、たんぱく質を分解したペプチドを用いたペプチドミルクもある。牛乳と大豆の両方のたんぱく質アレルギーのために、アミノ酸混合ミルクがある。
特殊ミルク	先天性代謝異常症（フェニルケトン尿症、メープルシロップ尿症など）の乳児に与えるミルクである。医師処方が必要である。
液体ミルク	液状の人工乳を容器に密封したものであり、常温での保存が可能。哺乳瓶に移し替えるなどしてすぐ飲むことができる。
フォローアップミルク	生後9か月以降に用いる調製粉乳である。活動が活発になる時期の栄養補給を目的としている。育児用調製粉乳よりもたんぱく質、カルシウム、鉄、ビタミンなどを多く添加している。離乳食で十分に栄養がとれている場合は使用しなくてもよい。

2 調乳

1 調乳の方法

調乳には、「無菌操作法」と「終末殺菌法」があります。

無菌操作法は1回分ずつ調乳する方法で、一般家庭や乳児が少人数の保育所の場合に利用されています。「終末殺菌法」は、複数回分をまとめて調乳して哺乳瓶に取り分け、最後に加熱する方法です。冷蔵庫で保管し、適温に温めて与えます。人数の多い保育所で実施されている方法です。どちらの方法でも、使用後は、哺乳瓶を洗浄し、消毒しなければなりません。哺乳瓶の消毒については、煮沸消毒、薬液消毒、電子レンジ消毒があります。

2 乳児用調製粉乳の安全な調乳、保存および取り扱い

乳児用調製粉乳の調乳、保存、および取り扱いについては国連食糧農業機関（FAO）と世界保健機関（WHO）が2007年に作成したガイドラインに従って進めましょう（図表14-4）。

●図表14-4　乳児用調製粉乳の安全な調乳、保存および取り扱い

ステップ1	粉ミルクを調乳する場所を清掃・消毒します。
ステップ2	石鹸と水で手を洗い、清潔なふきん、又は使い捨てのふきんで水をふき取ります。
ステップ3	飲用水を沸かします。電気ポットを使う場合は、スイッチが切れるまで待ちます。なべを使う場合は、ぐらぐらと沸騰していることを確認しましょう。
ステップ4	粉ミルクの容器に書かれている説明文を読み、必要な水の量と粉の量を確かめます。加える粉ミルクの量は、説明文より多くても少なくてもいけません。
ステップ5	やけどに注意しながら、洗浄・殺菌した哺乳ビンに正確な量の沸かした湯を注ぎます。湯は70℃以上に保ち、沸かしてから30分以上放置しないようにします。
ステップ6	正確な量の粉ミルクを哺乳ビン中の湯に加えます。
ステップ7	やけどしないよう、清潔なふきんなどを使って哺乳ビンを持ち、中身が完全に混ざるよう、哺乳ビンをゆっくり振るまたは回転させます。
ステップ8	混ざったら、直ちに流水をあてるか、冷水又は氷水の入った容器に入れて、授乳できる温度まで冷やします。このとき、中身を汚染しないよう、冷却水は哺乳ビンのキャップより下に当てるようにします。
ステップ9	哺乳ビンの外側についた水を、清潔なふきん、又は使い捨てのふきんでふき取ります。
ステップ10	腕の内側に少量のミルクを垂らして、授乳に適した温度になっているか確認します。生暖かく感じ、熱くなければ大丈夫です。熱く感じた場合は、授乳前にもう少し冷まします。
ステップ11	ミルクを与えます。
ステップ12	調乳後2時間以内に使用しなかったミルクは捨てましょう。

出典：FAO/WHO共同作成「乳児用調製粉乳の安全な調乳、保存及び取扱いに関するガイドライン」2007年より抜粋

3 授乳婦の健康管理と食生活

1 母乳分泌

妊娠中に胎盤から分泌されていたエストロゲン*、プロゲステロン*は出産後に減少するため、それまで抑制されてきた乳汁の生産を促すプロラクチンが乳腺に働きかけ、母乳分泌を開始します。射乳を促すオキシトシンは、乳児の吸せつによる刺激により、分泌が高まります。

14 コマ目　乳児期の食生活1

重要語句

エストロゲン、プロゲステロン

→妊娠の維持や母乳分泌のために乳腺を発達させるホルモン。

2 健康管理と食生活

授乳婦は、母乳の分泌や母乳の質を高めるために、健康管理や食生活で次のようなことに心掛ける必要があります。

- ・「日本人の食事摂取基準」の授乳婦に準じたエネルギー・栄養素を摂取する。
- ・油分、糖分、塩分などを控えめにし、水分を十分に摂取する。
- ・栄養素が損なわれがちな加工品や油脂・塩分の多い外食を控え、新鮮な食物を摂取する。
- ・喫煙、飲酒はしない。
- ・運動したり、趣味を楽しんだりし、ストレスをためないように工夫する。
- ・規則正しい生活を送り、しっかりと休養する。
- ・手洗いなどを心掛け、細菌・ウイルス感染を防ぐ。

ミニコラム

乳児用液体ミルク

2016（平成28）年の熊本地震がきっかけで、日本でも液体ミルクが注目されるようになりました。災害による断水が続くなか、海外から支援された物資に液体ミルクがあったからです。

日本における液体ミルクは、2018（平成30）年8月8日に乳児用調製液状乳の製造・販売等を可能とするための改正省令等の公布により、製造・販売ができるようになりました。水や燃料を使わず使用でき、常温で保存できるので、災害時の備えとしても活用が期待されました。そのようななか、国内初の液体ミルク「アイクレオ」が2019（平成31）年3月に江崎グリコより販売されました。現在、液体ミルクの認知度も高まりつつある状況で、江崎グリコが2020年に行った全国調査では、発売前（2019年）の調査から約50ポイント上昇し、87.1％が認知しているとのことです。また、回答者の約8割が「災害備蓄の安心感増」と回答したそうです。

おさらいテスト //

❶ 乳汁栄養には、[　　　]栄養、[　　　]栄養、混合栄養がある。
❷ 調乳には、[　　　]法と[　　　]法がある。
❸ 乳汁の生産を促す[　　　]や射乳を促す[　　　]などのホルモンの働きにより、母乳分泌が開始される。

//

演習課題

調製粉乳で正しく、衛生的に調乳してみよう

演習テーマ 1 目標を確認しよう

＊調製粉乳を専用スプーンで正確にすり切ることができる。
＊哺乳瓶に調製粉乳の溶かし残しがない。
＊人肌に冷ますことができる。

演習テーマ 2 衛生面、安全面に気をつけて実習しよう

＊衛生面（手洗い、哺乳瓶の消毒など）
＊安全面（使用するお湯は一度沸騰させたもので、70℃以上である）

① 手を洗う

② 調理台を拭く

③ 用具を洗う
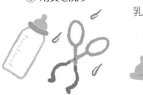

乳首は手で触れない

※実際は、消毒済みの用具を洗うことはありません

④ 粉ミルクはすり切りで正確に量る
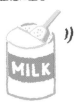

⑤ ミルク定量と沸騰後70℃以上に保った湯1/3の量を哺乳瓶に入れる
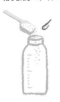

⑥ よく溶かす
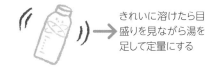

きれいに溶けたら目盛りを見ながら湯を足して定量にする

⑦ 流水で振りながら体温くらいに冷ます

⑧ ミルクの温度が37℃前後か確認（演習では温度計でしっかり確認しましょう）

⑨ 試飲後、洗剤できれいに洗う

⑩ 煮沸消毒する
用具はすべてバラバラにして5分間煮沸する（乳首は2〜3分）

※ふきんにあげるときやけどに注意

乳児期の食生活2

今日のポイント

1 離乳を行う必要性として、栄養補給や摂食機能、感覚器官などの発達、食習慣の確立などがあげられる。

2 離乳食は乳児の発達に合わせて進め、固さや大きさなどの調理形態を徐々に変えたり、食事の量や食品の種類を増やしたりしていく。

3 ベビーフードの使用に際しては、固さや味を確認して、乳児の月齢に合わせて選ぶようにする。

1 離乳とは

乳汁栄養から幼児食（固形の食事）に移行する過程を離乳といいます。また、その時期に食べる食物のことを離乳食といいます。

1 離乳の必要性

乳児にとって離乳が必要な理由は、以下の通りです。

❶ 栄養補給

身体が発達し、活動量が増加するとともに、乳汁栄養だけでは必要なエネルギー・栄養素が補えなくなります。

❷ 摂食機能、感覚器官、精神機能の発達

乳児の発達に合わせて調理形態を徐々に変えたり、食べられる食物を増やしたりすることで、咀嚼と嚥下を身につけさせ、消化機能の向上を図ります。また、さまざまな食物を経験することは、感覚器官の発達にもつながります。さらに、食事に対する満足感や食べたいと思う好奇心などは、精神機能の発達をも促します。

❸ 食習慣の確立

この時期の食体験は、その後の味覚や嗜好の形成、食事の時間などの食習慣に影響を与えます。

2 離乳期と離乳の進め方

離乳期は、乳児の発達に合わせて4つの時期に分けられ、厚生労働省は、「授乳・離乳の支援ガイド（2019年改定版）」で、その進め方を示しています（図表15-1）。しかし、離乳は、成長と同じように個人差が大きいので、無理に進めずに、おおよその目安として活用することが望ましいでしょう。

プラスワン

離乳・離乳食の定義

「離乳とは、成長に伴い、母乳又は育児用ミルク等の乳汁だけでは不足してくるエネルギーや栄養素を補完するために、乳汁から幼児食に移行する過程をいい、その時に与えられる食事を離乳食という」（厚生労働省「授乳・離乳の支援ガイド（2019年改定版）」2019年）

❶ 離乳開始期（5、6か月）

　離乳開始は生後5、6か月で、目安としては、首のすわりがしっかりして寝返りができ、5秒以上座れ、スプーンなどを口に入れても舌で押し出すことが少なくなった頃です。しかし、発達には個人差が大きいため、食物に興味を示しているかなども開始の目安にしましょう。

　開始後1か月の間は、1日に1回のペースで離乳食を与えます。アレルギーの心配の少ない米がゆを離乳用の平らなスプーン1さじから始めます。まだ捕食、咀嚼が十分にできないので、よくすり潰して、ゆるいペースト状にしたものを、舌の中央にのせて食べさせましょう。続けているうちに徐々に口唇を閉じて、捕食や嚥下ができるようになっていけるようになります。また、離乳食を食べたあとは、しっかり乳汁を与えます。乳児の様子を見ながら、じゃがいも、野菜、果物など食品数や量を増やしていきますが、その際に気をつけるのは、複数の食品を一度に試すことはやめ、1種類ずつ与えていくことです。慣れてきたら豆腐や白身魚、固ゆでした卵の黄身などをペースト状にして与え、それぞれの味や食感に慣れることができるようにします。

❷ 離乳進行期（7、8か月）

　1日1回のペースで進めてきた離乳食に慣れてきたら、1日2回に増やして生活リズムを確立していきます。調理形状やスプーンにも慣れてきますので、だんだん舌でつぶせるような固さの調理形態にしていきます。舌、あごの動きは前後から上下運動へ移行して、口唇は左右対称に引かれるようになっていきます。食べさせ方は、平らな離乳食用のスプーンを下唇にのせ、上唇が閉じるのを待って捕食をトレーニングしていきましょう。

　舌でつぶせるような固さとは、全がゆくらいの固さです。また、野菜の種類を増やし、豆類や海藻なども取り入れていきます。卵は、全卵に進め、魚は白身魚から赤身魚へと進めていきます。脂肪分の少ない鶏のささみの利用もよいでしょう。どれも柔らかく、刻んだ状態で提供し、飲み込みやすいように水分を含んでいる状態にしましょう。

　1日2回の離乳食の後には、乳汁栄養で栄養を補います。

❸ 離乳進行期（9～11か月）

　身体の動きが活発になるこの頃に、離乳食も1日3回にしていきます。赤身の魚や肉、レバーを取り入れ、鉄分が十分にとれるようにしなければなりません。調理形状は歯ぐきで押しつぶせるくらいの固さにします。

　この時期になると、舌で食べ物を歯ぐきの上に乗せられるようになるため、歯や歯ぐきでつぶすことができるようになります。口唇は左右非対称の動きも見られます。食べさせ方は、丸み（くぼみ）のある離乳食用のスプーンを下唇にのせ、上唇が閉じるのを待って、引き続き捕食のトレーニングをしていきましょう。

　歯ぐきで押しつぶせるくらいの固さとは、軟飯くらいの固さです。赤身の魚から青魚、肉類などさまざまな食品が食べられるようになりますが、調味料による味つけの濃いもの、脂肪分の多いものはやめましょう。また、乳児ボツリヌス症のおそれのあるはちみつは1歳になるまで使用しない

でください。

　この時期には家族と一緒に食卓を囲み、後の生活リズムの基盤をつくりましょう。まだ家族と同じものは食べられませんが、調味する前に取り分けるなどの工夫をすることにより、一緒に食事を楽しむことができます。咀嚼や嚥下を促すように、「もぐもぐ」「ごっくん」などのかけ声もかけましょう。発達と形態が合っていないと、誤飲につながったり、咀嚼機能を獲得しにくくなったりします。

　また9か月頃から手づかみ食べ*も見られますが、これは好奇心の表れで、発育や発達に必要な行為です。自分で食具を使って食べられるようになるまで、止めないようにしましょう。

❹ 離乳完了期（12～18か月）

　12か月から18か月にかけては、離乳完了期で、1日3回の食事に加えて栄養を補うための間食と、18か月以降の幼児食と同じ回数の食事になります。大人の食事よりも薄味で、やや柔らかい調理形態にしましょう。アクの強いもの、刺激物、刺身などの生ものはまだ食べられません。

　この頃は、食事に関心があってもまだ食具を上手に使えないため、手づかみ食べもまだ見られます。手づかみ食べによって、前歯で噛み取る練習をし、一口の量を覚え、やがて食具を使うようになります。手づかみ食べの支援のため、おにぎり、スティック野菜、サンドイッチなど手づかみで食べやすいメニューを増やすなどの工夫をしてみましょう。また、汚れてもいいように、エプロンをつけたり、食卓のまわりにシートを敷いたりしましょう。乳児の食べたいという気持ちを大切に、見守ることが大切です。

❺ 成長の目安

　成長の目安について「授乳・離乳の支援ガイド（2019年改定版）」では、次のように示しています。

> 　授乳及び離乳は、成長の過程を踏まえて評価する。具体的には、母子健康手帳には、乳幼児身体発育曲線が掲載されており、このグラフに体重や身長を記入し、成長曲線のカーブに沿っているかどうかを確認する。からだの大きさや発育には個人差があり、一人ひとり特有のパターンを描きながら大きくなっていく。身長や体重を記入して、その変化をみることによって、成長の経過を確認することができる。
>
> 　体重増加がみられず成長曲線からはずれていく場合や、成長曲線から大きくはずれるような急速な体重増加がみられる場合は、医師に相談して、その後の変化を観察しながら適切に対応する。

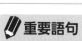

● 図表15-1　離乳の進め方の目安

15 コマ目　乳児期の食生活2

		離乳初期 生後5〜6か月頃	離乳中期 生後7〜8か月頃	離乳後期 生後9〜11か月頃	離乳完了期 生後12〜18か月頃
食べ方の目安		●子どもの様子をみながら1日1回1さじずつ始める。●母乳や育児用ミルクは飲みたいだけ与える。	●1日2回食で食事のリズムをつけていく。●いろいろな味や舌ざわりを楽しめるように食品の種類を増やしていく。	●食事リズムを大切に、1日3回食に進めていく。●共食を通じて食の楽しい体験を積み重ねる。	●1日3回の食事リズムを大切に、生活リズムを整える。●手づかみ食べにより、自分で食べる楽しみを増やす。
調理形態		なめらかにすりつぶした状態	舌でつぶせる固さ	歯ぐきでつぶせる固さ	歯ぐきで噛める固さ
1回当たりの目安量					
I	穀類(g)	つぶしがゆから始める。すりつぶした野菜等も試してみる。慣れてきたら、つぶした豆腐・白身魚・卵黄等を試してみる。	全がゆ50〜80	全がゆ90〜軟飯80	軟飯90〜ご飯80
II	野菜・果物(g)		20〜30	30〜40	40〜50
III	魚(g)		10〜15	15	15〜20
	又は肉(g)		10〜15	15	15〜20
	又は豆腐(g)		30〜40	45	50〜55
	又は卵(個)		卵黄1〜全卵1/3	全卵1/2	全卵1/2〜2/3
	又は乳製品(g)		50〜70	80	100
歯の萌出の目安			乳歯が生え始める。	1歳前後で前歯が8本生えそろう。離乳完了期の後半頃に奥歯(第一乳臼歯)が生え始める。	
摂食機能の目安		口を閉じて取り込みや飲み込みが出来るようになる。	舌と上あごで潰していくことが出来るようになる。	歯ぐきで潰すことが出来るようになる。	歯を使うようになる。

注：衛生面に十分に配慮して食べやすく調理したものを与える
出典：厚生労働省「授乳・離乳の支援ガイド（2019年改定版）」2019年

2 離乳食で困ったこと

　「平成27年度乳幼児栄養調査」によると、保護者が離乳食で困っていることは、「作るのが負担、大変」が33.5％（複数回答）と最も多くなっています（図表15-2）。平成17年度の同調査では、「作るのが苦痛・面倒」の項目が23.2％なので、10年間で10.3ポイント多くなったことがわかります。

●図表15-2　離乳食について困ったこと（回答者：0～2歳児の保護者）

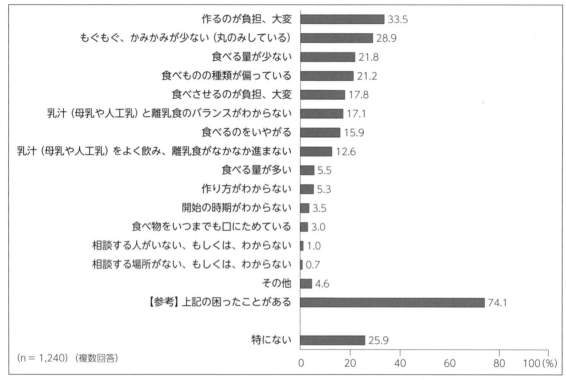

項目	(%)
作るのが負担、大変	33.5
もぐもぐ、かみかみが少ない（丸のみしている）	28.9
食べる量が少ない	21.8
食べものの種類が偏っている	21.2
食べさせるのが負担、大変	17.8
乳汁（母乳や人工乳）と離乳食のバランスがわからない	17.1
食べるのをいやがる	15.9
乳汁（母乳や人工乳）をよく飲み、離乳食がなかなか進まない	12.6
食べる量が多い	5.5
作り方がわからない	5.3
開始の時期がわからない	3.5
食べ物をいつまでも口にためている	3.0
相談する人がいない、もしくは、わからない	1.0
相談する場所がない、もしくは、わからない	0.7
その他	4.6
【参考】上記の困ったことがある	74.1
特にない	25.9

(n = 1,240)（複数回答）

出典：厚生労働省「平成27年度乳幼児栄養調査」2016年

プラスワン

ベビーフードの塩分

ベビーフードのナトリウム含有量は、日本ベビーフード協議会の自主規格で、12か月までは100g中200mg以下、12か月以降は100g中300mg以下としている。

3 ベビーフード

1 ベビーフードの種類、生産状況

　市販されているベビーフードは種類も豊富で、生産量も年々増加しています。ベビーフードの種類を大別すると、ドライタイプとウエットタイプに分けられます。

　ドライタイプのものには、粉末やフリーズドライ、顆粒状のものがあり、お湯や水で溶いて使用します。そのため、水分の量で濃さを調整できるという特徴があります。

　ウエットタイプのものには、パウチタイプ、カップタイプなどレトルトのベビーフードや瓶づめがあり、調理せずにそのまま食べることができます。近年は、重い瓶づめのものよりもレトルトの生産が増加してきています。

2 ベビーフードの使用状況

●図表15-3　ベビーフードの使用状況（年次推移）

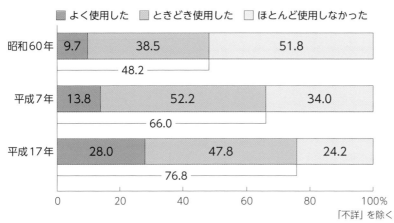

出典：厚生労働省「平成17年度乳幼児栄養調査」2006年

　ベビーフードの使用状況は近年増加傾向にあります（図表15-3）。その背景には、「作るのが負担、大変」だとする人が多いことがあるのかもしれません。ベビーフードを使用する際に注意したいことは、与える側がどのような固さか味かを確認して、乳児の月齢に合わせて利用することです。また、保存のしかたによって品質が変化したり、温めすぎてやけどをしたりすることもあるので注意が必要です。選ぶときには、料理や原材料が偏らないように気をつけましょう。

　すべてを市販のものに頼るのではなく、乳児の健康や発達を考えて、乳児のようすを観察しながら、新鮮なうちに離乳食を与えることも忘れてはいけません。ただし、ベビーフードは日持ちするというメリットもあり、災害時や災害に備えた備蓄としても有用です。

15
コマ目

乳児期の食生活2

❶ 離乳を行う必要性として、[　　　]補給や[　　　]機能、感覚器官などの発達、[　　　]の確立などがあげられる。

❷ 離乳食は乳児の[　　　]に合わせて進め、固さや大きさなどの[　　　]を徐々に変えたり、食事の[　　　]や食品の[　　　]を増やしたりしていく。

❸ ベビーフードの使用に際しては、[　　　]や味を確認して、乳児の[　　　]に合わせて選ぶようにする。

///

演習課題

離乳食の進め方について理解しよう

演習テーマ 1 グループで話し合おう

①離乳食を始めたばかりの乳児が、スプーンで与えたおかゆを全部口から吐き出してしまいます。原因や解決方法を考え、話し合ってみましょう。

②咀嚼がなかなか上手にならない離乳進行中の乳児に、栄養価を高めるためにヨーグルトにはちみつをかけて食べさせようと思います。このことについてどのように思いますか。

演習テーマ 2 離乳と乳児の発達について考えよう

離乳食を進めることで、乳児はどのような発達をするのでしょうか。考えてみましょう。

幼児期の食生活 1

1 推定エネルギー必要量は、1〜2歳男児950kcal/日、女児900kcal/日、3〜5歳男児1,300 kcal/日、女児1,250 kcal/日である。

2 2歳半から3歳ごろに第二乳臼歯が生え、乳歯咬合が完成したら、さまざまなかみごたえのある食品を、調理形態に配慮しながら与える。

3 食具食べは、手づかみ食べから始め、正面からの捕食が可能になったらスプーンやフォークへと移行する。

1 身体発育

1 身体機能（運動機能）の発達

　幼児期は、乳児期と比べ発育の速度はゆるやかになりますが、1歳から5歳までの間に身長は約1.5倍、体重は約2倍となり、乳児期に次いで盛んな成長を遂げます。乳児期に比べて身長の伸びが著しいため、見た目はやや細長い体型となります。発育の評価を行うときは1回だけの身体計測ではなく、継続的な測定などにより総合的に評価することが必要です。

　運動機能については、立つ、歩く、走る、跳ぶ、スキップするなどの粗大運動の発達が著しく、活動量が増えるとともに手指の微細運動も発達します。これにより食具が使えるようになり、摂食行動の自立にもつながります。

2 精神の発達

　幼児期は、認知、言語、情緒、社会性などの精神発達が盛んな時期です。食事場面では、1歳ごろから、「自分でやりたい」という欲求が起こり、それまでの介助食べから自食（手づかみ食べ）をするようになります。2歳ごろになると自我の育ちの表れとして自己主張がさらに強くなり、「好き嫌い」や「むら食い」などが表出してくることがあります。3歳ごろになると社会性が芽生え、他者と食事をすることを楽しむこともできるようになりますが、自己主張はまだ残ります。しかし4、5歳になると、わがままはよくないという聞き分けもでき、嫌いな食べ物でもチャレンジしようと思うようになり、家族や友だちと同じ食事を分け合って楽しんで食べることができるようになります。

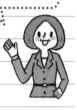

乳幼児期に身長のSDスコアは大きく変化します。しかし、3歳以降はあまり変化しません。

3　消化機能の発達

　膵アミラーゼ、膵リパーゼなどの消化酵素の分泌量は、3歳ごろまでに成人並みに上昇しますが、消化器官は成人と比較してまだ小さく未熟であるために、一度に摂取する量には配慮が必要です。

　咀嚼能力については、1歳前後に前歯が生え、1歳半ごろまでには第一乳臼歯が生えてきます。第一乳臼歯が生えたころから咀嚼をスタートさせますが、まだ軟らかいものしかかむことができません。2歳半から3歳ごろに第二乳臼歯が生え、乳歯咬合が完成したら、さまざまなかみごたえのある食品を、調理形態（固さ、弾性、大きさ、粘性など）に配慮しながら与え、食品の経験範囲を広げていきます。たとえば、固すぎるもの（かたまり肉など）や弾力のあるもの（こんにゃく、タコ、イカなど）は3歳を過ぎてから咀嚼能力に応じて与えるようにします。もち、団子、ナッツ・豆類、こんにゃくゼリー、ミニトマトなどの食物の誤嚥は、窒息による生命の危険をともなうため、必ず大人がそばについて落ち着いた状態でよくかんで食べさせるようにします（図表 16-1）。

　幼児期はまだウイルスや細菌に対する抵抗力が弱く、感染した場合、重症化しやすいので食中毒には十分注意します。

▤ プラスワン

膵アミラーゼ、膵リパーゼ

膵アミラーゼは炭水化物、膵リパーゼは脂肪、トリプシン、キモトリプシンはたんぱく質を分解する消化酵素である。

16 コマ目

幼児期の食生活 1

●図表 16-1　幼児期の食生活

区分 食の要点	離乳食 9～11か月	1～1歳半 1歳ごろ	幼児食 2歳ごろ	3～6歳
発達	はいはい	2本足歩行・手指を使う		自我の発達
生歯		前歯、第一乳臼歯	乳歯が生えそろう、第二乳臼歯	安定した時期
口腔機能発達段階		咬断期・一口量学習期	乳臼歯咀嚼学習期	咀嚼機能成熟期
食具使用機能発達段階		食具使用学習開始期	食具使用学習期	食具使用成熟期
食べ方　手づかみ	遊び食べ、こぼす			
食べ方　スプーン			すくう、口などで食べる	
食べ方　フォーク				
食べ方　箸				
食品　形		手づかみしやすい形	スプーンやフォークで扱いやすいもの	
食品　大きさ	1cm角ぐらいの大きさ	前歯でかみきれる大きさ、平らで大きい	小さいもの、大きいものなどいろいろな大きさ	
食品　硬さ	歯ぐきでつぶせる	前歯でかみきれる大きさ、奥歯でつぶせる煮物程度のもの	奥歯ですりつぶせるしんなりいためもの程度	大人より少し軟らかめ
食生活	乳汁以外の食事	食への意欲・興味	食を楽しむ 味わう　比較する	残す、分ける、ためておく、ゆずる 食事のマナー 社会食べ

出典：乳幼児食生活研究会『幼児の食生活──その基本と実際』日本小児医事出版社、2010年を一部改変

重要語句

食品構成

→年齢・性別ごとにふさわしい食品の種類と1日当たりの分量を食品群別に表したもの。

成人（基本形2,200±200 kcal）の食事バランスガイドは12コマ目（91頁）を参照してください。

2 幼児期の食生活の特徴

1 食事摂取基準とその活用

　幼児期の基礎代謝基準値は、成人の2～3倍程度あります。体重1kg当たりのエネルギー、たんぱく質、鉄、カルシウムの必要量は成人と比較して2～3倍多く、体格のわりに多くのエネルギーや栄養素を必要とします（図表16-2）。推定エネルギー必要量は、1～2歳男児950kcal/日、女児900kcal/日、3～5歳男児1,300kcal/日、女児1,250kcal/日ですが、これを3回の食事と間食で補います。それぞれ体格、身体活動レベルや環境が異なり、発育のリズムや個人差も大きいため、食事摂取基準は絶対的なものではなく、成長曲線に照らして成長の程度を確認し、縦断的に観察することが重要です。食事摂取基準をもとに、食品構成＊（図表16-3）や食事バランスガイドを目安にしながら献立作成を行います。食事バランスガイドを活用する場合、1～2歳児の目安は成人（基本形2,200kcal）と比較して、主食、副菜、主菜をそれぞれ2分の1弱、果物を2分の1程度にするのが望ましいとされています。3～5歳児の目安については、「東京都幼児向け食事バランスガイド」に望ましい組み合わせとおおよその量が写真で示されています（図表16-4）。

● 図表16-2　体重1kg当たりのエネルギー・栄養素の推定平均必要量の比較

年齢（歳）	参照体重（kg）		エネルギー(kcal)		たんぱく質(g)		カルシウム(mg)		鉄(mg)	
	男性	女性	男性	女性	男性	女性	男性	女性	男性	女性
1～2	11.5	11.0	83	82	1.30	1.36	30.4	31.8	0.26	0.27
3～5	16.5	16.1	79	78	1.21	1.24	30.3	28.0	0.24	0.25
18～29	64.5	50.3	42	39	0.78	0.80	10.1	10.9	0.10	0.11
30～49	68.1	53.0	39	34	0.73	0.75	8.8	10.4	0.10	0.10

（18～29歳、30～49歳 推定エネルギー必要量：身体活動レベルⅡ）
出典：厚生労働省「日本人の食事摂取基準（2020年版）」2020年をもとに作成

● 図表16-3　幼児期の食品構成と目安量(g)

		1～2歳	3～5歳
第1群	卵	25	30
	魚介・肉	30	50
	豆・豆製品	30	40
第2群	乳・乳製品	200	200
第3群	緑黄色野菜	70	100
第4群	その他の野菜	140	180
	果物	100	150
第5群	いも	30	50
	穀類	120	160
	砂糖	10	15
第6群	油脂	10	15

● 図表16-4　東京都幼児向け（3～5歳）食事バランスガイド

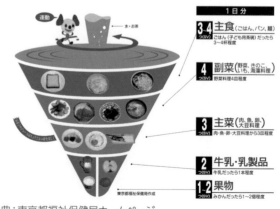

出典：東京都福祉保健局ホームページ

2　摂食機能の発達と食事支援

　手づかみ食べによって、目と手指や腕の動かし方や口との協調運動が上手にできるようになったら、食具食べ（スプーン、フォーク、はし）へと移行します。

　最初はどのようにスプーンを用いたら食物をうまく口に運ぶことができるかわからないため、裏返ってこぼしてしまうこともあります。発達にともない、上肢が体幹から離れ、ひじが体の前に出るようになると正面からの捕食がしやすくなります。スプーンのボール部分を口の奥に入れすぎてしまうようであれば、うまく捕食できるように手伝ってあげることも重要です（図表16-5）。

　食具の最初にフォークを使わせると口の奥に食物をつめ込みやすいので、スプーンがうまくなってからフォークを使わせるようにします。スプーンやフォークの持ち方は、手のひら全体で握るパームグリップからフィンガーグリップ、ペングリップへと変化し、3歳ごろには上手に使えるようになります（図表16-6）。

　スプーンやフォークが上手に使えるようになったら、はしを使い始めます。はじめは難しいので、「にぎりばし」や「クロスばし」もみられます。指の微細運動やはしの扱いを習熟することによって変化がみられ、一般的に4〜5歳ごろにはクロスせずに食物をはさむことができるようになります（図表16-7）。

フォークは食べ物を刺して口に運ぶため、食べこぼしも少ないですが、上肢の直線的な動きが多くなり、スプーンですくう動きのような曲線的な動きの練習機会が減ってしまいます。

16コマ目　幼児期の食生活1

● 図表16-5　捕食時の食具と口の関係

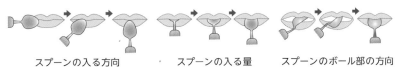

スプーンの入る方向　　スプーンの入る量　　スプーンのボール部の方向

出典：田村文誉・千木良あき子・水上美樹ほか「スプーン食べにおける『手と口の協調運動』の発達その1——捕食時の動作観察と評価法の検討」『障害者歯科』19（3）、1998年

● 図表16-6　スプーンの持ち方の変化

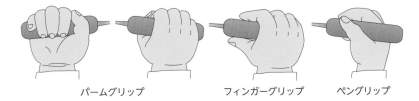

パームグリップ　　フィンガーグリップ　　ペングリップ

●図表16-7　正しいはしの使い方

①正しいえんぴつ
の持ち方ではし
を1本持つ。

②上のはしを「1の
字」を書くように
たてに動かす。

③もう1本のはしを
親指のつけ根と
薬指の先ではさ
む。

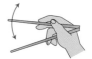

④上のはしだけを動
かすように練習す
る（下のはしは動
かさない）。

正しくない持ち方の例

クロスばし

握りばし

平行ばし

出典：文部科学省「食に関する指導の手引」2010年

　幼児期の食事支援では、安定した座位姿勢を保てるようなテーブルやい
すの調節も重要です（➡ 26 コマ目参照）。

3　生活リズムと食生活

　幼児期は、生活習慣の基礎を確立する時期ですが、食事時刻を決定する
ことにより空腹感覚や満腹感覚を身につけ、生活リズムを整えることがで
きます。また、幼児期は、成人と比べて消化能力が未発達であるため、1
日3回の食事と間食でエネルギーや栄養素を補う必要があります。

　「平成 27 年度乳幼児栄養調査」の結果をみると、保護者に朝食習慣が
あり、子どもの就寝時刻および起床時刻が早いほど、子どもの朝食習慣も
身につきやすいことがわかります（➡ 30 ～ 31 頁を参照）。排便状況につ
いては、約 25 ％の子どもに毎日排便する習慣がなく、起床時刻が遅くな
るにつれ毎日排便する子どもの割合は減っていきました。朝食摂取は大腸
を刺激して蠕動運動を盛んにし、便意を促します。時間に余裕をもって起
床し、きちんと朝食をとることで大腸を動かし、排便の習慣を身につけや
すくします。

おさらいテスト

❶ 推定エネルギー必要量は、1 ～ 2 歳男児 [　　　] kcal/ 日、女児
[　　　] kcal/ 日、3 ～ 5 歳男児 1,300 kcal/ 日、女児 1,250 kcal/ 日で
ある。

❷ 2 歳半から 3 歳ごろに [　　　] が生え、乳歯咬合が完成したら、さまざ
まなかみごたえのある食品を、[　　　] に配慮しながら与える。

❸ 食具食べは、[　　　] 食べから始め、正面からの捕食が可能になった
ら [　　　] やフォークへと移行する。

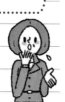

はしのマナーやタ
ブーも知っておきま
しょう。
直ばし、寄せばし、
なめばし、くわえば
し、涙ばし、迷い
ばし（惑いばし）、
刺しばし、はしうつ
し、振り上げばし
は嫌いばしと呼ば
れ、無作法なはし
使いとされていま
す。

演習課題

子どもの摂食機能の発達を理解しよう

演習テーマ 1　はしの使い方を確認しよう

昼食時などに、2人でペアになってお互いのはしの使い方を見てみましょう。正しい使い方をしているでしょうか。また、迷いばしや寄せばしなどをしていないか、はしのマナーが守られているかをチェックしましょう。

演習テーマ 2　食具の持ち方を体験しよう

スプーンやフォークの持ち方をいろいろ試して、子どもの手指の機能の発達のようすを体験してみましょう。

幼児期の食生活 2

1 間食は、栄養のバランスに配慮し、3食で不足するエネルギーや栄養素、水分を補う役割がある。

2 間食は幼児に休息を与え、情緒の安定を図り、周囲と楽しみを共有できることで社会性の発達につながる。

3 3歳前後の偏食は、自我の発達によるもので、十分な代替食品がある場合、あまり神経質にならないようにする。

1 間食（おやつ）の意義と与え方

1 間食の意義

❶ 栄養面での役割

　幼児期は成長が盛んで、体格のわりに多くのエネルギー、栄養素を必要としますが、幼児の消化吸収機能は未熟で、3度の食事だけでは1日の必要量を満たすことができません。また、低年齢児ほど体内に占める水分の割合が大きく、多量の水分が必要になります。間食は，栄養のバランスにも配慮し、食事の一部として不足するエネルギー、栄養素、水分を補う役割があります。

❷ 精神面での役割

　遊びに夢中になって、時間、疲労、空腹を忘れている幼児に休息を与え、気分を変えることにより、情緒の安定を図ります。また，間食を通じて親子あるいはきょうだい、友人との楽しみを共有できることで社会性の発達につながります。

2 間食の与え方

❶ 間食の量

　1日の総エネルギーの10〜20％が適当です。間食の占める割合が高くなると次の食事にさしさわり、食欲不振になったり栄養素のバランスを失ったりします。間食の目安は1〜2歳児でおよそ100〜200kcal、3〜5歳児では130〜250kcal程度です。

❷ 間食の時間と回数

　間食は、時間を決め規則的に与えます。間食時間を決めて与えている幼児の保護者が半数以上を占めましたが、欲しがるときに与えている保護者も2割程度いました（図表17-1）。回数をむやみに増やすことは間食の目

●図表17-1　子どもの間食（3食以外に食べるもの）の与え方
（回答者：2～6歳児の保護者）

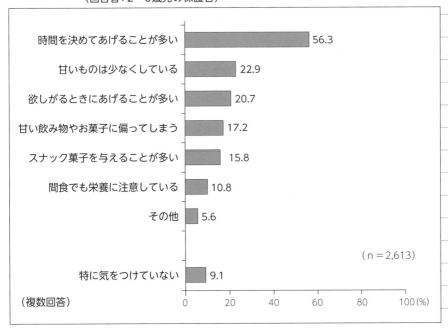

時間を決めてあげることが多い	56.3
甘いものは少なくしている	22.9
欲しがるときにあげることが多い	20.7
甘い飲み物やお菓子に偏ってしまう	17.2
スナック菓子を与えることが多い	15.8
間食でも栄養に注意している	10.8
その他	5.6
特に気をつけていない	9.1

（n＝2,613）
（複数回答）

出典：厚生労働省「平成27年度乳幼児栄養調査」2016年

的に反し、意味を失います。1～2歳児では午前、午後の2回に分けて与え、3歳以上児は、生活時間から見て午後1回が適当です。食事前2～3時間程度はあけるようにし、起床時や、夕食後に与えないようにします。幼児期は体格や消化能力に個人差があり、食欲は日により変化するので、細かい配慮と観察が必要です。

❸ 間食に利用したい食品

間食に利用したい食品は、水分が多く、消化がよいものが望ましいです。カルシウムなど、食事で不足しがちな栄養素を補うことができる食品を利用するのもよいでしょう。間食として適さない食品は、①消化が悪い、②糖類を多く含む（チョコレート、あめ、洋菓子）、③食塩、脂肪を過剰に含む（スナック菓子）、④刺激が強い（コーヒー、香辛料）、⑤安全、衛生上問題があるもの（合成着色料、期限切れのもの）などがあげられます。

間食として、甘い飲み物やお菓子を1日に2回以上とっている子どもが3割程度いました（図表17-2）。また、時間を決めてあげることが多い、甘いものは少なくしている、間食でも栄養に注意しているなどの保護者の間食への配慮が、むし歯発生率の低下に影響していると考えられています（図表17-3）。市販品を与えるときは、適量を器に盛りつけるなどして、食べすぎないよう注意します（図表17-4）。子どもと一緒に簡単な手づくりおやつをつくるのもよいでしょう（図表17-5）。幼児にとって間食は必要なものですが、与え方を誤ると肥満、偏食、食欲不振、むし歯、生活習慣の乱れなどの原因となるので、十分に配慮して与えることが必要です。

●図表17-2　子どもの間食（3食以外に食べるもの）として甘い飲み物やお菓子を1日にとる回数
（回答者：2〜6歳児の保護者）

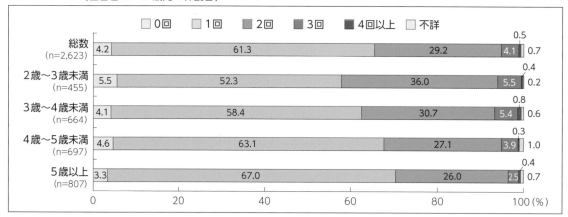

出典：図表17-1と同じ

●図表17-3　むし歯の有無別　間食の与え方（回答者：2〜6歳児の保護者）

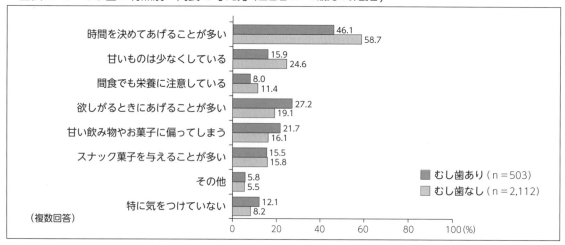

（複数回答）

出典：図表17-1と同じ

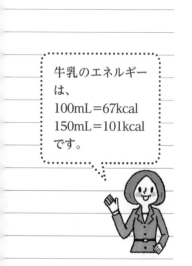

牛乳のエネルギー
は、
100mL＝67kcal
150mL＝101kcal
です。

●図表17-4　間食の量（牛乳との組み合わせ例）

	牛乳100mLと組み合わせる場合（100〜150kcal）	牛乳150mLと組み合わせる場合（150〜250kcal）
バナナ	中1/2本（45g）	中1本（90g）
煮りんご	1/4個（70g）＋砂糖3g	1/3個（100g）＋砂糖5g
蒸しさつまいも	中1/4本（50g）	中1/2本（100g）
ボーロ	30粒（15g）	40粒（20g）
かりんとう	小5本（13g）	小8本（20g）
クラッカー	5枚（15g）	8枚（24g）
ビスケット	2枚（12g）	3枚（18g）
ウエハース	2枚（14g）	3枚（21g）
ホットケーキ	1/4枚（30g）	1/2枚（60g）
ぶどうパン	1/2個（20g）	1個（40g）
コーンフレーク	15g	20g

●図表 17-5　簡単手づくりおやつ例

おやつ名	材料		つくり方
ヨーグルトゼリー エネルギー 92kcal	プレーンヨーグルト ゼラチン 水 砂糖 牛乳 　いちご 　砂糖	50g 2g 25g 6g 25g 20g 2g	① 鍋で牛乳を温めたあと、砂糖とふやかしたゼラチンを加え、十分溶かし（沸騰させない）火を止める。 ② プレーンヨーグルトを加え混ぜ、型に入れて冷やし固める。 ③ いちごは粗くつぶしたあと、砂糖をまぶし、火にかけてソースをつくる。
かぼちゃ蒸しパン エネルギー 101kcal	かぼちゃ 薄力粉 ベーキングパウダー 砂糖 豆乳 油	10g 15g 0.5g 3g 15g 2g	① かぼちゃは皮をむき、柔らかくゆでてつぶす。 ② ①に薄力粉、ベーキングパウダー、砂糖、豆乳、油を混ぜ合わせて、カップに入れて蒸す。
ずんだ白玉 エネルギー 152kcal	白玉粉 水 えだ豆（ゆで） はちみつ 食塩	30g 30g 20g 5g 0.2g	① 白玉粉に水を加え混ぜ、耳たぶくらいの硬さでひとつにまとまったら、1 〜 1.5cmに丸め、熱湯でゆでる。 ② えだ豆を柔らかくなるまでゆで、薄皮を取り除いた後、すりつぶす。 ③ ②にはちみつ、食塩を混ぜ,ずんだあんとして白玉団子に添える。
スナックカップケーキ エネルギー 146kcal	さくらえび ねぎ 薄力粉 ベーキングパウダー バター 砂糖 卵 牛乳	5g 3g 15g 0.5g 6g 3g 10g 5g	① バターをクリーム状に練り、砂糖をすり混ぜ、溶き卵を少しずつ加え混ぜる。 ② 牛乳を加え混ぜたら、薄力粉とベーキングパウダーを加え、さっくり混ぜる。 ③ さくらえびとねぎを合わせ、カップに入れて180℃のオーブンで約20分焼く。

17
コマ目

幼児期の食生活2

2　食行動問題に対する保育者としての対応

　子どもの食事で困っていることとして、2歳児では「遊び食べをする」、3歳児以上では「食べるのに時間がかかる」と回答した保護者が多く、約8割の保護者が、子どもの食事について困りごとを抱えていました（➡29頁を参照）。

1　食べるのに時間がかかる

　3〜5歳の保護者の困りごととして最も多かったのが「食べるのに時間がかかる」でした。食事時間は30分程度とし、時間がかかる要因を探ります。遊び食べをしている、食欲がない、食事量が多すぎる、嫌いなものを無理に食べさせようとしているなどさまざまな要因が考えられるため、それを見極め、適切に対応することが重要です。

2　偏食（好き嫌い）

　「偏食する」を困りごととしている保護者が3割程度いました。2〜3歳ごろの偏食は、自我の発達によるものと考えられます。軽度の偏食または栄養的には十分な代替食品＊がある場合、あまり神経質にならないように気をつけます。突然食べるようになることもあるので、ときどきは食卓にだすなどして気長に見ていくようにします。この時期の偏食は固定化しないといわれています。極端な偏食の場合は、摂取栄養素の配分が適正でなくなり、発育不良で病気に対する抵抗力が弱くなることが考えられるので、注意が必要です。対応としては、①味つけ、切り方、固さなどの調理の工夫をする、②食事づくりに参加させる、③食材の購入や栽培で興味をもたせる、④空腹状態のときに苦手なものを食べるよう促す、⑤友だちと同じ献立を食べる給食場面を活用して意欲を引き出す、などが考えられます。

　離乳期の偏食は、食材の固さなど、発達段階に適した離乳食を与えないことが多いと考えられます。歯の本数など発育に応じた調理形態にし、味、におい、食感などに少しずつ慣れさせるよう心掛けます。

語句説明

代替食品

→ここでは栄養価が類似した食品のことをいう。

ミニコラム

自閉症児の偏食について

　自閉症スペクトラム障害（Autism Spectrum Disorder：ASD）児（以下、ASD児）は、健常児と比べ、偏食の出現率が特に幼児期に高く、保護者の困り感が強いため、この時期の保護者への食に関する支援が求められています。ASD児は、揚げ物やスナック菓子を好み、温度、味の濃さなど刺激の強いものを好む「感覚タイプ」や、食べた記憶のある慣れたものを選ぶ「認知タイプ」など、こだわりの特徴を有する場合が多いといわれています。発達的特徴とこだわりのタイプに応じて、感覚面では、好みの食感（触感・味・温度・色・匂い）や好みの形状に対応し、感覚に合わせて少しずつ普通食に近づくように変化させながら、食べすぎるものについては徐々に量を減らしていきます。認知面では、視覚優位のため、使用している食材をわかりやすくするようにし、好きな食べものと引き換えで、食べられるものを増やしていくなどの対応をとります。

3　遊び食べをする、食べ物を口から出す

　1〜2歳児が手づかみ食べで食べ物をいじったり、口に入れた食べ物を口から出して確認する行動は、食べ物の処理方法を探索する自然な行動であり、手指の運動機能の発達につながるのであまり気にかける必要はありません。3歳以降になるとこのような行動はしだいに減少し、食具を使って自分で上手に食べられるようになるため、食事以外のことに興味がわいてくるもの（食卓の近くにテレビやおもちゃなど）があると食事に集中できなくなることが多いので、気をつけます。だらだら食べにならないよう、30〜40分くらいたったら切り上げるようにします。

4　むら食い・小食

　食欲が一定でなく、食べたり食べなかったりと日によってむらがあります。精神発達が盛んな時期であるため、感情や活動量、周囲の環境に左右されます。小食の場合は少量を盛りつけて全部食べられたという達成感をもたせます。1週間のトータルで食べていれば問題はなく、健康で順調に発育している限り心配はありません。

5　早食い・よくかまない・食べ物を口の中にためる

　幼児期は、前歯でかみ切り、奥歯（臼歯）でつぶし、舌で唾液と混ぜ、飲み込みやすい形にする咀嚼のプロセスを身につける重要な時期です。第二乳臼歯が生えそろうまでに、無理に固い食品を与えるとかむ力が育たずに、丸飲みや偏食の原因になります。奥歯が生えそろったころから，適度にかみごたえのある食品を与えるようにします。

　子どもがかめずに口のなかにためこんでいるのか（かめない）、かまずに丸飲みしたり水で流し込んだりしているのか（早食い、かまない）、どのように咀嚼しているかを見極めて対応することが必要です。かめない場合は食材や調理形態を見直し、歯の本数に合わせて献立を工夫します。丸飲みしている場合は一口ずつ、しっかり咀嚼する練習をさせます。肉、野菜、きのこ、海藻類を使った咀嚼力をつける献立を増やし、めん類や丼物はかき込みやすいので控えるようにするなど料理を工夫します。

おさらいテスト

❶ 間食は、[　　　]のバランスに配慮し、3食で不足する[　　　]や栄養素、水分を補う役割がある。

❷ 間食は幼児に[　　　]を与え、[　　　]の安定を図り、周囲と楽しみを共有できることで社会性の発達につながる。

❸ 3歳前後の[　　　]は、自我の発達によるもので、十分な[　　　]がある場合、あまり神経質にならないようにする。

17コマ目　幼児期の食生活2

よくかんでいるかどうかは、子どものこめかみ部分が動いているかどうかを確認するとよいでしょう（側頭筋が顎の動きに連動してこめかみが動きます）。

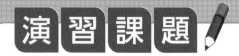

間食について理解を深めよう

- -

市販の菓子、清涼飲料水（ジュース）の栄養成分（エネルギー、糖質、脂質、食塩）を調べてみましょう。

①清涼飲料水のエネルギー、糖質量

商品名	内容量 (g)	エネルギー (kcal)	糖質 (g)

②チョコレート、アイスクリーム、洋菓子類のエネルギー、糖質量

商品名	内容量 (g)	エネルギー (kcal)	糖質 (g)

③スナック菓子類のエネルギー、脂質量、食塩

商品名	内容量 (g)	エネルギー (kcal)	脂質 (g)	食塩 (g)

演習課題

子どものおやつを考えてつくってみよう

対象年齢（　　　　　　）歳

おやつ名「　　　　　　　　　　　　　　　　　　　　　　　　」

食材	目安量	つくり方

出来上がり図　　　　　　　　　　　　　　　　　評価

17コマ目　幼児期の食生活2

学童期・思春期の食生活

1 学童期・思春期は肉体的にも精神的にも発育、発達の著しい時期である。

2 思春期特有の心身の状況があり、さまざまな問題も生じやすい時期である。

3 この時期の食習慣は成人以降にも移行しやすいため、食習慣を含む望ましい生活習慣の定着が望まれる。

1 学童期・思春期の定義と心身の特徴

1 学童期・思春期の定義

学童期は一般に、6歳から12歳までの小学生を指し、中学生（15歳）までを含めた義務教育の期間を学齢期とよんでいます。思春期は個人差や男女差も大きく、明確に定義することはできませんが、第二次性徴の始まりから生殖機能が成熟するまでの時期としています。

2 学童期・思春期の心身の特徴

学童期前半はゆるやかに発育しますが、学童期後半になると身体発育が著しく進みます。乳幼児期の身体発達を第一急伸期とよび、学童期後半の身体発育を第二急伸期とよびます。第二急伸期は男女で差がみられ、女子のほうが男子より早く出現します。男子は女子より2～3年遅れて発育速度が著しくなり、身長、体重はともに女子を追い抜きます（図表18-1）。この時期は、内臓、筋肉、骨格、永久歯などの発育が著しく、エネルギーや栄養素の十分な確保が重要です。また第二次性徴によって、形態的にも生理的にも女性らしさ、男性らしさが充実してきます。

精神発達は時期によって変化します。学童期前半は幼児期の特徴を残しながらも、「大人が『いけない』ということは、してはならない」といったように、大人のいうことを守るなかで、善悪についての理解と判断ができるようになります。

学童期後半になると、物事をある程度対象化して認識することができるようになります。自分のことも客観的にとらえられるようになる一方で、発達の個人差も顕著になってきます。また、身体も大きく成長し、自己肯定感をもちはじめる時期ですが、反面、自己に対する肯定的な意識をもてず、自尊感情の低下などにより劣等感をもちやすくなる時期でもあります。

●図表18-1　年齢別身長、体重の平均値

区分	年齢(歳)	男子		女子	
		身長(cm)	体重(kg)	身長(cm)	体重(kg)
小学校	6	116.5	21.4	115.6	20.9
	7	122.6	24.2	121.4	23.5
	8	128.1	27.3	127.3	26.5
	9	133.5	30.7	133.4	30.0
	10	139.0	34.4	140.2	34.2
	11	145.2	38.7	146.6	39.0
中学校	12	152.8	44.2	151.9	43.8
	13	160.0	49.2	154.8	47.3
	14	165.4	54.1	156.5	50.1
高校	15	168.3	58.8	157.2	51.7
	16	169.9	60.7	157.7	52.7
	17	170.6	62.5	157.9	53.0

出典：文部科学省「令和元年度学校保健統計調査結果」2020年から抜粋

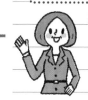

ここで、男子は身長、体重ともに女子の平均を追い抜きます。

18
コマ目

学童期・思春期の食生活

　中学生になるころには、親や友だちと異なる自分独自の内面の世界があることに気づき、自意識と客観的事実との違いに悩み、さまざまな葛藤のなかでみずからの生き方を模索し始めます。また、親子のコミュニケーションが不足しがちな時期でもあり、思春期特有の課題が現れます。性意識が高まり、異性への興味・関心も高まる時期でもあります。

　高校生になるころには、親の保護のもとから離れ、社会へ参画し貢献する、自立した大人となるための最終的な移行時期となります。

　このように、子どもから大人へと移り変わっていく時期だけに、子どもの気持ちでいたい側面と自立をめざす側面とが共存し、不安や葛藤が生じることがあります。そのため、自己主張や反抗的な態度として現れたり、情緒不安定になりやすいのも特徴です。

2　学童期・児童期の食生活と栄養

　この時期は、食を通じたさまざまな体験をとおして、自分らしく生きていくうえでの望ましい食習慣、人間どうしのつながりや社会生活のあり方などを身につけていきます。学童期の後半になると、学校以外に塾やスポーツクラブなどのけいこごとに通う子どもたちも多く、友だち関係も広がり、家庭外で過ごす時間も多くなります。その結果、コンビニエンスストアやファーストフードなどの外食などを、子どもたちだけで利用する機会も増え、食生活を含む生活時間に変調をきたし、その結果、食事時間や食事内容に影響し、エネルギーや栄養素の偏りや過不足が起こりやすくなります。

全国学校栄養士協議会は2010（平成22）年、全国の中学2年生4,730人を対象に食生活に関する調査を実施していますが、その結果をみると、「心や体の成長や健康のために食事を意識している」と回答した生徒は約半数でした。また「食品に含まれる栄養素や安全性に基づき、自分の健康を考えて食品を選択している」と回答した生徒は約3割でした。こうした調査からも、子ども自身が自分の体や食事に興味をもち、何をどのように選び、食べればよいのかという食物の選択能力を身につけていくことが大切であることがわかります。

1 食事摂取基準

学童期・思春期は、乳児期ほどの発育速度ではありませんが、心身ともに伸び盛りであり、運動活動も活発です。1日当たりの推定エネルギー必要量（身体活動レベルⅡ〈ふつう〉）を年齢別にみると、男子は15～17歳（2,800kcal/日）、女子は12～14歳（2,400kcal/日）が一生のなかでの最大値となります。同じく、カルシウムや鉄などさまざまな栄養素もこの時期に最大値となり、発育や身体活動にともなったエネルギーや栄養素を十分にとる必要があります。

2 学童期・児童期の食生活上の問題と対応
❶ 欠食

欠食のなかでも、特に朝食の欠食が多いのが現状です。小学生、中学生の朝食欠食の状況を図表18-2に示しました。「あまり食べていない」「まったく食べていない」と回答したのは、小学生より中学生のほうが多いことがわかります。前述したように、学童期、思春期の時期は、エネルギーやさまざまな栄養素の必要量が人生の最大値を迎えます。発育や活動に必要なエネルギーや栄養素を昼食と夕食のみで摂取するのは難しく、また朝食

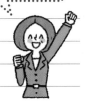
食事摂取基準については、10コマ目、11コマ目も参考にしてくださいね。

●図表18-2　朝食欠食の状況

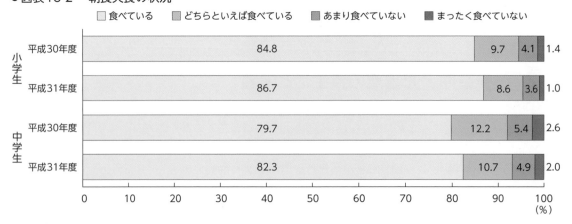

□ 食べている　▨ どちらといえば食べている　▨ あまり食べていない　■ まったく食べていない

		食べている	どちらといえば食べている	あまり食べていない	まったく食べていない
小学生	平成30年度	84.8	9.7	4.1	1.4
	平成31年度	86.7	8.6	3.6	1.0
中学生	平成30年度	79.7	12.2	5.4	2.6
	平成31年度	82.3	10.7	4.9	2.0

注：1）「朝食を毎日食べていますか」という問いに対する解答の割合
　　2）調査対象は、小学校第6学年、中学校第3学年
出典：文部科学省国立教育政策研究所「全国学力・学習状況調査（平成31年度〔令和元年度〕）」2019年をもとに作成

をとらないことにより、集中力の低下や不定愁訴、学力や体力への悪影響なども報告されています。朝食を欠食する原因としては夜型の生活があげられ、夕食時刻が遅くなることや夜食の摂取、就寝時刻が遅くなることにより、朝起きられない、食欲がない、朝食を食べる時間がないなどにつながっています。

❷ 孤食、個食

　子どもが一人で食べたり、子どもたちだけで食べる、いわゆる「孤食」の食卓では、栄養のバランスが整っていないことや子どもたちの食欲が劣ることが報告されています。また図表 18-3 に示すように、小学 5 年生と中学 2 年生に行った調査でも、家族との食事と子どもたちの心身には関係があることがわかります。

　また、同じテーブルを囲んでも家族がそれぞれ別のものを食べるといった「個食」もみられるようになり、同じ食べ物を食べて気持ちを共有したり、共感する機会が減っている傾向があります。この時期は、食を通じたさまざまな体験をとおして、自分らしく生きていくうえでの望ましい食習慣や、親子や家族との関わりのなかで会話や食事を分かち合い、楽しみ合うことを身につけていく時期だけに、改めて子どもにとっての食卓の意味を各家庭に発信していく必要があります。

　しかし、生活状況が家庭によって異なる昨今、ただ単に共食の必要性や家庭のあるべき形のみを押しつけるのではなく、仲間や地域との関わりのなかで、子ども一人ひとりの「食を営む力」を豊かに育むための支援づくりも合わせて必要であるといえます。食のもつ多面性を、子どもたちの感性、知識、経験を通じて身につけられるように、家庭と社会の両輪で環境を整備していくことが求められます。

22コマ目も参考にしてくださいね。

18コマ目　学童期・思春期の食生活

●図表 18-3　家族との食事と子どもたちの心身の関係
（夕食の状況、小学 5 年生と中学 2 年生に調査）

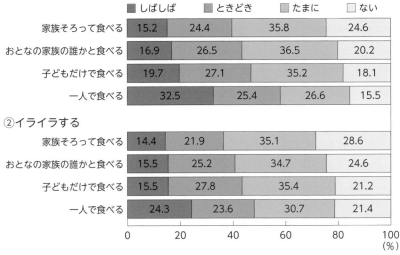

①身体のだるさや疲れやすさを感じることがある

	しばしば	ときどき	たまに	ない
家族そろって食べる	15.2	24.4	35.8	24.6
おとなの家族の誰かと食べる	16.9	26.5	36.5	20.2
子どもだけで食べる	19.7	27.1	35.2	18.1
一人で食べる	32.5	25.4	26.6	15.5

②イライラする

	しばしば	ときどき	たまに	ない
家族そろって食べる	14.4	21.9	35.1	28.6
おとなの家族の誰かと食べる	15.5	25.2	34.7	24.6
子どもだけで食べる	15.5	27.8	35.4	21.2
一人で食べる	24.3	23.6	30.7	21.4

出典：独立行政法人日本スポーツ振興センター「平成 22 年度児童生徒の食事状況等調査」2012 年

133

プラスワン

「学校保健統計調
査」

1948（昭和23）年か
ら学校における幼児・
児童及び生徒の発育
及び健康の状態を明
らかにすることを目的
に毎年行われている。

❸ 肥満傾向児

　文部科学省における「令和元年度学校保健統計調査結果」（図表18-4）によると、肥満傾向児の出現率は男子では15歳の11.72%、女子では11歳の8.84%が最も高くなっています。15歳以上の男子は約1割が肥満傾向であることがわかります。

　原因としては、夜型の生活から夕食時刻が遅くなったり、朝食の欠食、間食や夜食の回数の増加、運動不足などが報告されています。思春期の肥満は、成人肥満に移行しやすく、糖尿病、脂質異常症など生活習慣病の要因にもなります。

　間食のとり方の調査（公益財団法人日本学校保健会「平成30年度・令和元年度児童生徒の健康状態サーベイランス事業報告書」2020年）では、「お菓子を食べ続ける」者は、小学生の男女では、6~7人に1人程度ですが、学年が進むにしたがって増加し、中学生の男女では約28%、高校生の男子では約32%、高校生の女子では約35%と高い比率になります。また、お菓子を食べ続けていることが「よくある」「ときどきある」と回答した人のうち、食事を残すことが「よくある」「ときどきある」と回答したのは、男女ともに約3割でした。体型別（やせ、正常、肥満）の区分でみると、お菓子を食べ続けると回答した人の割合は、やせ群に多い傾向がみられました。

　1970年から2000年の30年の間に、肥満傾向児の出現率は約2~3倍に増加し、小学校高学年では約10人に1人以上が肥満となっています。2003年度から小児肥満傾向児童の出現率の上昇傾向は抑制がみられていますが、引き続き、学校と家庭が連携しながら、食習慣を含む望ましい生活習慣の定着への取り組みが望まれます。

●図表18-4　肥満傾向児の出現率

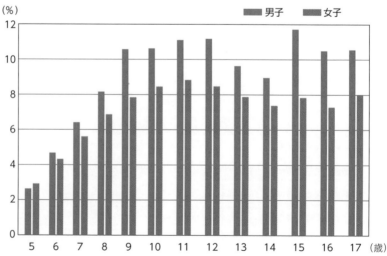

出典：図表18-1と同じ

❹ 痩身傾向児、ダイエット

　前述した肥満傾向児の調査と同じく、文部科学省「令和元年度学校保健統計調査結果」によると、男子では15歳の3.60%、女子では12歳の4.22%が最も高い痩身傾向児の出現率となっています（図表18-5）。

　図表18-6に示すように、中学生以上の女子では、3割以上にダイエッ

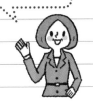

2コマ目、10コマ目を参考にして、自分のBMIを算出してみましょう。

● 図表18-5　痩身傾向児の出現率

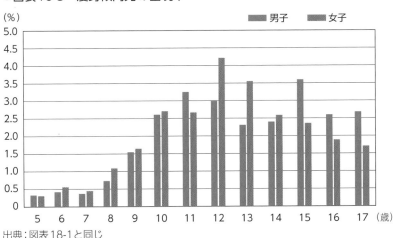

出典：図表18-1と同じ

● 図表18-6　ダイエットの経験

男子

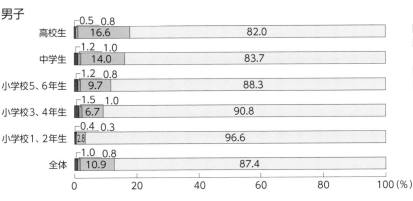

■ 医師から指導を受けて実行した
■ 学校の先生などから指導を受けて実行した
□ 自分で考えた内容で実行した
□ 実行したことはない

女子

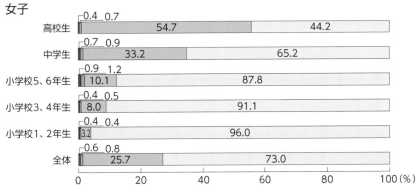

出典：公益財団法人日本学校保健会「平成30年度・令和元年度児童生徒の健康状態サーベイランス事業報告書」2020年から抜粋

トの経験があります。また、女子では、小学校1、2年生で4.0%、小学校3、4年生で8.9%がダイエットを実行したことがあると回答しており、ダイエットの開始年齢が低年齢化していることがわかります。肥満が問題となる一方で、肥満傾向にない子どもたちがダイエットをする傾向がみられます。学童期、思春期の成長著しい時期に、必要なエネルギーや栄養素を十分に摂取できない場合、貧血、月経不順、無月経や骨粗鬆症を引き起こすことにもなります。誤った方法で安易にダイエットを繰り返すことによって、摂食障害*につながることもあります。

3 学校給食

1 学校給食のはじまりと現在

　学校給食は、1889（明治22）年、山形県鶴岡町（現：鶴岡市）の私立忠愛小学校で、貧困児童を対象として行われたのが始まりとされています。1872（明治5）年の「学制」にともない、政府は教育を義務づけようとしましたが、就学率が上がらないなか、学校に引きつけるために学校給食も考えられたといわれています。そのため、当初の学校給食の目的は「貧困児救済」であり、「学校給食法」も定められてはいませんでした。

　太平洋戦争が激しくなるにつれて給食継続も困難になり、終戦にともない学校給食はとぎれる形になりますが、1946（昭和21）年にLARA（Licensed Agencies for Relief in Asia：アジア救援公認団体）より援助物資を受けて再開されます。しかし、1951年、学校給食の財源であったガリオア資金が打ち切られると、学校給食費が値上がりし、給食費未納者などが増加します。

　このような背景を受け、国庫補助による学校給食の継続や学校給食の法制化への要望が高まり、1954年に「学校給食法」が制定されました。当時は戦後の食料難であり、学校給食は児童・生徒の栄養改善を目的としていましたが、時代の変化とともに飽食の時代へと進んでいきます。現在、時代の変化のなかで、肥満や生活習慣病の増加、孤食など新たな食の問題が生じてきています。

　こうした問題に対応するため、1995（平成7）年に「食育基本法」が成立し、2008年には「保育所保育指針」「幼稚園教育要領」「小学校学習指導要領」において食育の推進が明記され、保、幼、小を含む国民全体として食育に取り組んでいくことが確認されました。さらに学校給食も現状に即して改正されるべきことが指摘され、2009年、「学校給食法」施行以来、初めての大幅な改定が行われ、「学校給食法」第2条、学校給食の目標は4項目から7項目へと増設されました。

　現在、改正された「学校給食法」により、図表18-7に示すように、小学校の99.1%、中学校の89.9%で学校給食が実施されています。

● 図表 18-7　学校給食の実施率

区分	学校総数	実施率（学校数比）			
		計	完全給食	補食給食	ミルク給食
小学校	19,635 校	99.1%	98.5%	0.3%	0.3%
中学校	10,151 校	89.9%	86.6%	0.4%	2.9%
特別支援学校	1,132 校	89.9%	88.8%	0.1%	1.1%
夜間定時制高等学校	565 校	68.0%	52.6%	15.2%	0.2%

出典：文部科学省「学校給食実施状況等調査——平成30年度結果の概要」2019年

2　学校給食の目的と意義

　学校給食の目的は、2009年4月に施行された「改正学校給食法」第一条において「学校給食が児童及び生徒の心身の健全な発達に資するものであり、かつ、児童及び生徒の食に関する正しい理解と判断力を養う上で重要な役割を果たすものであることにかんがみ、学校給食及び学校給食を活用した食に関する指導の実施に関し必要な事項を定め、もつて学校給食の普及充実及び学校における食育の推進を図ること」として、その目標を図表 18-8 のようにあげています。

● 図表18-8　「学校給食法」第2条「学校給食の目標」

第2条　学校給食を実施するに当たつては、義務教育諸学校における教育の目的を実現するために、次に掲げる目標が達成されるよう努めなければならない。
一　適切な栄養の摂取による健康の保持増進を図ること。
二　日常生活における食事について正しい理解を深め、健全な食生活を営むことができる判断力を培い、及び望ましい食習慣を養うこと。
三　学校生活を豊かにし、明るい社交性及び協同の精神を養うこと。
四　食生活が自然の恩恵の上に成り立つものであることについての理解を深め、生命及び自然を尊重する精神並びに環境の保全に寄与する態度を養うこと。
五　食生活が食にかかわる人々の様々な活動に支えられていることについての理解を深め、勤労を重んずる態度を養うこと。
六　我が国や各地域の優れた伝統的な食文化についての理解を深めること。
七　食料の生産、流通及び消費について、正しい理解に導くこと。

3　学校給食の実際と問題点

　2018年、「学校給食実施基準」の一部改正について（図表 18-9）が告示され、同年8月より施行されています。義務教育諸学校はこの基準をもとに、児童生徒の個々の健康状態および生活活動等の実態ならびに地域の実情などに配慮して学校給食を実施しています。この「学校給食実施基準」は「日本人の食事摂取基準（2015年版）」を参考に、エネルギー・

18
コマ目

学童期・思春期の食生活

●図表 18-9　児童または生徒一人 1 回当たりの学校給食摂取基準

区分	基準値			
	児童（6 歳〜7 歳）の場合	児童（8 歳〜9 歳）の場合	児童（10 歳〜11 歳）の場合	生徒（12 歳〜14 歳）の場合
エネルギー（kcal）	530	650	780	830
たんぱく質（%）	学校給食による摂取エネルギー全体の 13%〜20%			
脂質（%）	学校給食による摂取エネルギー全体の 20%〜30%			
ナトリウム（食塩相当量）（g）	2 未満	2 未満	2.5 未満	2.5 未満
カルシウム（mg）	290	350	360	450
マグネシウム（mg）	40	50	70	120
鉄（mg）	2.5	3	4	4
ビタミン A（µgRAE）	170	200	240	300
ビタミン B₁（mg）	0.3	0.4	0.5	0.5
ビタミン B₂（mg）	0.4	0.4	0.5	0.6
ビタミン C（mg）	20	20	25	30
食物繊維（g）	4 以上	5 以上	5 以上	6.5 以上

注：1）表に掲げるもののほか、次に掲げるものについても示した摂取について配慮すること。
　　　亜鉛…児童（6 歳〜7 歳）2mg、児童（8 歳〜9 歳）2mg、児童（10 歳〜11 歳）2mg、生徒（12 歳〜14 歳）3mg
　　2）この摂取基準は、全国的な平均値を示したものであるから、適用に当たっては、個々の健康及び生活活動等の実態並びに地域の実情等に十分配慮し、弾力的に運用すること。
　　3）献立の作成に当たっては、多様な食品を適切に組み合わせるよう配慮すること。
出典：文部科学省「学校給食実施基準（平成 30 年一部改正版）」2018 年

各栄養素の 1 日の必要量の 33% を基準としていますが、家庭で摂取しにくいカルシウム、ビタミン A、B₁ などは高い割合で設定されています。「平成 22 年度の児童生徒の食事状況等調査報告書」によると、給食のある日とない日のカルシウムの摂取量を比較したところ、男女ともに給食のない日はある日の 4 分の 1 〜 3 分の 1 程度の摂取量となっています。

おさらいテスト //

❶ 学童期・思春期は肉体的にも精神的にも［　　　］、［　　　］の著しい時期である。

❷ 思春期特有の［　　　］の状況があり、さまざまな［　　　］も生じやすい時期である。

❸ この時期の［　　　］は成人以降にも［　　　］しやすいため、［　　　］を含む望ましい生活習慣の定着が望まれる。

//

演習課題

学校給食と自分の食生活を振り返ってみよう

演習テーマ 1 ディスカッションをしよう

学校給食の思い出について、グループで話してみましょう。そのなかで、どのような環境であれば、子どもたちが楽しみながら食事ができるのか、話し合いましょう。

演習テーマ 2 自分で考えてみよう

①「学校給食法」第2条「学校給食の目標」の7項目について、達成できた項目と達成できなかった項目について、その理由を考えてみましょう。

②1週間を振り返って、朝食の摂取状況や3食の食事内容について考えてみましょう。反省点があれば、改善点も合わせて考えてみましょう。

例）　朝食欠食の場合：アルバイトが遅くなり、夕食時刻が遅くなった。
　　　そのため、朝ご飯を食べる時間がなく、食欲もなかった。
　　　⇒アルバイトの前に食事をするようにしたい。

演習テーマ 3 自分で調べてみよう

よく食べるお菓子類について、エネルギーや食品添加物についてインターネットなどを使って調べてみましょう。

19コマ目

生涯発達と食生活

今日のポイント

1 バルテズは「発達は全生涯を通じて、常に獲得と喪失とが結びついて起こる過程である」と定義している。

2 生涯にわたり、健康で質の高い生活を送るためには、食事摂取基準に沿った適切な食生活を心掛けることが望まれる。

3 「食生活指針」の改定では、高齢者の低栄養予防や若年女性のやせについても示され、食塩摂取量に関しても目標値が変更された。

1 生涯発達とは

　発達心理学に、人間の発達を受胎から死に至るまで生涯にわたってとらえるべきとする生涯発達(life-span-development)という発達観があります。ドイツの心理学者バルテズは「発達は全生涯を通じて、常に獲得(成長)と喪失(衰退)とが結びついて起こる過程である」と定義しています。長寿化した時代背景のなかで、発達研究が子どもの発達から人間の生涯全般へと範囲を広げ、衰退(喪失)をマイナスととらえるのではなく、衰退や喪失することも受け入れながら生涯にわたって成長していくという考え方です。

2 食事摂取基準の役割

　生涯発達と食生活を考える場合、人間のライフサイクルの各時期における身体的・生理的特性を理解していくことが大切です。その1つの目安となるのが、食事摂取基準です。

　食事摂取基準には、その年齢の人たちが今の健康を維持・増進していくために必要なエネルギーや栄養素の量が示されています。生涯にわたり、健康で質の高い生活を送るためには、基準に沿った適切な食生活を心がけることが望まれます。具体的には、次に示す「食生活指針」などを活用し、生涯を通じて健康的な食生活を実践する力や食生活を楽しむ態度を育んでいくことが大切です。

食事摂取基準については10コマ目、11コマ目を参考にしてくださいね。

3　食生活指針

1　食生活指針策定の背景

「食生活指針」は、2000（平成 12）年 3 月に、当時の文部省、厚生省、および農林水産省が連携して策定されました。わが国は世界でも有数の長寿国であり、平均寿命は男女ともに 80 歳を超えています。この平均寿命の延伸の背景には、バランスのよい日本型食生活があるとされていますが、その一方で食生活や生活が多様になり、生活習慣病などの増加など、さまざまな問題もみられるようになっています。そのため、国民一人ひとりが健全な食生活を実践できるように、その環境を整えていく 1 つの指標として、3 省合同で「食生活指針」が策定されました。

2　食生活指針の改定

策定から 16 年が経過し、この間に「食育基本法」（2005 年）が制定され、そのほかにも食生活に関する幅広い分野の施策に進展がみられました。こうした流れを受け、さらに日本人の現状も反映させ、2016 年に「食生活指針」が改定されました（図表 19-1、19-2）。今回の「食生活指針」の

● 図表19-1　食生活指針全体の構成

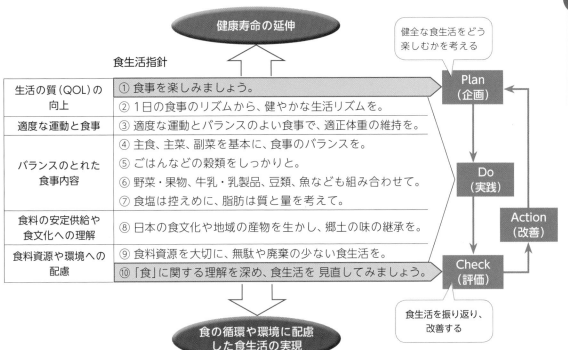

出典：文部科学省・厚生労働省・農林水産省「食生活指針の解説要領」2016年

特徴は、食料生産・流通から食卓、健康へと幅広く食生活全体を視野に入れて作成されていることです。内容についても、生活の質 (QOL) の向上を重視し、バランスのとれた食事内容を中心に、食料の安定供給や食文化、環境にまで配慮したものとなっています。

　また、今回の改定では、肥満予防とともに、高齢者の低栄養予防や若年女性のやせについても示され、食塩摂取量に関しても「日本人の食事摂取基準 (2015 年版)」を踏まえて目標値が変更されています。

●図表19-2　食生活指針

食生活指針	食生活指針の実践
食事を楽しみましょう。	・毎日の食事で、健康寿命をのばしましょう。 ・おいしい食事を、味わいながらゆっくりよく噛んで食べましょう。 ・家族の団らんや人との交流を大切に、また、食事づくりに参加しましょう。
1日の食事のリズムから、健やかな生活リズムを。	・朝食で、いきいきした1日を始めましょう。 ・夜食や間食はとりすぎないようにしましょう。 ・飲酒はほどほどにしましょう。
適度な運動とバランスのよい食事で、適正体重の維持を。	・普段から体重を量り、食事量に気をつけましょう。 ・普段から意識して身体を動かすようにしましょう。 ・無理な減量はやめましょう。 ・特に若年女性のやせ、高齢者の低栄養にも気をつけましょう。
主食、主菜、副菜を基本に、食事のバランスを。	・多様な食品を組み合わせましょう。 ・調理方法が偏らないようにしましょう。 ・手作りと外食や加工食品・調理食品を上手に組み合わせましょう。
ごはんなどの穀類をしっかりと。	・穀類を毎食とって、糖質からのエネルギー摂取を適正に保ちましょう。 ・日本の気候・風土に適している米などの穀類を利用しましょう。
野菜・果物、牛乳・乳製品、豆類、魚なども組み合わせて。	・たっぷり野菜と毎日の果物で、ビタミン、ミネラル、食物繊維をとりましょう。 ・牛乳・乳製品、緑黄色野菜、豆類、小魚などで、カルシウムを十分にとりましょう。

食塩は控えめに、脂肪は質と量を考えて。	・食塩の多い食品や料理を控えめにしましょう。食塩摂取量の目標値は、男性で1日8g未満、女性で7g未満とされています。 ・動物、植物、魚由来の脂肪をバランスよくとりましょう。 ・栄養成分表示を見て、食品や外食を選ぶ習慣を身につけましょう。
日本の食文化や地域の産物を活かし、郷土の味の継承を。	・「和食」をはじめとした日本の食文化を大切にして、日々の食生活に活かしましょう。 ・地域の産物や旬の素材を使うとともに、行事食を取り入れながら、自然の恵みや四季の変化を楽しみましょう。 ・食材に関する知識や調理技術を身につけましょう。 ・地域や家庭で受け継がれてきた料理や作法を伝えていきましょう。
食料資源を大切に、無駄や廃棄の少ない食生活を。	・まだ食べられるのに廃棄されている食品ロスを減らしましょう。 ・調理や保存を上手にして、食べ残しのない適量を心掛けましょう。 ・賞味期限や消費期限を考えて利用しましょう。
「食」に関する理解を深め、食生活を見直してみましょう。	・子供のころから、食生活を大切にしましょう。 ・家庭や学校、地域で、食品の安全性を含めた「食」に関する知識や理解を深め、望ましい習慣を身につけましょう。 ・家族や仲間と、食生活を考えたり、話し合ったりしてみましょう。 ・自分たちの健康目標をつくり、よりよい食生活を目指しましょう。

出典：文部省決定、厚生省決定、農林水産省決定「食生活指針」（2016年6月一部改正版）

19 コマ目

生涯発達と食生活

おさらいテスト //

❶ バルテスは「発達は全生涯を通じて、常に［　　　］と［　　　］とが結びついて起こる過程である」と定義している。

❷ 生涯にわたり、［　　　］で［　　　］生活を送るためには、［　　　］に沿った適切な食生活を心掛けることが望まれる。

❸ 「食生活指針」の改定では、［　　　］の低栄養予防や若年女性の［　　　］についても示され、［　　　］摂取量に関しても目標値が変更された。

//

演習課題

「食生活指針」について考えてみよう

演習テーマ 1 自分の食生活を見直してみよう

「食生活指針」を見ながら、特に次の項目について自分の食生活を見直してみましょう。

● ゆっくりよくかんで食べていますか。

● ふだんから体重を量っていますか。

● 日々の食事に「和食」をとり入れていますか。

● 地域や家庭に伝わる料理や作法について友だちに話すことはありますか。

● まだ食べられる食品を捨てたり、食べ残しをしたりすることはありませんか。

演習テーマ 2 話し合ってみよう

上の結果について、どのようにしたら実践できるのか、まわりの人と話し合ってみましょう。

第5章

食育の基本と内容

この章では、食育について学んでいきます。
食育とは何かを理解し、また、保育所における食育を進めるための配慮事項について
学習することで、保育士として適切な食事の援助の仕方を学びましょう。

食育における養護と教育の一体性

1 食育の目標は、現在を最もよく生き、健康で質の高い生活を送るための「食を営む力」の育成をめざし、その基礎を培うこと。

2 保育所における食育では、食に関わる体験を積み重ね、食事を楽しみ合う子どもに成長していくことを期待する。

3 食育は、養護と教育の一体性を重視して、総合的に展開していくことが求められる。

1 食育とは

1 食を通じて子育ちと子育てを支援する

　2005（平成17）年に「食育基本法」が制定され、今ではすっかり「食育」という言葉は、国民に浸透しました。農林水産省「食育の推進に向けて～食育基本法が制定されました～」によると、食育とは「生きる上での基本であって、知育・徳育・体育の基礎となるものであり、様々な経験を通じて『食』に関する知識と『食』を選択する力を習得し、健全な食生活を実践することができる人間を育てること」とされています。

　幼児期は、生活習慣の基礎が確立する時期です。しかし、現在、子どもが育っていく環境は、少子化や核家族化、地縁の希薄化など、互助機能の低下により母子が孤立化し、虐待や子ども自身が起こしてしまう問題も少なからず起こっています。そのような環境のなかで、食を通じて、どのように子育ちや子育てを支援していけばよいのでしょうか。

2 国・地方自治体が進める食育の体制づくり

　食育は、子どもだけが対象でしょうか。「食育基本法」では、「食育は、食に関する適切な判断力を養い、生涯にわたって健全な食生活を実現することにより、国民の心身の健康の増進と豊かな人間形成に資することを旨として、行われなければならない」と明示しています（第2条）。

　一方で、子どもの食育においては、家庭では保護者が重要な役割を担っていること、教育、保育などを行う者は、食育の重要性を十分自覚し、積極的に子どもの食育の推進に関する活動に取り組むことや、家庭、学校、保育所、地域などを利用してさまざまな体験活動を行うなど、食に関する理解を深めることが求められています（第5条、6条）。

　これを受けて、国では2006（平成18）年に「食育推進基本計画」（平

成 18 ～ 22 年度）、2011 年に「第 2 次食育推進基本計画」（平成 23 ～
27 年度）が策定され、都道府県、市町村、関係機関・団体などの多様な
主体とともに食育を推進してきました。さらに、これまでの食育の推進の
成果と食をめぐるさまざまな問題点を踏まえて、「第 3 次食育推進基本計
画」（平成 28 ～ 32 年度）では 5 つの重点課題が示されています。

3　教育機関と食育の体制づくり

　2007（平成 19）年に、「食育基本法」、「学校給食法」、「学校教育法」
に基づく学習指導要領の改訂等を踏まえ、学校における食育を推進する
ために「食に関する指導の手引」が示されました（現在は第二次改訂版）。
さらに、2017（平成 29）年に、小学校、中学校および特別支援学校（小
学校・中学校）の学習指導要領の改訂が行われ、総則において「学校にお
ける食育の推進」が明確に位置づけられています。食育は、保育所、幼稚
園、認定こども園、小学校、中学校、高等学校などのすべての教育機関に
おいてその取り組みが位置づけられ、子どもの成長・発達に合わせた切れ
目のない対応の推進が求められ、途切れることなく行われています。

2　"食べる力"を育てる

1　楽しく食べる子どもに〜食からはじまる健やかガイド〜

　「食育基本法」の制定前に、2004（平成 16）年に厚生労働省雇用均等・
児童家庭局において、「食を通じた子どもの健全育成（―いわゆる「食育」
の視点から―）のあり方に関する検討会」が開催され、「楽しく食べる子
どもに〜食からはじまる健やかガイド〜」が取りまとめられました。この
ガイドでは、子どもが、広がりをもった「食」に関わりながら成長し、「楽
しく食べる子ども」になっていくことをめざしています。

2　食を通じた子どもの健全育成の目標

　「楽しく食べる子ども」に成長していくために、具体的に「食事のリズ
ムがもてる」「食事を味わって食べる」「一緒に食べたい人がいる」「食事
づくりや準備に関わる」「食生活や健康に主体的に関わる」という子ども
の姿を目標としています（➡図表 1-1 を参照）。一つひとつの"食べる力"
は、ほかの"食べる力"と関連しながら育まれていきます。これらの"食
べる力"が重なり合って「食を営む力」がつくられていくことを表してい
ます。

3　発育・発達過程に関わる特徴に関する取り組み

　発育・発達過程における特徴については、さまざまな側面から多くの要
素があげられます。そのなかで目標とする子どもの姿、すなわち「食を営
む力」を育てるために、配慮すべき側面として、「心と身体の健康」「人

20
コマ目

食育における養護と教育の一体性

との関わり」「食のスキル」「食の文化と環境」に注目しています。そして、それぞれの側面における発育・発達に関わる主な特徴と食に関する取り組みが示されています。生まれたそのときから食を通じて子どもは成長していくことがわかります。

■4■ 発育・発達過程に応じて育てる"食べる力"

　食べることは生きることです。食べたもので人の体はつくられていき、その関わりのなかで身体的にも精神的にも発達します。授乳期から毎日「食」に関わって、「食を営む力」を形成していきます。このガイドでは発育・発達過程に応じて、どのような"食べる力"を育んでいけばよいのかをまとめています。

　授乳期・離乳期では、「安心と安らぎの中で食べる意欲の基礎づくり」を、幼児期では「食べる意欲を大切に、食の体験を広げよう」を、学童期では「食の体験を深め、食の世界を広げよう」を、思春期では「自分らしい食生活を実現し、健やかな食文化の担い手になろう」を大切にして、楽しく食べる子どもに育っていくことが期待されます。これまでみてきたように、"食べる力"とは、単に、「食べる機能」を意味するものではありません。「食を営む力」を育てることは、「食を通した子どもの育ち」です。「今、〇歳だから、これができるようにならないといけない」というように、その時期に獲得すべきスキルとしてとらえるのではなく、子どもの育ちの連続性に注目することが重要です。

　　保育所・幼稚園等での食育

　「食育基本法」の公布に先駆けて、2004（平成16）年3月に、厚生労働省雇用均等・児童家庭局保育課から、「楽しく食べる子どもに～保育所における食育に関する指針～」（以下、「食育指針」）が通知されました。

■1■ 保育所における食育の目標

　「食育指針」において、保育所における食育の目標は、現在を最もよく生き、かつ、生涯にわたって健康で質の高い生活を送る基本としての「食を営む力」の育成に向け、その基礎を培うこととされています（図表20-1）。このため、保育所における食育は、楽しく食べる子どもに成長していくことを期待し、次の5つの子ども像の実現をめざしています。
　① お腹がすくリズムのもてる子ども
　② 食べたいもの、好きなものが増える子ども
　③ 一緒に食べたい人がいる子ども
　④ 食事づくり、準備にかかわる子ども
　⑤ 食べものを話題にする子ども
　この5つの子ども像は、このなかの何か1つをめざすというのではなく、

●図表20-1「楽しく食べる子どもに～保育所における食育に関する指針～」
の基本構造

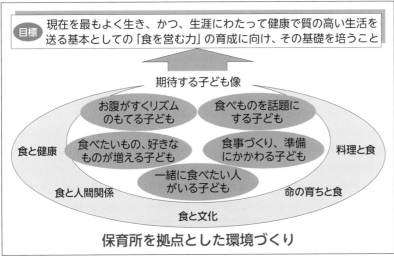

目標　現在を最もよく生き、かつ、生涯にわたって健康で質の高い生活を
送る基本としての「食を営む力」の育成に向け、その基礎を培うこと

期待する子ども像

お腹がすくリズム
のもてる子ども

食べものを話題に
する子ども

食べたいもの、好きな
ものが増える子ども

食事づくり、準備
にかかわる子ども

一緒に食べたい人
がいる子ども

食と健康

料理と食

食と人間関係

命の育ちと食

食と文化

保育所を拠点とした環境づくり

出典：厚生労働省雇用均等・児童家庭局「楽しく食べる子どもに～保育所における食育に
関する指針～」2004年をもとに作成

「保育所保育指針」に述べられている保育の目標を、食育の観点から具体
的な子どもの姿として示したものです。

2　保育所や幼稚園等での食育

　「食を営む力」は、生涯にわたって培っていくものです。乳幼児期にお
いては、小学校就学前までにその基礎を固めることが期待されています。
子どもが食物の名前や栄養素の働きを知ったり、料理ができたり、マナー
が守れたりというような知識や技能の習得だけが必要なことではありませ
ん。大人が子どもに何を教えるかということではなく、子どもが「食」を
通じて何を培っていくのかということを考え、保育所や幼稚園での乳幼児
期の保育の目標を設けて食育を展開することです。ここで注意しなくては
いけないのは、食育の目標が、保育の目標と別になってしまわないことで
す。食育を独立させて保育を行うのでなく、各園の保育目標を達成するた
めに必要な食を通じた活動を行うよう、食育の目標を設定することが大切
です。

4　「保育所保育指針」に示されている食育の推進

　それまで、「保育所保育指針」には直接的な記載のなかった「食育」に
ついての内容が、2008（平成20）年告示の「保育所保育指針」から「食
育の推進」として位置づけられました。
　2017（平成29）年告示の「保育所保育指針」および「幼稚園教育要

領」においても、「食育基本法」の施行を踏まえて、家庭とともに保育所・幼稚園での食育の取り組みを積極的に推進していくことが示されています。また、保育所の特性を生かした食育について、健康な生活の基本としての「食を営む力」の育成に向け、その基礎を培うことを目標とし、「子どもが生活と遊びの中で、意欲をもって食に関わる体験を積み重ね、食べることを楽しみ、食事を楽しみ合う子どもに成長していくことを期待するものである」と示されています。

　さて「食に関わる体験」とは何でしょう。食物を育てて命の大切さや命のつながりを実感できる栽培や収穫活動や、地域の店で買い物をすること、収穫した作物や買ってきたもので調理を行うなどの活動も、もちろん食に関わる体験になります。これらとともに最も大切なのは、日常的に食べるという体験です。食べる行為そのものだけでなく、その前後に行われる玩具の片づけや食事をとるための場所を整えること、排泄や身支度、手洗い、マナー、あいさつ、配膳や片づけなど、「健康、安全な生活に必要な習慣や態度」を養うことも、食育の一環としてとらえることができます。

　「食べることを楽しむ」ことは、生きていくことの喜びにつながります。まず、友だちや先生と一緒に同じものを食べる時間を楽しむという経験を積み重ね、食べること自体が楽しい、食べる時間が好きと感じられるようになっていきます。日頃から調理や食べ物への関心を誘うような言葉かけを心がけることで、子どもの中で食への関心が深まることにつながります。さらに「食事を楽しみ合う」ためには、友だち、先生、食事をつくってくれるスタッフとの、互いに顔がわかるような関わりが大切です。加えて、地域の高齢者や、農業などの生産に携わる人々、食材の納入業者など、さまざまな人と関わる体験が大切です。

おさらいテスト

❶ 食育の目標は、現在を最も [　　　]、健康で [　　　] 生活を送るための「[　　　]」の育成をめざし、その基礎を培うこと。

❷ 保育所における食育では、[　　　] 体験を積み重ね、[　　　] を楽しみ合う子どもに成長していくことを期待する。

❸ 食育は、[　　　] と [　　　] の一体性を重視して、[　　　] に展開していくことが求められる。

演習課題

ディスカッション

- -

5歳児クラスにおいて、バケツで稲を育てることになりました。栽培、収穫、調理を通して、子どものどのような育ちを期待することができますか。

演習テーマ **1**　食育の視点を盛り込んで話し合ってみよう

演習テーマ **2**　ほかのどのような活動につなげることができるのか、まわりの人と考えてみよう

食育の内容と計画

1 食育のねらいには、「子どもが身につけることが望まれる心情・意欲・態度などの事項」が示されている。

2 食育の計画は、保育課程と指導計画のなかに位置づけられ、一貫した系統性のあるものにする。

3 食育の評価は、計画→実践→評価→再計画という保育活動の循環的なプロセスの一環として行う。

1 食育のねらいと内容

　保育所での生活や活動、遊びのなかで、乳幼児期にふさわしい食に関わる保育が展開されるためにはどのようなことに留意して援助すればよいのでしょうか。

　一般に、乳幼児の育ちは「まるごと」のものであり、その内部を分けて考えることはできません。しかし、保育の実践にあたっては、さまざまな発達の側面をしっかりとらえるために、分析的な視点も必要です。

　食育は、保育の5領域である健康、人間関係、環境、言葉、表現のすべてを統合した内容であり、この5領域とは別に設けられた6領域目ではありません。より食の特徴に焦点を当てた、食に関わる乳幼児の育ちをとらえる視点、つまり「食を営む力の基礎を培う観点」を示したものです。「食育指針」では、食育の内容は、「ねらい」および「内容」から構成されています。就学前の子どもを5つに区分して、その発達過程別に、食育の目標をより具体化した「ねらい」と、ねらいを達成するために援助する事項の「内容」が示されています。また、3歳以上児では、それぞれを5項目に分けて示しています。

1 食育のねらい

　「食育指針」において食育の「ねらい」は、乳幼児期に身につけることが望まれる心情・意欲・態度で示しています。

　たとえば、3歳以上児の「食と健康」の項目における「ねらい」では、以下のように構成されています。

① できるだけ多くの種類の食べものや料理を味わう…心情面
② 自分の体に必要な食品の種類や働きに気づき、栄養バランスを考
　慮した食事をとろうとする…意欲面
③ 健康、安全など食生活に必要な基本的な習慣や態度を身につける
　…態度面

出典：財団法人こども未来財団「保育所における食育の計画づくりガイド ～子どもが『食を営む力』の基礎を培うために～」2007年

　まず心情面のねらいを優先的に考えましょう。これを土台として、子ども自らの意欲を引き出すような環境設定を行い、子どもが意欲をもって行動することを通じて、その結果、態度が養われていきます。したがって、特定の活動によって即座に達成されるものではなく、体験の積み重ねの結果、しだいに達成が期待されるものです。「子どもに何をさせるのか」ではなく、「食に関わるどのような体験によって何を育てたいのか」をまず考えるようにしましょう。

2　食育の5項目と内容

　「食育指針」の「内容」には、食育のねらいを達成するために援助する事項が示されています。「内容」の表記は、「子どもが○○する」という、子どもを主語にした表現になっています。「○○することができる」「○○させる」という表現もありません。保育者が、「養護」と「教育」の両面から整えた環境のなかで、大人が教え込むのではなく、子ども自らが意欲をもって食に関わる体験を積み重ねていけるようにすることそのものが食育の内容です。

　この子どもの「食を営む力の基礎を培う」ために必要な経験の内容を5つの観点から考えていきます。「食育指針」では、3歳以上児の食育の内容は、食と子どもの発達の観点から心身の健康に関する項目「食と健康」、人との関わりに関する項目「食と人間関係」、食の文化に関する項目「食と文化」、いのちとの関わりに関する項目「いのちの育ちと食」、料理との関わりに関する「料理と食」の5項目でまとめられています。

　一方、3歳未満児については、その発達の特性からみて、各項目を明確に区分することが困難な面が多いため、5項目に配慮しながら一括して示されています。

　3歳以上児の食育の5項目は、小学校以降の教科活動としての「食育」という枠組みのなかの個別の項目のように扱って計画されるものではありません。項目の間で、相互に関連をもって、総合的に展開されていくものです。

153

「食と健康」：食を通じて、健康な心と体を育て、自ら健康で安全な生活をつくり出す力を養う

「食と人間関係」：食を通じて、他の人々と親しみ支え合うために、自立心を育て、人とかかわる力を養う

「食と文化」：食を通じて、人々が築き、継承してきた様々な文化を理解し、つくり出す力を養う

「いのちの育ちと食」：食を通じて、自らも含めたすべてのいのちを大切にする力を養う

「料理と食」：食を通じて、素材に目を向け、素材にかかわり、素材を調理することに関心を持つ力を養う

出典：財団法人こども未来財団「保育所における食育の計画づくりガイド ～子どもが『食を営む力』の基礎を培うために～」2007年

　「養護」と「教育」が一体となった営みである保育と同様に、食育に関する具体的な子どもの活動内容を各保育所のそれぞれの状況や地域の実態に合ったものとし、計画的・総合的に編成することが重要です（図表21-1）。

●図表 21-1　保育における食育は保育をとらえ直す 1 つの視点

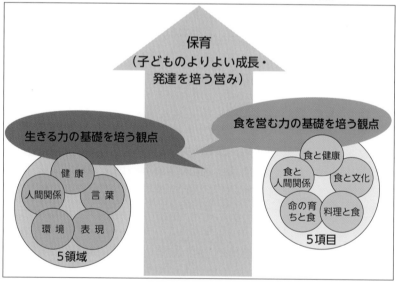

出典：財団法人こども未来財団「保育所における食育の計画づくりガイド ～子どもが『食を営む力』の基礎を培うために～」2007年

2 食育の計画

1 食育の計画づくりの進め方を考える

　保育所で食育の計画を進めるには、まず初めに、「何のためにつくるのか」「それにはどのような意義があるのか」を、全職員が共通に理解しておくことが必要です。保育の計画も同じことがいえますが、ほかの保育所の計画をそのままそっくりまねすることはできません。なぜなら、保育所ごとに実情が異なっているからです。また、ある特定の職員だけで計画したものを実行してしまうと、個々の保育者のアイディアが生かされません。さらに、計画書通りの実行に気をとられるあまり、把握できなかったり、せっかくの子どもの気づきを保育者が見落としたりすることもあります。

　計画は、実行するためのものだけではありません。実践を振り返り、フィードバックして計画をつくり直していくことも大切です。

2 保育所における食育の計画の位置づけ

　保育所における食育の計画は、保育の一環として「食育指針」を参考に、「保育課程（保育計画）」と、保育課程に基づき立案される「指導計画」のなかにしっかり位置づけることが大切です。

　保育所における全体的な計画である「保育課程」を、食育の視点を組み込んで作成していきます。受け入れている子どもの発達特性を踏まえ、入所から修了までの子どもの経験を見通し、保育所の保育目標に向かって一貫性のあるものとし、各年齢またはクラス別の食育実践の基本的な方向性を示していきます。基本方針は毎年変えるのではなく、一定期間継続的に用いる計画として作成します。

　一方、食育の視点を加えた「指導計画」は、子どもを担任する保育士を中心に、栄養士や調理員などと連携しながら、子どもの実態を踏まえて、子どもの経験・活動を予測して仮説的に作成します。

　しかしながら、実際には、「指導計画」と実践にはズレが生じてきます。このズレこそ、眼前の子どもに対応したからこそ見えることであり、これを再計画の基準にしていきます。

　次の食育実践の資料とするために、実践の経過や結果を記録し、自分自身の食育実践を評価・改善するように努めることも大切です。その結果をもとに計画を見直し、再編成へと結びつけて、発展的な計画にしていくことが重要です。

3 食事提供に関する計画

　具体的な食育活動の一つに、毎日の食事があります。これも食事提供に関する計画は、指導計画の一部です。

　食事提供に関する計画は、全職員が連携して、食育の目標が達成される

保育士だけで保育所の運営を行っているわけではありません。施設長をはじめ、看護師や栄養士、調理員、用務員、運転手などが、それぞれの専門性をもって子どもとの関わりをもっています。全職員で「食を通して子どもがどのように育つことを期待するのか」、そのために「園でどのような食育をしていきたいのか」を考えることが大切です。

21
コマ目

食育の内容と計画

よう、子どもがおいしく、楽しい食事とするための計画です。食事提供に関することは栄養士の業務ととらえがちですが、子どもの状況を一番よく把握している保育士の視点が必要です。

　まず、子どもの実態を定期的に把握し、栄養給与量の目標設定を行います。そして、子どもの咀嚼（そしゃく）や嚥下（えんげ）機能、食具使用の発達を促し、食嗜好（しこう）や食体験が広がるよう、季節感や地域性を考慮して、幅広い種類の食品を取り入れた献立を、保育士、栄養士、調理員等で意見を交わして作成します。調理上の留意点として、子どもの発育・発達状況に応じた調理形態や、多様な味の体験のための調味のポイントを設定します。また、子ども自身が調理に関わる機会を設け、その環境設定、援助のポイントを記載します。調理室での衛生・安全に関する留意点も設定します。盛りつけ量への個別な対応や、適切な温度での配膳、子どもの目の前で食事の出来上がりを見せる工夫、子ども自ら配膳する機会などを設定します。食事環境としては、物理的な環境と人的な環境についての配慮点を設定します。

　なお、障害や疾病を有するため、身体状況や生活状況などが個人によって著しく異なる場合には、一律の適用が困難であることから、個々人の発育・発達状況、栄養状態、生活状況などに応じた食事計画を立てることが必須になります。

The plus one box

💬 プラスワン

子どもの実態
発育・発達状態、健康状態、栄養状態、生活状況など

把握のための手段
実測・観察・面接・調査など

物理的な環境
ゆとりのある時間の確保や、採光、安全性の高い食事の空間、テーブル・いす・食器・食具など

人的な環境
保育士や仲間、調理に関わるスタッフなど

3　食育の評価と改善

　食育の評価は、保育士だけでなく、栄養士や調理員も含めた保育所全体で実践の過程を振り返って評価し、その改善に努めることが必要です。食育の計画の評価は、計画には位置づけられていなかった点や、日々の活動のなかで気づきにくくなっている点にも目を向け、計画→実践→評価→再計画という保育活動の循環的なプロセス（PDCAサイクル）の一環として行っていきます（図表21-2）。

　計画の評価・改善のためには、保育者の援助と子どもの育ちの両面をていねいに把握する記録が重要です。

　評価の内容については、子どもの栄養素等摂取量や、身長・体重などの目に見える変化を量的に評価すること（量的評価）を含みながらも、数値では表しにくい保育のねらいである心情や意欲など、子ども一人ひとりの育ち、"食を営む力の基礎"についての質的側面に注目すること（質的評価）が重要になります。

　また、子どもの評価以上に、保育者の自己評価を重視することも大切です。計画し、実践して終わりではありません。計画した期間の終了時点で必ず振り返りを行い、計画の見直し、つまりエンドレスな再計画化の取り組みにつなげます。

　日常的な食育の評価は、「指導計画」に位置づけられる食育の計画に掲げた「ねらい」を視点として用います。また年度末や保育所修了時点など

● 図表21-2　食育の視点を含めた保育者の保育活動の位置づけ

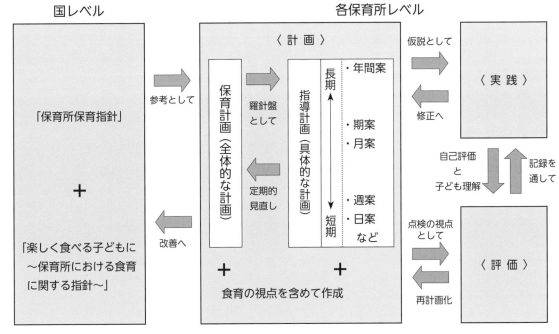

出典：図表21-1と同じ

の長期的な視点からの評価は、保育所の「保育課程」に位置づけられる食育の計画および「保育所保育指針」「食育指針」に示された発達過程別の心情・意欲・態度の3側面の「ねらい」を参考にします。これを「食を通して子どもの育ちを支える資料」として、発達区分ごとの評価において食育を視野に入れて作成します。また、小学校に送付される子どもの育ちの評価である「保育所児童保育要録」「幼稚園幼児指導要録」にも関わってきます。各保育所での目標を踏まえて評価の観点を整理し、評価項目を設定し、みずからの保育をとらえる力を高めていくことが重要です。

評価のポイント
① 評価の方法は、量的評価と質的評価がある。
② 評価の対象は、子どもの育ちをとらえる評価と、保育者の保育をとらえる評価の両面がある。
③ 日常的な評価の視点は、「指導計画」に位置づく食育の計画の「ねらい」を用いる。
④ 長期的な子どもの評価は、「保育計画」に位置づく食育の計画、及び国の指針に示された各年齢別の心情・意欲・態度の3側面の「ねらい」を活用する。
⑤ 計画の評価・改善にあたっては、記録を通した実践の丁寧な把握が必要となる。

出典：財団法人こども未来財団「保育所における食育の計画づくりガイド ～子どもが『食を営む力』の基礎を培うために～」2007年

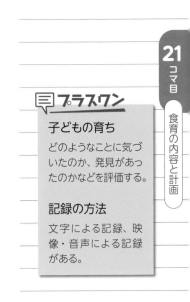

🗨プラスワン

子どもの育ち
どのようなことに気づいたのか、発見があったのかなどを評価する。

記録の方法
文字による記録、映像・音声による記録がある。

21 コマ目
食育の内容と計画

おさらいテスト

❶ 食育のねらいには、「子どもが身につけることが望まれる [　　　]・[　　　]・[　　　] などの事項」が示されている。

❷ 食育の計画は、[　　　] と [　　　] のなかに位置づけられ、[　　　] した系統性のあるものにする。

❸ 食育の評価は、[　　　] →実践→ [　　　] →再計画という保育活動の [　　　] なプロセスの一環として行う。

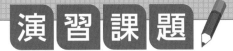

自分でまとめてみよう

保育のなかの「食育」を、「食と健康」「食と人間関係」「食と文化」「命の育ちと食」「料理と食」の 5 つの観点から考えてみましょう。

設定：4 歳児クラスで、稲を栽培し、米を収穫しました。その米を使って、クラスでおにぎりをつくりました。また、残ったワラで、コースターを編みました。

---

①これらの活動によって、どのような育ちが期待できると考えますか。
②これらの活動を通じた子どもの姿から、食育の 5 つの観点と保育の 5 領域との関係を考えてみましょう。
③この一連の活動をさらに発展させる場合、どのような子どもの育ちのためにどのような活動を取り入れますか。

食育のための環境

今日のポイント

1 子どもが、食材やそれを育て、調理し、食事を整えてくれた人への感謝の気持ち、命を大切にする気持ちを育めるようにする。

2 子どもは人との関わりのなかで、人に対する愛情や信頼感を育て、「一緒に食べたい」と思う子どもに育っていく。

3 子どもたちが保育所での食事を身近に感じ、楽しみとなるような環境上の配慮が必要である。

1 「めざす子ども像」と食育

「食育指針」には、5つの子ども像が示されています。この子ども像を育むための環境を考えてみましょう。

❶「おなかがすくリズムのもてる子ども」

おなかのすく感覚がもてる生活を送るというのは、当たり前のように思えるかもしれません。しかし、何か飲みたい、というときに水ではなく牛乳や果汁などを飲んでしまうとおなかも満たされます。ちょっとおなかがすいたときに何かをつまんでしまうことや、それが簡単にできてしまうという家庭環境もあります。また、大人の都合により、朝食をとる時間がなかったり短かったり、夕食の時刻が遅かったり、夕食のあとに間食をしてしまうなどということもありえます。このように、当たり前に思えるおなかのすく感覚をもつことができる生活を送ることは、意識をしないと確立しにくいのが現状といえます。

また、体を動かすことも、空腹感をもたせるのに重要な役割をもっています。しっかり食べ、体をしっかり動かすことにより、子ども自身が空腹感や食欲を感じ、それを満たす心地よさを体験し、基本的な生活リズムを確立することが重要です。

❷「食べたいもの、好きなものが増える子ども」

子どもは、どのようなことやものに対しても、初めてのことやものには積極的に取り組むということがなかなかできないものです。子どもが新しい食べ物に興味や関心をもち、食べてみようという意欲的な気持ちになるためには、さまざまな体験を通していろいろな食べ物に親しみ、食べ物への興味や関心を育てることが大切です。ここで注意しなければならないことは、食べたいものや好きなものが増えることは、嫌いなものや偏食をなくすということではありません。発達に応じて「私はこれが苦手だ」と子

プラスワン

保育所の昼食の献立

多くの保育所の昼食の献立は、月内で2回繰り返されている。これは、1回目は初めての食べ物に警戒心をもち、食べなかったとしても、2回目は警戒心が溶けて、食べられるようになることもあるからである。子どもの食べやすさ（大きさや味つけ、盛りつけなど）への改善にもつなげている。

子どもの発達段階によって促し方は変わりますが、嫌いなものに挑戦させ、克服できたときの達成感や、やってみようという好奇心を育みたいですね。

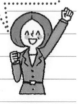

どもがみずから判断し、その意思を表すことも発達にとって大切です。また、摂食機能の発達段階によっては、味よりも食べやすさを優先することもあるでしょう。これらのことも踏まえながら、食べたいもの、好きなものが増えるための環境づくりを考えましょう。

❸「一緒に食べたい人がいる子ども」

　子どもは、人との関わりのなかで、自分以外の人に対する愛情や信頼感が育ちます。食事の場面においても、誰かと一緒に食べる楽しみを経験することによって、一緒に食べたい人がいる子どもに育っていきます。人間関係も、自分と身近な大人から、自分と友だちの関係へと広がっていきます。

❹「食事づくり、準備にかかわる子ども」

　子ども自身が食事をつくること、食事の場の準備をすることに携わることは、食べる行為を楽しく待ち望むようなわくわくした経験になります。調理保育はその一例です。クラスの園児全員で行うとうもろこしの皮むきや豆のさやむき、当番活動として行う野菜洗いや米とぎなどの事例がよくみられます。ただ、これを行えばよいというような限定的なことではありません。日常の保育のなかに位置づけて、玩具の片づけ、身支度、配膳や片づけなどと同様に発達過程に応じて内容を考え、日々の積み重ねにより身につけていけるようにすることが大切です。

❺「食べ物を話題にする子ども」

　食べ物を話題にするためには、食べ物を介して人と話すことができるような環境が多くあることが望まれます。そのためには、栽培・収穫、さらに調理して食べるという命の営みの体験、日常的な食事づくりや準備に関わる体験、一緒に食べるとおいしいという実感、空腹を感じてそれが満たされたときの心地よさなどの体験が重要です。これらの体験を通じて、子どもは、食べ物を話題にして生きる喜びを感じることができるようになっていきます。

　これらのことが子どもの生活の基盤に根づくよう、保護者と情報を共有することも必要です。

2　食育の環境

　これまでみてきたように、子どもがみずからの感覚や体験を通して、自然の恵みとしての食材そのものや、食材の生産から流通、調理に至るまでに関わる人々への感謝の気持ちを育て、子どもが人と関わる力を育めるようにしていきます。食に対する感謝の念を深めていくためには、自然や社会環境との関わりのなかで、食料の生産から消費に至る食の循環を意識し、生産者をはじめとする多くの関係者により食が支えられていることを理解することが大切です。そのためには、人的・物的な保育環境への配慮が必要です。「めざす子ども像」を踏まえながら、食育のための環境について考えてみましょう。

プラスワン

当番活動

当番活動を通じて、自分のやりたいことを我慢する、時間を守る、約束事を遂行するなどの姿勢も育める。

プラスワン

食の循環や環境を意識した食育の推進

「第3次食育推進基本計画」において、重点課題の一つとして、「食の循環や環境を意識した食育の推進」が掲げられている。

1 命を大切にする気持ちを育む食環境づくり

子どもが、自然の恵みとしての食材料や、それを育て、調理し、食事を整えてくれた人への感謝の気持ち、命を大切にする気持ちなどを育めるように、人的・物的環境を計画的に構成していきます。

食に向かう最も大きな原動力は食欲です。空腹を感じ、昼食への期待と意欲をもてるように、午前中の活動内容の設定を行います。いうまでもなく、午前中にしっかり活動できるためには、きちんと朝食をとってくることが大切です。そのためには、家庭とともに生活リズムを確立していくことが重要です。

また、食事への期待をもたせるという点においては、たとえば、その日の昼食やおやつに使用する食材の下準備を行うなどの活動を通して、さまざまな野菜にふれ、その形や色、香りに気づいたり、みずからが下ごしらえをした野菜を食べる喜びを味わうこともできます。このようなお手伝い活動や当番活動により、食事を整えてくれる人の大変さを理解し、さらに感謝の気持ちを深めることができます。

園庭や菜園での栽培・収穫活動や、近隣の農家と連携しての栽培・収穫活動もよく取り入れられています。保健・安全面に留意しつつ食材につながるものを選択し、積極的に食べる経験を通して、子どもが命と食事のつながりに気づけるように配慮したいものです。栽培して収穫した作物を調理し、その命をいただくという活動は、命の大切さを感じるとともに、子どもの食への関心が高まります。栽培の途中で枯らしてしまったり、興味から未熟な実を取ってしまったりと、栽培に失敗することもあるでしょう。その代替品を用意して次の活動につなげることもできますが、失敗を失敗として子どもとともに受け止め、子どもがみずから栽培の難しさを理解することも大切です。生産者の苦労を知ることで、感謝の気持ちがさらに深まることになるでしょう。

また、近年の住宅事情により、動物を間近で見たり触ったりする機会が少ない子どももいます。命は命あるものから学べます。人は命のある環境で育つことで初めて命と出会うことができ、その重さを知ります。園での小動物の飼育は、動物の世話の大変さから躊躇しがちですが、取り入れたいものです。その際、アレルギー症状などを悪化させないような配慮や、動物を触ったあとには手洗いをするなどの衛生的な指導も必要です。子どもが毎日、餌や水などをあげる、掃除をするなどの当番を行うことによって世話の内容を知り、飼育し続けることの大変さを実感することで責任感を育むことができます。動物と直接ふれあい、生き物の体温を感じ、他者をいとおしいと思う気持ちも芽生えることでしょう。

2 人間関係を育む食環境づくり

近年、「こ」食（図表22-1）が問題になっています。孤食あるいは子食は、好きなものを好きな量だけ食べることができてしまうため、発育に必要な栄養素が偏る可能性があります。また、モデルとなる姿がないので、マナーが身につきません。そして、人との関わりが少ないのでコミュニケーショ

プラスワン

保健・安全面の留意

食物アレルギーやその他のアレルギーをもつ子どもに配慮する。

●図表 22-1　さまざまな「こ」食

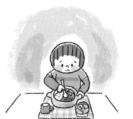

孤食、子食

個食

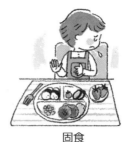

固食

粉食

濃食

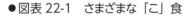

プラスワン

さまざまな「こ」食

孤食…1人で食べる。

子食…子どもだけで食べる。

個食…それぞれが好きなものを食べる。

固食…好きなものだけ食べる。

小食…食べる量が少ない。

粉食…小麦粉が材料の食品を好んで食べる。

濃食…味の濃いものを好む。

そのほか、糊食（ゼリー状のものを食べる）、呼食（デリバリー）、枯食（乾いた食べ物）、五食（間食が多い）、戸食（外食のこと）などがある。

22
コマ目

食育のための環境

ン力が育たず、社会性や協調性が欠如しがちです。

　ともに食べ、ともに語らい、共有する時間を楽しむ子どもに育てるためには、調理する人に関心をもたせるようにすることも大切です。保育者・栄養士・調理員も子どもとともに食事する機会を大切にしたいものです。また、保育者・栄養士・調理員のみならず、保護者や地域の人々を含め、子どもたちと一緒に食卓を囲むことが重要です。このような給食を媒体とした友だちや保育者との関わりは、まさに食行動の社会化に向けたトレーニングの場になります。

　一緒に食べるだけでなく、一緒に食事をつくったりするなかでも、子どもの「人と関わる力」は育まれていきます。食事づくりの過程のなかで、大人の援助を受けながら、自分でできることを増やしていきます。また、身近な大人や友だちと協力し合って調理することを楽しみます。こうした経験を通して、食欲や主体性が育まれます。一人ひとりの子どもの興味や自発性を尊重して、調理しようとする意欲を育てます。安全・衛生面に配慮しながら、扱いやすい食材、調理器具などを日常的に用意することや、子どもが栄養士や調理員が食事をつくる場面を見たり手伝ったりする機会を設定するようにしましょう。また、子どもが調理に関わるうえでの、安全・衛生面で適切に対応できるマニュアルやチェックリストを各保育所で作成し、全職員が周知しておくようにすることが必要です。

3　楽しい食事にするための環境上の配慮

　子どもたちが保育所での食事を身近に感じ、楽しみとなるような環境上の配慮も必要です。子どもたちが主体的に食事に向かえるよう、まずは「おなかがすいた」状態になるような午前中の活動を考えます。旺盛な食欲は、楽しくおいしい食事に結びつきます。また食事に期待感をもてるように、

プラスワン

いすやテーブルの
高さ

いすはテーブルの高さ
に合わせて、テーブル
が胸の高さか、胸より
やや低い位置にくるよ
うなものを用意する。
足が床につかず、ぶ
らぶらしてしまうとき
は、足板の高さを調節
するか、新聞紙や電話
帳などで足を置く台
をつくるとよい。

プラスワン

はしの長さ

はしの長さは一咫半と
いわれる。これは、人
さし指と親指を直角に
広げ、その指先を結ん
だ長さの1.5倍の長さ
である。

重要語句

犬食い

→背中を丸めて、食器
に口を近づける姿勢
になって食べること。

交互食べ

→ご飯→おかず→ご
飯→おかず…と交互
に食べていくこと。少
量ずつでもさまざまな
食品を食べることにな
るので、食の細い子ど
もでも栄養のバランス
がとれる。

口中調味

→味の薄い白飯を口
の中で、おかずと一緒
に食べることで味つけ
をしながら食べていく
という食べ方。

前日や当日に献立を知らせるボードを設置したり、給食のサンプルを展示
したりするのもよいでしょう。

　子ども一人ひとりの生活リズムと食欲に考慮し、食事を楽しむことがで
きるよう、ゆとりのある食事時間を確保します。また、食事をする部屋が
温かな親しみとくつろぎの場になるように構成します。

　何よりも大切なのは、安全性の高い食事空間を確保することです。食事
中に両手を自由に使え、安定した姿勢で食事を楽しめるように、子どもの
発達に応じて、いすやテーブルの高さや奥行きの調節が必要になります。

　子どもが使う食具や食器は発達状況に応じて選択し、手の大きさに合わ
せて、形状や長さを調節していくことが望まれます。3歳以上児では、家
庭から主食を持参する場合があります。保護者には、浅い容器ではなく、
手で持てる深めの容器のほうが望ましいことを伝えましょう。

　食器はランチ皿のように大きな食器に複数の料理を盛りつけてしまうと
食器を手で持つことができないので、「犬食い*」になりやすいといわれま
すので、料理ごとに別々の食器に盛りつけるようにしましょう。別々の食
器に盛りつけることは、日本型の食事様式に符合しており、手に持つこと
ができて、料理をまんべんなく食べていく「交互食べ*」が身につきます。
また、日本の食事様式の特徴である「口中調味*」によって食事を食べ進
めていくことができます。一方、たびたび汁物を口に入れることは、食べ
たものをかまずに流し込む習慣をつけやすくなるので、注意しましょう。

　子どもたちが食事をおいしく、楽しく感じられるように、さまざまな盛
りつけや配膳の工夫も大切です。子どもたちが目の前で食事の出来上がり
を見る機会や、子どもが配膳や下膳をする機会を設けることは、子どもの
食への意欲や興味を高めます。料理の盛りつけ量を確認し、さらに自分が
食べた量を繰り返し確認することにより、自分にとってのちょうどよい量
を体験的に自覚することができます。また、配膳する体験により、食器や
器具の扱い方、食事を準備する大変さ、食べ物の大切さなど実感できます。
盛りつけの器具などは子どもが使いやすい大きさ、形状、重さのものにし
ます。トレイは子どもが持ちやすい大きさですべりにくいものを選ぶとよ
いでしょう。

おさらいテスト

❶ 子どもが、[　　　]やそれを育て、調理し、[　　　]を整えてくれた
　人への[　　　]の気持ち、[　　　]を大切にする気持ちを育めるよ
　うにする。

❷ 子どもは人との[　　　]のなかで、人に対する愛情や[　　　]を育
　て、「[　　　]に食べたい」と思う子どもに育っていく。

❸ 子どもたちが保育所での食事を[　　　]に感じ、[　　　]となるよ
　うな環境上の配慮が必要である。

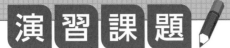

ディスカッション

あなたが勤務する保育所では、保育室に余裕がなく、ランチルームを設置することができません。また、児童の登所時間も 7 時半～ 10 時と幅があります。そこで 3 歳以上の子どもたちが昼食をとり始める時刻を 11 時 15 分～ 12 時 30 分まで広げて、子どもたちが食べ始める時刻に違いをつけることにしました。
さて、このようなルールをつくった場合、次のことをグループで話し合ってみましょう。

①午前の保育や、食事の前後の時間の過ごし方をどのように設定しますか。

②昼食をとり始める時刻を子どもが自分で決めるようにするためには、どのようなことを観察し、援助していきますか。

23 コマ目

食育を通じた家庭や地域への支援

今日のポイント

1 保育所に求められている保護者の支援には、保育所を利用している保護者に対する子育て支援と地域の保護者等に対する子育て支援がある。

2 子どもの食事のようすや食育の実践活動を伝えることによって、家庭の食育の関心を高めていく。

3 保育者は専門性を有した職員との連携を密にし、必要に応じて情報提供やアドバイスを受け、家庭からの食生活に関する相談に応じ、助言・支援を行う。

1 保育所に求められる 2つの子育て支援

　保育者の専門性が必要とされるのは「保育」と「保護者支援」です。保護者支援とは、保護者に対する保育指導です。これらは子どもの育ちを支えるために一体的に関連しているものです。

　2017（平成 29）年告示の「保育所保育指針」（以下、「保育指針」）の総則に、保育所の役割として「保育所は、入所する子どもを保育するとともに、家庭や地域の様々な社会資源との連携を図りながら、入所する子どもの保護者に対する支援及び地域の子育て家庭に対する支援等を行う役割を担うものである」とされています。

　子どもの食を取り巻く環境が変化するなかで、子どもの健やかな心と体の成長を支援することが望まれており、家庭はもちろん、地域社会においても、子ども一人ひとりの「食を営む力」を豊かに育むための支援環境づくりが期待されています。それは、子どもの育ちを支える「子育ち」の支援であり、同時に保護者や子どもの育ちを支える人への「子育て」の支援でもあります。

　母親の出産年齢の高齢化、そのために祖父母も高齢になっていること、転勤などでまわりに子育てを手伝ってくれる親族がいないこと、身近に相談できる相手がいないことなど、子育て世帯の孤立化が問題になっています。加えて、保護者自身のきょうだいの数が少なくなっていることから、身近で子どもが育っていくようすを見ていないこともあり、子育てに対するイメージをつくりにくいこともあげられます。こうしたことから、子育てに対する不安感が増大しています。

　このような状況のなか、保育所は、保育士、看護師、栄養士などの専門職種が連携しつつ、それぞれの専門性を生かした支援を行うことができます。「食」は毎日のことであり、その不安や不満は見過ごされやすいとこ

📣 **プラスワン**

母親の出産年齢の高齢化

2019（令和元）年の「人口動態統計」によると、第 1 子出生時の母の平均年齢は、30.7 歳である。

166

ろです。しかし、食に関する子育ての不安や心配を抱える保護者は少なくありません。家庭での食に目を向けることは、不適切な養育の兆候の発見や予防にもつながる可能性があります。

　保護者は、子どもの食に対して関心があり、手軽に健康・栄養に関する知識を得られる場として保育所に大きな期待をもっています。また、まったく知識がないわけではなく、あわただしい毎日の生活のなかで、あまりにも日常的であるため、食の大切さを見落としがちになっていることもあります。ですから、健康や栄養に関する知識の普及だけを行っても、子どもの食に関する問題が解決されるわけではありません。それでは、具体的にどのような支援が考えられるのかを探っていきましょう。

2　食育を通じた入所児の保護者への支援

　近年、朝食欠食や食習慣の乱れ、思春期のやせにみられるような子どもの食に関する問題は、乳幼児期からの食生活や食習慣に影響されているのではないかと指摘されています。乳幼児期は食生活の基礎がつくられる時期です。子どもが健やかに成長するためには日々の食生活が重要ですが、子どもはみずから食をととのえることができません。保護者や家族、保育所の職員、地域の人々など、子どものまわりにいる大人がつくり出す食環境の影響を大きく受けます。子どもは身近な大人からの援助を受けながら、ほかの子どもとの関わりをとおして、豊かな食の体験を積み重ねることができます。「食育」は、「食を営む力」の基礎を培うことを目標に実施されます。そのためには、日々子どもに接する保育者や保護者は食に関する知識をもち、子どもにとって望ましい食生活はどのようなものであるのかを常に考え、的確にとらえて実践することが大切です。保育所のなかだけで完結させるのではなく、保護者と連携・協力して進めていきましょう。

1　子どもの食に関する保育所と保護者の情報交換

　保育所で提供される食事（昼食やおやつ、夕方の補食や夕食）については、それぞれの子どもの状況に応じて行われなければなりません。そのためには、子どもの発達・発育状況、栄養状態、喫食状況、家庭での生活状況などを把握することが必要です。低年齢児では、日々の連絡帳が最も身近で重要な情報源になります。家庭での毎日の食事内容を確認し、保育所での食事につなげていきます。しかし、子どものようすと、保護者が連絡帳に書いている内容に違いがあるのではないかと感じることもあります。保護者は、理想的な食事や準備をした食事を連絡帳に記入することもあり、実際に子どもが食べたものではないこともあります。批判するのではなく、保護者がどのような思いをこめて食事を用意しているのかを受け止め、「どんな食事を用意しましたか？」と「そのうち何をどのくらい食べましたか？」の両方を書いてもらうようにすると把握しやすくなります。

プラスワン

保育所の特性を生かした子育て支援

「保育士等が保護者の不安や悩みに寄り添い、子どもへの愛情や成長を喜ぶ気持ちを共感し合うことによって、保護者は子育てへの意欲や自信をふくらませることができる」（「保育所保育指針解説」第4章1(1)「保育所の特性を生かした子育て支援」）。

担当の保育者からも、保育所で食べることのできた料理や食事、食具の使い方の発達状況、保育者や友だちなどとの関わりなど、家庭では気づきにくい発達のようすを伝えることで、保育者と保護者がともに子どもの成長の喜びを共有することができ、さらに家庭でも子どもと食についての関心が高まり、会話も増えます。保護者の子育てへの自信や意欲を高めることにつながる伝え方を工夫しましょう。

　このように、保育者から保護者への一方通行の投げかけではなく、保育士などが保護者と交流し、子どもへの愛情や成長を喜ぶ気持ちを共感し合うことによって、保護者は子育てへの意欲や自信を大きくすることができます。送迎時に気軽に相談できるような雰囲気づくりを心がけ、直接会話することも重要です。食に関する相談を受けることもあるでしょう。問われたときに「こうしたらよいですよ」などとすぐに答えを言ってしまうのではなく、具体的な内容を聞き出し、問題点を見つけ、その解決方法を保護者と一緒に考えていきましょう。一緒に考えることは、保護者が自分で解決方法をみつける手助けになります。保護者が自分で解決していくための方法を導き出せるようにサポートし、保護者自身の主体性、自己決定を尊重し、保育所と家庭の共通理解として支えていくことが大切です。対話や相談をきっかけとして、保育所での食に関する取り組みへの理解も深まり、信頼関係を築いていくことにつながります。

2　保育所の特性を生かした食に関する支援

　保育所の施設・設備は、子育て支援の活動にふさわしい条件を備えています。園庭や調理室があることもその特性といえます。調理室では、子どもが栽培・収穫した野菜などを給食に取り入れたり、子どもが昼食などの下準備に関わることもできます。調理のようすを見たり、においをかいだり、調理の音を聞くことは食べる意欲をかき立てます。こうした活動は

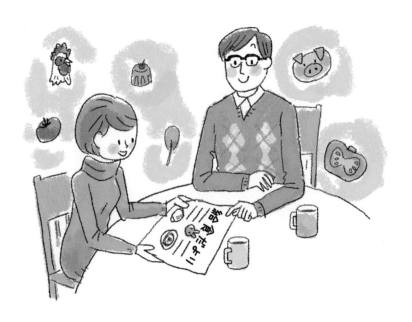

子どもへの刺激になり、これをきっかけとして子どもが調理に興味をもち、家庭でお手伝いをしたりすることにつながるかもしれません。保護者にとっても刺激になります。

　核家族化により郷土料理が伝承されにくいことに加え、転勤などによる移動も多く、地域の文化をよく知らない保護者もいます。郷土料理や伝統料理を献立に取り入れる工夫や、それについて説明できるようにしておくことも望まれます。また、給食は、栄養士や調理員に運営を委ねてしまいがちですが、保育士も積極的に意見を伝えましょう。

　給食だよりには、給食の献立表だけでなく、健康や栄養・食材などの情報を盛り込んで発行すると、保護者の食の変容が期待できます。給食のレシピを配布すると保護者が活用しやすく、また保育所でどのような調理が行われているかを理解してもらえます。そのほか、毎日の給食やおやつの実物展示がよく行われています。ただ展示するだけでなく、「適量や内容、刻み方やとろみなどの調理方法」「食器や食具への配慮」などについて、保護者が意識すべきポイントを示すと理解しやすくなり、子どもの食を支える助けになります。

　給食・おやつ参観や試食会などを催し、実際に子どもが食べている姿を保護者が確認できる機会をつくるとよいでしょう。保護者の観察や理解の助けになるように参観や試食会のポイントを示します。また、自分の子どものクラスだけでなく異年齢クラスも参観するようにすすめましょう。成長を感じたり、これからの成長の見とおしを得ることができます。

3　食で交流の場をつくる

　保育士などと保護者、あるいは保護者どうしが子どもの成長を共感できる場として、個人面談や保護者懇談会、保育参観、親子で参加する行事などの開催があります。これらの機会に、保育所の食に対する考え方、子どものようす、課題、家庭で取り組んでほしいことなどを伝えるとともに、保護者の気持ちや悩みを直接聞き取ることもできます。また、ともに子どもの育ちを支える連帯感も生まれ、保護者の保育所への期待や要望（ニーズ）も把握できます。これは、保護者の保育所に対する評価にもなります。

　保育所には、保護者向けに離乳食や料理の講習会を開催するなど、直接的な支援が行える環境があります。「平成 27 年度乳幼児栄養調査」における 0 ～ 2 歳児の保護者対象の調査によると、離乳食について困ったことがある保護者は約 74％もいました。また、市町村母子保健事業の栄養担当者を対象とした全国調査（高橋希ほか「市町村母子保健事業の栄養担当者の視点による母子の心配事の特徴——妊娠期・乳児期・幼児期に関する栄養担当者の自由記述の分析」『日本公衆衛生雑誌』63、2016 年、569-577 頁）では、乳幼児期における「母子の心配事」として、「離乳食の進め方がわからない」「離乳食を食べない」が上位の項目としてあげられています。

　保育所で提供している離乳食を保護者が実際に見たり、試食したり、つくり方を知ったりすることは不安の軽減になります。また離乳食は、咀嚼

プラスワン

参観・試食会のポイント

・食べ方や咀嚼の状況
・食具の扱い方
・食事量や味・形態
・他児や大人との関わり方

機能や消化機能の発達に応じて段階的に調理形態を変えていきますが、その発達の目安を伝えると、子どものようすを観察するポイントを理解しやすくなるでしょう。

4 食に関する相談や援助

　保育所には専門性を有する職員が配置されており、保育者が行う保育指導、看護師や保健師が行う保健指導、栄養士が行う栄養指導といった支援を一体となって行うことができますが、保護者にとって最も身近に相談できる相手は保育者です。そのため、保育者にも食に関する基本的な知識を身につけておくことが望まれます。また、ソーシャルワークの原理、知識、技術などを深めたうえで、援助を展開することが重要です。専門の職員との連携を密にし、必要に応じて情報提供やアドバイスを受け、家庭からの食生活に関する相談に応じ、助言・支援を行います。

　保護者は、保育者や栄養士をその専門分野のプロフェッショナルとしてとらえていますが、その一方で、子どもを保育所に通わせることに不安やとまどい、さらには抵抗感をもっている保護者も存在します。また、自分の食生活や子どもの食に関して、何か指摘されるのではないかと危惧し、防衛的あるいは攻撃的な態度を示す保護者もいます。相談されたときには傾聴して保護者の真意をとらえ、その状況や気持ちを受け止め（受容）、理解し、共感に基づいて、説明や助言などを行います。そのなかで、保護者自身が「がんばってみようかな」「これならやれそう」と納得や解決に至ることができるようにサポートすることが大切です。

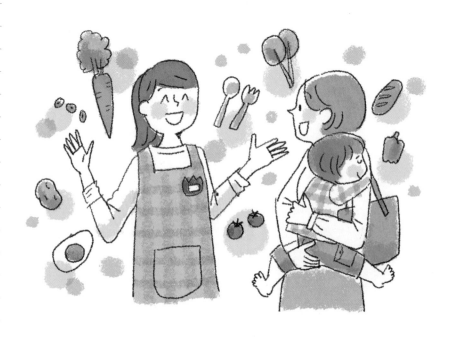

3 地域の保護者に対する食をとおした子育て支援

　地域に開かれた子育て支援には2つの機能があります。1つは地域の子育ての拠点としての機能、もう1つは一時保育です。保育所がどのようにその機能を果たしていくのかは保育所の体制にもよりますが、地域に住む子どもと保護者の状態、地域の関係機関、専門機関の状況を把握し、その状況に応じた子育て支援機能を発揮することが求められています。

　地域の子育て家庭においても、子どもの食に関する悩みが子育てに対する不安の一因となることは少なくありません。そのため、食の観点から保護者が子どもについて理解を深め、子育ての不安が解消されることをとおして、家庭や地域における養育力の向上につなげていくことができます。

　具体的には、離乳食づくりや食育に関するさまざまな育児講座や体験活動、給食の試食会などがあります。実際に給食を提供している保育所ならではの給食参観や給食体験により、どのような食事（献立や調理形態）かを確認でき、入所児の食べている姿を見ることにより、安心感やわが子の成長の見とおしをもつことができるでしょう。

　入所児優先という意味で制約も多いかもしれませんが、保育所では、地域のほかの社会的資源では実施しにくい「ともに育てる」「ともにつくる」「ともに食べる」といった参加型・体験型の活動を実践しやすい環境にあります。食育への視点や具体的な活動のノウハウや実績を、子育て支援活動として積極的に地域に開いていく一層の努力が期待されます。

おさらいテスト

❶ 保育所に求められている保護者の支援には、[　　　]を利用している保護者に対する子育て支援と[　　　]の保護者等に対する子育て支援がある。

❷ 子どもの[　　　]のようすや[　　　]の実践活動を伝えることによって、家庭の[　　　]の関心を高めていく。

❸ 保育者は[　　　]を有した職員との連携を密にし、必要に応じて情報提供や[　　　]を受け、家庭からの食生活に関する[　　　]に応じ、助言・[　　　]を行う。

> **プラスワン**
>
> **地域の保護者等に対する子育て支援**
>
> （1）地域に開かれた子育て支援
> ア　保育所は、児童福祉法第48条の4の規定に基づき、その行う保育に支障がない限りにおいて、地域の実情や当該保育所の体制等を踏まえ、地域の保護者等に対して、保育所保育の専門性を生かした子育て支援を積極的に行うよう努めること。
> イ　地域の子どもに対する一時預かり事業などの活動を行う際には、一人一人の子どもの心身の状態などを考慮するとともに、日常の保育との関連に配慮するなど、柔軟に活動を展開できるようにすること。
> （「保育所保育指針」第4章3）

演習課題

ディスカッション

- -

次のような子どもの保護者に対してどのように支援したらよいか、話し合ってみましょう。
①家庭での食事がコンビニエンスストアのお弁当であることが多く、野菜をほとんど食べないという4歳児の保護者に対して、どのようにアプローチしますか。

②在宅の子育て家庭で、8か月の子どもが離乳食を食べないと悩んでいます。どのように支援しますか。

第6章

家庭や児童福祉施設における食事と栄養

この章では、児童福祉施設における食事と栄養について学んでいきます。
保育所をはじめとする児童福祉施設においては、食事が提供されています。
また、入所施設においては1日3食の食事が提供されています。
障害のある子どもに食事を提供する施設もあります。
それぞれの施設の配慮事項を学びましょう。

24 コマ目

家庭における食事と栄養

1 子どもの就寝時刻が遅くなったことで、夜間に菓子を食べ、朝食の欠食につながっている。

2 子どもにとっての間食は、3食では不足する栄養素を補うための食事である。

3 毎回の食事が食育の場であることを意識し、正しい配膳やマナーを心掛ける。

---

1 家庭における食生活の問題

家庭における食生活の問題には以下のようなものがあります。

1 こ食

子どもが一人で食べる「孤食」、または子どもどうしで食べる「子食」は、いったいどんな食事になるでしょうか。好きなもの（食べたいもの）を好きなだけ（食べたいだけ）食べても、誰からも注意されません。栄養的にもマナー的にもこれらが問題であることは明白ですが、家族がそろっていても、食事のしかたによっては同様の問題が起こります。外食産業やコンビニエンスストアなどの著しい発展により、大人がいても、好きな食べ物を選んで食べるという食生活がみられます。好きなものを食べるのは悪いことではありませんが、成長期の子どもにとって、体をつくる大切な栄養素を食事で摂取することは、それ以上に大切です。

2 朝食欠食

朝食を欠食すると、1日に必要なエネルギーや栄養素が十分摂取できません。特に、脳のエネルギー源はグルコースというブドウ糖で、ご飯やパンなどの主食に含まれています。また、朝食を食べなければ、腸の蠕動運動が活発になりません。

朝食を欠食すると、午前中は集中できなかったり、保育所や学校に行く前までに自宅で排便をすませられなかったりすることになります。

小学生が欠食する理由には、「時間がない」、「おなかがすいていない」のほかにも、「食事が準備されていない」があげられています。これは、親に朝食を食べる習慣がないため朝食が準備されず、子どもも同じような食生活を送っていることを示しています。

3　やせ・肥満

児童期の体型は、痩身傾向と肥満傾向ともに増加しています（➡ 18 コマ目を参照）。

外食や、加工食品を中心とする食事が盛んな現代では、「食べたいときに食べたいものを食べたい分だけ」子どもも選択しています。食事を食事の時間に食べなくても、おなかがすけば、子どもの好むスナック菓子などの間食も身のまわりにたくさんあります。食事に、甘い菓子パンやケーキと清涼飲料水をとっているということも少なくありません。これだけ見ても炭水化物や脂質の過剰摂取であり、それが肥満の原因の一つになっていることがわかります。

一方、親世代のダイエットの影響を受け、特に、児童期後半の女子のなかには、痩身願望がある子どももいます。第二次性徴期に入ったこの時期に、過度なダイエットをすれば、成長や健康維持を阻害するだけでなく、生殖機能障害になる可能性もあるため注意が必要です。

2　家庭における食育のポイント

1　3食と補充のための間食をとる

1日3食と間食を決まった時刻にとることは、子どもの生活リズムを整えるためにも重要です。また、子どもにとっての間食は、3食では不足する栄養素を補うための食事であるということを忘れないようにしましょう。

2　食事の時間を大切にする

食事の始まりと終わりに、「いただきます」「ごちそうさま」とあいさつをすることで、食事時間であることが明確になります。食事をする時間は、食事だけに集中するようにします。テレビを見ながら、おもちゃを片手に持ちながらの「ながら食べ」をさせないようにしないと、何を食べたのかを覚えていない、味がわからない、といったことになりかねません。

3　家族のコミュニケーションとしての食

「ながら食べ」は、大人にもみられます。せっかく家族一緒に食卓を囲んでいても、携帯電話や新聞などをみながら食事をしていては、家族間のコミュニケーションがとれません。特に、食事に関する話でなくても楽しい会話をすることは、子どもの満足感につながり、精神的にも安定します。逆に子どもが萎縮してしまうような小言やしつけは、食欲の減退などにもつながるので、食事時間には避けなければなりません。

4　正しい配膳とマナー

保育所や学校でとる平日の昼食以外は、すべて家庭でとる食事が基本となります。ですから、保育所や学校で教える時間の何倍も家庭では「食

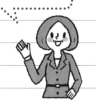

日本人が不足しがちな栄養素は、ミネラルのなかでも、カルシウムです。

育」ができます。毎回の食事が食育の場であることを意識し、配膳やマナーに気をつけましょう。子どものころに家庭で受けた正しいはしの持ち方や、はしを持っていないほうの手の所作といった食事時のしつけは、大人になってから、家庭をもったときに継承されていくものです。

■5 子どもと一緒に調理する

旬の食品は安価なうえ、栄養価が高いので、たくさん使用しましょう。また、料理をする際に、子どもと一緒につくると、食品に関わる話もでき、自然に知識として残ります。どこから来た食材か、どんな料理法があるのか、どんな盛りつけをするのか、などを話しながら調理をするとよいでしょう。子どもが食材や食文化に関心をもつことで、偏食も減っていきます。

これまでみてきたように、家庭での食育や子どもに伝えることはたくさんあります。しかし、家庭における食事では、何かを教えることが重要なのではなく、まずは、大人が子どもの成長のことを考えて食事を準備し、共食する（一緒にとる）ように心掛けることが大切なのです。

おさらいテスト

❶ 子どもの就寝時刻が [   ] なったことで、夜間に菓子を食べ、朝食の [   ] につながっている。

❷ 子どもにとっての [   ] は、3食では不足する [   ] を補うための食事である。

❸ 毎回の食事が [   ] の場であることを意識し、正しい [   ] や [   ] を心掛ける。

演習課題

子どもと一緒につくる料理を考えよう

旬の食品を使った料理を考えてみましょう。

例）ゆずやかぼす、レモンなどの柑橘類で、ビタミンCがたくさん入ったジュースを手づくりします。

その①　ジンジャーレモネード
材料（4人分）

しょうが汁	3～5g
レモン汁	40g
砂糖	100g
水	100mL

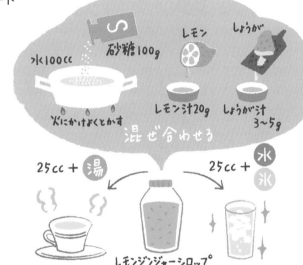

＋お湯でHOT

＋水・氷でICE

※しょうがを入れなければレモネードになります。
※レモンをゆず（かぼす）にかえると、ゆず（かぼす）ジンジャージュースになります。

その②　ゆず（かぼす）ジュース
材料（4人分）

ゆず（かぼす）果汁	20g
砂糖	100g
水	100mL

児童福祉施設における食事と栄養 1

今日のポイント

1 入所施設では1日3食、通所施設ではおおむね1食の食事を提供している。

2 保育所の給食では、年齢差や個人差が大きい時期であるので、集団生活であっても、それぞれの子どもに合ったきめ細かい対応が求められる。

3 乳児院では、職員が交代で業務を行うため、離乳食の進行やアレルギー、障害などによる個別の指示内容は確実に伝達されるようにする。

1 児童福祉施設の特徴と食生活の基本

1 児童福祉施設の特徴

　児童福祉施設は、「児童福祉法」において規定されています。児童福祉施設は、「入所施設」と「通所施設」に大別されます。入所施設では1日3食、通所施設ではおおむね1食の食事を提供していますが、入所児童の状況に応じて治療食を提供しています。「児童福祉施設の設備及び運営に関する基準」では、「児童福祉施設において、入所している者に食事を提供するときは、その献立は、できる限り、変化に富み、入所している者の健全な発育に必要な栄養量を含有するものでなければならない」、また、「食品の種類及び調理方法について栄養並びに入所している者の身体的状況及び嗜好を考慮したものでなければならない」、「調理は、あらかじめ作成された献立に従つて行わなければならない」（第11条）と定めています。このように、各施設の機能や役割は多岐にわたっており、入所している子どもの特性に合わせた食事が提供されています。

2 児童福祉施設における食事の提供と栄養管理の基本方針

　2010（平成22）年3月に、「児童福祉施設における食事の提供ガイド——児童福祉施設における食事の提供及び栄養管理に関する研究会報告書」が取りまとめられました。児童福祉施設における食事の提供と栄養管理は、子どもの健やかな発育・発達をめざし、子どもの食事・食生活を支援していくという視点が大切です。児童福祉施設においては、食事の提供と食育を一体的な取り組みとして栄養管理を行っていくことが重要です。その際には、子どもの発育・発達に対応して適切に進めていきます。子どもの発育・発達状況、健康状態・栄養状態と合わせ、また養育環境なども考慮した実態の把握が必要になります。実態を把握し、計画を立てて実施

プラスワン

入所施設

乳児院、母子生活支援施設、児童養護施設、障害児入所施設、児童心理治療施設、児童自立支援施設

通所施設

保育所、幼保連携型認定こども園、児童発達支援センター、児童家庭支援センター

し、評価を行い、改善点を見出し、計画していくというPDCAサイクル（➡ 21 コマ目を参照）に基づき行っていきます。また、全職員が一体となり、他職種と連携することが重要になります。合わせて、子どもを中心として、家庭からの相談に対する支援や家庭との連携、地域や関連機関との連携を深めながら食を通じた支援も求められています。食事の提供にあたっては、「日本人の食事摂取基準」の適切な活用、食育の観点からの食事の内容や衛生管理についても配慮します。

　これらの点に配慮し、以下の 4 点をめざして子どもの食事・食生活の支援を行うことで、子どもの健やかな発育・発達に資することにつながります。

- ・心と体の健康の確保
- ・安全・安心な食事の確保
- ・豊かな食体験の確保
- ・食生活の自立支援

　子どもは家庭のなかで生活し、成長していくことが望ましいのですが、心身の障害などにより家庭での養育が困難な場合や、不適切な家庭環境など、何らかの事情がある場合、家庭に代わるものとして児童福祉施設に入所しています。そのため児童福祉施設の食事は、子どもの体と心の両方の育ちを支援し、さらには、生涯にわたって望ましい食習慣・生活習慣の基礎をつくる場になります。また、集団のなかで日々を過ごすことにより、生活習慣を身につけていきます。入所している仲間や職員と食をとおして関わり、一緒に食べることの楽しさやおいしさを分かち合い、また食事の準備や調理などをとおして技術や知識を身につけたり、一緒に行う協働の喜びを感じたりしながら人との関わり方も学んでいきます。こうしたさまざまな種類の体験の積み重ねが、生涯にわたり、健康で質のよい生活を送る基本としての「食を営む力」の育成につながります。児童福祉施設では、食を通じて子どもたちが身体的にも精神的にも豊かに成長し、食生活や健康を主体的に考え、自分らしい食生活を営む力を育み、社会的自立を目指すことができるような環境を設定することが大切です。

2　児童福祉施設における食事の提供

1　児童福祉施設における食事の提供に関する援助および指導について

　児童福祉施設は多岐にわたっており、入所している子どもの心身の状況はそれぞれの施設で異なります。そのため、各施設により、給食の内容も異なりますが、どのような施設であっても、子どもの健全な心身の成長にとって望ましい食生活を育めるものでなくてはなりません。

　児童福祉施設における食事の提供については「日本人の食事摂取基準（2020 年版）」が策定されたことにともない、2020（令和 2）年に厚生労働省より「児童福祉施設における食事の提供に関する援助及び指導につ

いて」が以下のように通知されています。

> (1) 入所施設における栄養素の量（以下「給与栄養量」という。）の目標については、別紙のとおり令和2年度から適用される「食事摂取基準」によることとするので参考とされたいこと。なお、通所施設において昼食など1日のうち特定の食事を提供する場合には、対象となる子どもの生活状況や栄養摂取状況を把握、評価した上で、1日全体の食事に占める特定の食事から摂取されることが適当とされる給与栄養量の割合を勘案し、その目標を設定するよう努めること。
>
> (2) 提供する食事の量と質についての計画（以下「食事計画」という。）について、「食事摂取基準」を活用する場合には、施設や子どもの特性に応じた適切な活用を図ること。障害や疾患を有するなど身体状況や生活状況等が個人によって著しく異なる場合には、一律に適用することが困難であることから、個々人の発育・発達状況、栄養状態、生活状況等に基づき給与栄養量の目標を設定し、食事計画を立てること。
>
> (3) 食事計画の実施に当たっては、子どもの発育・発達状況、栄養状態、生活状況等について把握・評価するとともに、計画どおりに調理及び提供が行われたか評価を行うこと。この際、施設における集団の長期的評価を行う観点から、特に幼児について、定期的に子どもの身長及び体重を測定するとともに、幼児身長体重曲線（性別・身長別標準体重）等による肥満度に基づき、幼児の肥満及びやせに該当する者が増加していないかどうか評価し、食事計画の改善を図ること。
>
> (4) 日々提供される食事について、食事内容や食事環境に十分配慮すること。また、子どもや保護者等に対する献立の提示等食に関する情報の提供や、食事づくり等食に関する体験の機会の提供を行うとともに、将来を見据えた食を通じた自立支援につながる「食育」の実践に努めること。
>
> (5) 食事の提供に係る業務が衛生的かつ安全に行われるよう、食中毒や感染症の発生予防に努めること。
>
> (6) 子どもの健康と安全の向上に資する観点から、子どもの食物アレルギー等に配慮した食事の提供を行うとともに、児童福祉施設における食物アレルギー対策に取り組み、食物アレルギーを有する子どもの生活がより一層、安心・安全なものとなるよう誤配及び誤食等の発生予防に努めること。（中略）
>
> (7) 災害等の発生に備えて、平常時から食料等を備蓄するとともに、災害時等の連絡・協力体制を事前に確認するなど体制を構築しておくよう努めること。

2 児童福祉施設における栄養管理

　児童福祉施設では、子どもの心身の健康状態を良好にし、とぎれのない発育・発達をめざして栄養管理を行います。そのために、栄養アセスメントの実施や食環境の整備などを行います。児童福祉施設では、食事を提供することによって子どもの栄養管理を行っていますが、栄養補給を目的とするだけではなく、食事の提供やその他の活動をとおして、適切な食事のとり方や望ましい食習慣の定着、食を通じた豊かな人間性の育成など、心身の健全育成を図れるよう「食育」の実践に努めます。

　各施設では、子どもの発育・発達状況、栄養状態、喫食状況、生活状況などについて把握し、提供する食事の量と質について食事計画を立てます。その際、「食事摂取基準」を参考にして、入所している子どもの給与栄養目標量を算出し、食事計画を作成します。

3 児童福祉施設における食事の提供

　児童福祉施設における食事は、「児童福祉施設の設備及び運営に関する基準」第11条（食事）（「児童福祉法」第45条に規定されている基準の制定等）に基づき、実施されています。提供される食事は、栄養面や衛生面に配慮しながら、入所している子どもの特性に応じ、嗜好や要望を積極的に取り入れ、子どもたちが十分に喜んで摂食するように配慮します。そのためには、適温適時給食の実施や、季節感のある献立、行事食などを工夫します。幅広い種類の食材を利用し、地域への理解を深めるためにも地域の産物を取り入れ、郷土料理へつなげます。また、子ども自身が栽培・収穫した食材を計画的に献立に取り入れられるような工夫も必要です。

　食事計画の改善・向上のために定期的に運営会議を設けます。施設内の全職員が連携し、保護者の協力を得ながら積極的な意見交換の場になるようにしたいものです。

3 保育所給食の実際と保育者の対応

　2012（平成24）年3月に厚生労働省より「保育所における食事の提供ガイドライン」が示されています。保育所に入所する子どもは0歳から6歳までと年齢差が大きく、同じ年齢児であっても個人差が大きいことが特徴です。また、心身の発育・発達が著しく、人格の基礎が形成される時期でもあります。この時期の子どもたちの一人ひとりの健やかな育ちを保障するためには、心身ともに安定した状態でいられる環境と、愛情豊かな大人の関わりが求められています。

1 保育所における食事の提供の意義

❶ 乳幼児期ならではの食事提供の特徴

　乳幼児期には、身体、運動機能、手指の微細運動、脳・神経機能などが

25
コマ目

児童福祉施設における食事と栄養1

子どもの食生活や子育て家庭の状況の変化には、少子化、子どもにとってふさわしい生活リズムの乱れ、地域とのつながりの希薄化による子育て不安の増加や孤立化、家庭や地域の子育て力の低下、食を取り巻く環境の変化などがあげられます。

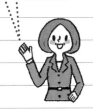

急速に発育・発達します。この時期に食事で摂取するエネルギーや栄養素は、健康の維持・増進、活動に使われるだけではなく、発育・発達のためにも必要であるという点が、成人期と大きく異なります。このため、乳児は授乳回数が多く、幼児も1日3回の食事に加えて間食をとるなど、低年齢児であるほど、生活に占める食事の割合が大きくなります。そして、乳幼児は消化・吸収、排泄機能も未熟であるため、その発達に応じた食事形態の食事が提供されなければ、十分なエネルギーや栄養素の摂取ができず、身体の発育も保障できないことを十分に認識しましょう。

　食事提供を考えるには、栄養とともに食べる機能の発達を理解しておく必要があります。機能の発達は、摂食・嚥下機能の発達と食行動の発達、味覚の発達に分けられます。

❷ 食事提供をとおして育む生活リズムや自尊感情

　食欲を育む生活の場としても食事は重要です。集団保育であっても、一人ひとりの子どもの生活リズムを重視して、食欲などの生理的欲求を満たせるよう、この時期は十分に遊び、1日3回の食事と間食を規則的にとる環境を整えることで、おなかがすくリズムを繰り返し経験することができ、生活リズムを形成していくよう配慮します。

　食事を提供するときには、食事を残さず食べることやこぼさずに上手に食べることを目標とはせず、子どもの意思を察知し、それに合ったタイミングで与えることを大切にしましょう。食事でのやり取りのなかで、子どもが嫌がって口から出すことなども含めて、身近な大人と楽しむことが大切であり、このことがコミュニケーションや社会性につながります。さらに、食器や食具の使い方、行事食や郷土食、旬の食材を使った料理などに触れることを通して、食文化に出合います。

　子どもはさまざまな環境との相互作用によって発達していきます。精神発達のためにも食事は大きく関わります。特に大切なのは人との関わりであり、愛情豊かで思慮深い大人による保護や世話などを通じて、大人と子どもの相互の関わりが十分に行われることによって、安心感や信頼感が育まれます。保育所の食事においても、子どもが安心感や基本的信頼感のもとに、自分でできること、したいことを増やし、達成感や満足感を味わいながら、自分への自信を高めていくことが重要になります。

❸ 保育所と家庭の食事の連携

　授乳を含めた子どもの食事に関する悩みは、子育てのストレスになります。保育所での食事提供に当たっては、その背景にある親子関係や生活環境、家庭での食事の時間や経験を考えていくことが大切です。食行動は、くり返し行われることによって子どものなかに定着していきます。保育所内での食事提供だけでなく、その後の発達のためにも家庭での食生活や食行動が適切であるかを見守り、必要に応じて支援します。そのためには、乳幼児期の食事は、栄養摂取や成長だけではなく、発達や社会性を育むことにつながるということを、保護者と共通認識をもつことが大切になります。

2 子どもが「食を営む力」の基礎を培うための食事提供のあり方

「楽しく食べる子どもに～保育所における食育に関する指針～」に示されているように、保育所での食事提供は、「食育の目標」を達成するために、子どもが自らの意欲をもって食に関わることのできる体験の場になるように設定します。子どもが「食を営む力」の基礎を培うことができるよう、保育所での食事の提供は、系統的で一貫性をもたせるようにします。しかしながら、発達過程にある子どもが完全なかたちで「食を営む力」を身につけることは不可能です。大人の関わりが必要な時期であることを考慮し、乳幼児期の発達特性に合った取り組みを準備します。知識や技能の習得だけにならないよう、保育の一環として食育を位置付け、無理のない食育実践を展開し、小学校へつなげるようにします。

小学校就学前までに「食を営む力」の基礎を育成するために期待される姿が、「楽しく食べる子どもに～保育所における食育に関する指針～」で掲げられている5つの子ども像です。子どもの食育のための食事提供は、これらの子ども像が実現できるように十分に配慮しなくてはなりません。

3 乳幼児期にふさわしい食生活と食事提供

「保育所保育指針」第3章2（1）ウには「乳幼児期にふさわしい食生活が展開され、適切な援助が行われるよう、食事の提供を含む食育計画を全体的な計画に基づいて作成し、その評価及び改善に努めること。栄養士が配置されている場合は、専門性を生かした対応を図ること」とあります。

乳幼児期にふさわしい食生活とは「よく身体を動かして空腹感を覚え、食事は自分にちょうどよい量を、よく噛んで食べて満腹感を覚える楽しい食事」の体験です。これを積み重ね、保育所生活の中で習慣として身につけます。自らの食べる量について、「今日はこれくらいでちょうどいい」という判断は、3歳ごろから徐々にできるようになります。それまでに自分の適量を知る経験を積み重ねていくことが必要であり、どのくらい食べたいか、あるいは食べられそうかという見通しを言葉で伝えるように子どもに働きかけます。また、どんな食材でも自分から「どんな味がするのだろう」「食べてみようかな」「食べてみたい」「食べられそう」などという気持ちを抱いて食事に向かうという心構えを形成することも大切であり、それが適量であれば「食べきることができそう」「食べきってみよう」と子どもが前向きに動くことができます。食べようとする意欲とは、大人が期待する姿になるようにさせるのではありません。苦手な食材も自分で選んだ量は、自分に合った量として受け入れることができ、無理なく食べることができるということが大切です。このような体験の積み重ねが自信をつけることにつながり、食べることが楽しく思え、偏食予防にもなっていきます。子どもが「残さず全部食べた」という達成感をもてると、毎日の食事が楽しくなっていきます。

保育士は、食事の提供を含む食育の計画を作成し、保育の計画に位置付けるとともに、その評価及び改善に努めなくてはなりません（→21コマ目を参照）。計画の評価と改善については、栄養士や調理担当者による食

の把握が有効です。栄養士が、配膳の場に立ち会ったり、子どもと一緒に食事をしたりすることには、教育的メリットがあり、子どもの食事の進み具合の理由を把握することにつながります。残菜量だけでメニューの人気不人気を判断するだけでは不十分です。子どもの食欲は、その日の体調、午前中の活動量とおなかのすき具合、調理過程への関わりの有無、色や形、においなどの料理の見た目、食べた経験の有無による「おいしさ」への見通し、信頼する大人や仲間と一緒に食べることの影響、その日の天候（気温、湿度）などの、献立以外の要素も大きく影響しています。こうした要素を見極めながら、子どもの食事への意欲や会話の内容などを踏まえて、その時期の子どもの実態に応じた食事計画を作成します。

　献立の改善を図る際には、同じ内容であっても味付けや色合い、盛りつけ方法などを少し変えてみることで、子どもの摂食量に変化が現れることがあります。また食事中の会話を通して、家庭での食事の様子が垣間見えたり、どのような食べものに関心があるのかがわかったりします。献立作成だけでなく、栽培活動、調理活動などについて、子どもと話し合うこともできます。

4 食に関する保育環境

　「保育所保育指針」第3章2（2）アには、「子どもが自らの感覚や体験を通して、自然の恵みとしての食材や食の循環・環境への意識、調理する人への感謝の気持ちが育つように、子どもと調理員等との関わりや、調理室など食に関わる保育環境に配慮すること」と示されています。栽培・収穫、給食食材に触れる機会や、給食の調理過程の一部を手伝うなどの活動を通して計画的に食材に触れる体験を保育に取り入れている保育所も少なくありません。またテーブルを拭く、テーブルクロスをかけるなど、食事の環境を整える当番活動や、食材カードを三大栄養素の円マップに貼りつけるなど、栄養の知識に触れる体験を実践している保育所もあります。

　食材と触れる機会を積極的に増やすことで、料理そのものから、その前の食材の姿、産地、産地の人々へと興味や関心が広がります。給食の展示食のそばに、毎日届く食材の産地を展示したり、生産者の顔写真や名前を掲示したり、さらには生産者が保育所を訪問したり、子どもが生産地を見学に行ったりする活動が実施できれば、一層、毎日自分たちが食べている食事が、地域の人々のおかげで成り立っていることが実感できるでしょう。普段食べている食材をつくってくれる人への感謝の気持ちが自然と育つようにするためには、つくってくれる人が子どものそばにいる人でなければ、実感しにくいといえます。

5 保育所給食の実際
❶ 食事計画

　保育所に入所している子どもの年齢は0～5歳児と、幅があります。この時期は摂食機能が大きく発達する時期であり、調理形態や必要なエネルギーや栄養素の量が異なります。そのため、保育所の給食では、図表

25-1 のように区分しています。

● 図表 25-1　給食の年齢区分

乳児食：乳汁（冷凍母乳対応または調乳）、離乳食
幼児食：1 ～ 2 歳児クラス
幼児食：3 ～ 5 歳児クラス

　入所の年齢・時期は子どもによってそれぞれ異なります。年齢差や個人差が大きい時期でもあるので、集団生活であっても、それぞれの子どもに合ったきめ細かい対応が求められます。入所前に子どもに関するさまざまな情報を保護者と共有し、把握・記録しておくことが必要です。また、食事は、保育所での昼食・間食だけ、あるいは1日単位で観察するのではなく、長期的な視点をもつことが大切です。毎日、家庭と連携をとりながら日々の状況を把握し、保育所での食事を1日の生活の一部としてとらえ、食事計画を立てる必要があります。特に乳汁については、一人ひとりの子どものおなかがすくリズムがもてるよう、個々の状況に応じた授乳時刻、量、温度、抱き方、哺乳瓶の乳首の形などに配慮します。また冷凍母乳の受け入れやお迎え時の授乳スペースなど、母乳育児の継続を支援できるような体制を整えることが望まれます。離乳食については、一人ひとりの子どもの発育状況、咀嚼・嚥下機能や手指機能の発達状況を十分に観察し、その発達を促すことができるように、大きさ、固さ、切り方などの調理形態に配慮し、食品の種類や量を増やしていくように計画します。また、保育所では、献立の作成、調理、食事援助をするスタッフがそれぞれ異なる場合が多いので、職員間の連携をとりながら食事計画を立てるようにします。

❷ 献立作成

　献立の作成にあたっては、「児童福祉施設における食事の提供に関する援助及び指導について」に基づき、「日本人の食事摂取基準」を用いて、個々の保育所での給与目標量を設定します。子どもの発育が著しい時期なので、定期的な身長・体重測定の結果に基づき、給与目標量の見直しを行います。

　図表 25-4 に献立表の例を示します（➡ 190 頁を参照）。行事食やお誕生日会の食事、季節の食材や料理が提供されるように工夫されています。

❸ 給食の進め方

　給食の進め方は図表 25-2 の通りです。

　基本的には、幼児食を献立をベースとして、それぞれの離乳食や1 ～ 2歳児食に展開していきます。

❹ 衛生面について

　保育所における食事は安全、安心な食事であることが基本です。児童福祉施設等では「大量調理施設衛生管理マニュアル」に基づいた衛生管理体制を徹底することとされています。食中毒予防の3原則は、食中毒菌を「付けない、増やさない、やっつける」であり、調理が終了した食品は速やかに提供できるような工夫が必要です。保育所においては、適時・適温での

（➡ 190 頁を参照）

プラスワン

離乳食の段階

保育所によっては「改訂離乳の基本」（1995年）の呼び方で、離乳食の状態を表すことがある。

初期食：なめらかにすりつぶした状態（離乳開始期。5～6か月頃）

中期食：舌でつぶせる固さ（離乳進行期。7、8か月）

後期食：歯ぐきでつぶせる固さ（離乳進行期。9、10、11か月）

完了期食：歯ぐきでかめる固さ（離乳完了期。12～15か月）

プラスワン

聞いておきたい子どもの情報

・家族構成
・出生時の状況
・健康歴
・病歴
・家族の食事への考え方
・家庭での食事内容・喫食状況
・生活時間
・本人および家族のアレルギーの有無
・子どもの特性
など

保育所によっては、はじめての食品は家庭で試してから、離乳食として給食で提供する場合があります。

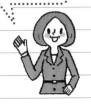

25
コマ目

児童福祉施設における食事と栄養1

●図表 25-2　給食の進め方

乳汁	入所時の面談で、これまでの栄養方法（母乳・混合・人工）と、これからの意向を確認する。母乳育児が継続できるよう、冷凍母乳の受け入れを検討する。混合・人工栄養の場合は、1歳まで育児用調製粉乳（以下育児用ミルク）を用いる。子どもはこれまで使用してきた育児用ミルクや哺乳瓶・乳首を使用すると、安心して飲むことができる。
離乳食	保育所における離乳食は、厚生労働省が示す「授乳・離乳の支援ガイド（2019年改定版）」に基づいて進めていく。
幼児食	1～2歳児食と3～5歳児食に区分される。1～2歳は離乳食が完了し、第一乳臼歯が生え、本格的な咀嚼運動を始める時期である。3～5歳は第二乳臼歯が生えそろい、咀嚼力がついてくる時期である。同じ内容の食事であっても、量や固さ、大きさが異なる。

プラスワン

細長いぶどうの適切な切り方
MADE FOR MUMS のサイトには、下記のとおり、細長いぶどうの適切な4等分の仕方が掲載されている（出典：https://www.madeformums.com/baby/how-to-cut-grapes-for-toddlers-the-right-way-to-avoid-choking/ [2020年11月4日確認]）。

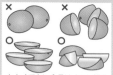

小さくて丸い食品は4つに切る

また、Safe Kids Japan のサイトでは、4歳まではミニトマトや大粒のぶどうなどによる窒息を予防することを目的に、「4才までは4つに切って」というシールを配布している（https://safekidsjapan.org/project/ [2020年11月4日確認]）。

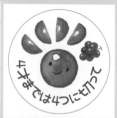

企画・制作　NPO法人 Safe Kids Japan
イラスト　久保田修康

食事提供を目指し、職員会議などで調理員と保育士との連絡調整を図り、調理工程の確認・見直し・工夫をすることなどが必要です。

　また、保育所は低年齢である乳幼児を対象としていることから、食事介助にあたる保育士も、衛生管理・健康管理に日頃から意識をもつようにします。さらに、子ども自身が食事の際に、床に落ちたものは食べない、食具が落ちてしまったら新しいものを受け取る、こっそり食べ物をもって帰らない、食事の前に手を洗ったあと、床や壁、自分の髪や顔（特に口や鼻）を触らないなどの衛生的な注意が必要であることを知り、自ら気をつけることができるようになることを目指した指導計画が求められます。

❺ 保護者への対応

　献立表は、保護者への情報発信のツールの1つです。給食だよりとして日々の献立内容だけではなく、旬の食材や子どもが好むメニューのつくり方、家庭でも実践できる食育の内容などを掲載することにより、保護者の興味や関心を高めることにつながります。

　給食のサンプルを展示することは、食事の内容や調理形態などへの保護者の理解を助けることになります。どのような食材をどのくらい食べたかや、調理上の配慮点などを伝えることができます。また子どもの摂食機能の発達について、連絡帳や送迎時の会話で伝えることも大切です。さらに、補食や夕食を提供している保育所もあります。家庭ではどのような食品をとるとバランスがよくなるかなども伝えられるようにしましょう。

❻ 誤嚥・窒息事故の防止

　誤嚥とは、食べ物が食道へ送り込まれず、誤って気管から肺に入ることです。乳幼児の気管の径は1cm未満のため、これより大きいと気管の入り口を塞ぎ、窒息の原因となります。

　2012（平成24）年度に栃木市や東京都あきる野市の保育所で窒息事故が起き、これを受け、「教育・保育施設等における事故防止及び事故発生時の対応のためのガイドライン」が策定されていますが、未だに窒息事故は起きています。2020（令和2）年9月には、八王子市の私立幼稚園で4歳児が給食で出されたぶどう（ピオーネ）をのどに詰まらせて死亡して

います。

　誤嚥の原因となる食材は、白玉風のだんご、丸のままのミニトマトやぶどう、りんご、節分の豆まきの豆、ミニカップゼリーなどです。食品表面の滑らかさ、弾力性、固さ、噛み切りにくさといった食感や、大きさ、形状などが窒息事故につながりやすいと推測されています。大きさとしては、球形の場合は直径4.5cm以下、球形でない場合は、直径3.8cm以下の食物が危険とされています。しかし大きさが1cm程度のものであっても、臼歯（奥歯）の状態によって、十分に食品をすりつぶすことができない年齢においては危険が大きく、注意が必要です。図表25-3に誤嚥・窒息につながりやすい食べ物の調理についてまとめましたので確認しましょう。

　また、食べ物の大きさや形状以外の要因として、小児では、歯の発育、摂食機能の発達の程度、あわてて食べるなどの行動が関連します。乳幼児は、臼歯がなく食べ物を噛んですりつぶすことができないため、窒息が起こりやすいうえ、食べるときに遊んだり泣いたりすることも要因となることが指摘されています。また、保護者や職員の窒息危険性の認識、応急処置の知識の有無、食事の介助方法なども事故に関わる要因と推測されています。

　保育者が食事の介助をする際に注意すべきポイントとしては、食べる姿勢を調えることです。いすの場合には、足の裏が床につく高さにして深く座り、テーブルに向かってまっすぐに座ってひじがつく高さに調整し、食

● 図表25-3　誤嚥・窒息につながりやすい食べ物の調理

	食品の形態、特性	食材	備考
給食での使用を避ける食材	球形という形状が危険な食材（吸い込みにより気道をふさぐことがあるので危険）	プチトマト	四等分すれば提供可であるが、保育所ではほかのものに代替え
		乾いたナッツ、豆類（節分の鬼打ち豆）	
		うずらの卵	
		あめ類、ラムネ	
		球形の個装チーズ	加熱すれば使用可
		ぶどう、さくらんぼ	球形というだけでなく皮も口に残るので危険
	粘着性が高い食材（含まれるでんぷん質が唾液と混ざることによって粘着性が高まるので危険）	餅	
		白玉団子	つるつるしているため、噛む前に誤嚥してしまう危険性が高い
	固すぎる食材（噛みきれずそのまま気道に入ることがあるので危険）	いか	小さく切って加熱すると固くなってしまう
0、1歳児クラスは提供を避ける食材（咀嚼機能が未熟なため）	固くて噛み切れない食材	えび、貝類	除いて別に調理する。例：クラムチャウダーのときは、0、1歳児クラスはツナシチューにする
	噛みちぎりにくい食材	おにぎりの焼き海苔	きざみのりをつける

出典：厚生労働省「教育・保育施設等における事故防止及び事故発生時の対応のためのガイドライン」2016年をもとに作成

べることに集中させます。ゆっくり落ち着いて食べることができるよう、子どもの意思に合ったタイミングで与えることが大切です。1回で多くの量を詰めすぎないように注意します。食べる意欲が少ない子や、食べ方が下手な子どもは口の中に残っていることが多くみられます。口の中が空っぽになってから次の料理を食べることを伝えます。また、食べ物を汁物で流し込まないように注意しましょう。噛みきれずに口の中に残ってしまっている大きな食べものを流し込むと、窒息につながります。

そのほか、食事中に眠くなっていないか、正しく座っているか確認します。食事中に眠りかけた1歳児を保育者が抱き上げたところ急に泣き出し、息を吸い込んだことで食べ物が詰まり、窒息状態となった事故が起きています。眠くなった子どもの口に食べ物を入れないこと、眠そうであったら食事を一時中断すること、覚醒状態になってから食事をさせること、それでも眠そうな子どもは食事を中断し、口の中に何も残っていないことを確認してから眠らせることを心がけましょう。

食事中に誤嚥が発生した場合、迅速な気づきと観察、救急対応が不可欠です。窒息時の対応、緊急時の役割分担については、各保育所で年2～3回は訓練しましょう。

■6■ 乳児院給食の実際

乳児院では、その入所理由として、家庭事情等により養育できない、あるいは虐待による保護などが多くあげられ、入所以前の食に関する状況は良好とはいえない場合が多くみられます。

生後間もなくの乳汁期から離乳食期、幼児食期へと、生涯にわたる食の基礎を培う重要な時期です。集団給食でありながらも個々の状況を把握し、栄養管理を行うことが求められます。合わせて食事の環境への配慮が必要です。

乳児院では、調理担当職員、保育担当職員などそれぞれの職種ごとに職員が交代で業務を行っているため、離乳食の進行やアレルギー、障害などによる個別の対応などの指示内容は確実に伝達されるように工夫し、安全で確実な食事の提供が行えるようにします。

❶ 入所時の対応

授乳や離乳食の状況、アレルギーの有無など、入所前の家庭での食に関する状況を病院での看護記録などの記録も含め、ファミリーソーシャルワーカーや家族からの情報により把握します。

その情報をもとに、入所後の授乳や食事について、その子どもにとって適切な方法を検討します。緊急入所などで情報が得られない場合は、身長、体重、月齢などから判断し、その後、実際に食べているようすから再検討します。

❷ 全体および個人への対応

①乳汁栄養

育児用ミルクの授乳量は、食事摂取基準の目安量を参照して月齢別に目

プラスワン

特別な配慮を要する子どもの対応
低出生体重児や障害などがある場合はそれらのことを含めて検討する。

安を決めます。哺乳量は毎回記録し、個々の飲み方や発育状況を観察し、子どもの発育状況を記録していきます。

②離乳食

「授乳・離乳の支援ガイド（2019年改定版）」に沿って、乳児個々の離乳食の計画を作成し、発育・発達状況と実際の摂食状況をみながら進めていきます。

複数名の乳児を預かる乳児院では、離乳食は個々に時間差をつけるなど工夫して食事時間を確保し、保育者が子どもの傍らに寄り添い、ゆったりとした雰囲気のなかで無理強いせず、食事がおいしく、楽しいと思えるように進めることが大切です。

③幼児期

食事の前後のあいさつや、楽しく味わって食事をとることができるよう環境を整え、家庭的な雰囲気づくりに配慮することも必要です。食材そのものを見せたり、保育のなかで食に関する取り組みを行うなど、可能なところから食育の実践を行います。

❸ 他職種との連携

乳児院では、各職種がそれぞれ専門の業務を分担することで、日々の乳幼児の生活支援に関わっています。実際の運営としては、乳児一人ひとりに保育担当職員が決められ、担当者が乳幼児の保育を主体的に進めていくことが多いです。栄養士も乳幼児一人ひとりの発達状況や摂食状況を把握します。特に摂食機能に障害がある子どもや、こだわりが強い子どもなどの場合は、その対応を具体的に考えるためにも、栄養士が関わる必要性が高まります。

乳児院は、年間をとおして行事が多く、食事を提供する行事の場合は、料理の提供のしかた、個別対応の方法などを担当保育者と詳細に確認を行います。また、このような行事をとおして連携を深めていくことも大切です。

プラスワン

乳児院の業務の連携

発育状況の記録は、保育担当職員、看護職員、栄養士・管理栄養士などが把握する。

おさらいテスト

❶ 入所施設では1日［　　　］、通所施設ではおおむね［　　　］の食事を提供している。

❷ 保育所の給食では、［　　　］や［　　　］が大きい時期であるので、集団生活であっても、［　　　］に合ったきめ細かい対応が求められる。

❸ 乳児院では、職員が交代で業務を行うため、［　　　］の進行や［　　　］、障害などによる個別の指示内容は確実に［　　　］されるようにする。

● 図表25-4　献立表の例

7月の献立	昼食		おやつ (牛乳がつきます)	〈幼児〉主な材料 （　）は日によって異なるもの		
	乳児	幼児		体温や力になる食品	血や肉になる食品	身体の調子を整える食品
1・15・29 月	おかゆ 豆腐のあんかけ マッシュかぼちゃ みそ汁 メロン	ご飯 豆腐チャンプルー たたききゅうり かぼちゃ煮 みそ汁 メロン	1・15日) ウインナー蒸しパン 29日) ヨーグルト バナナ ビスケット	米 油 かたくり粉 砂糖 ごま(小麦粉/ビスケット)	豆腐 鶏肉 かつお節 油揚げ みそ 牛乳(ウインナー/ヨーグルト)	玉ねぎ もやし にら にんじん きゅうり かぼちゃ メロン(バナナ)
2・16・30 火	ささ身うどん にんじんと大根の煮物 トマト すいか	冷やし中華 根菜煮 ゆで枝豆 トマト すいか	2・16日)おかか炒飯 30日)さけおにぎり	生中華めん ごま 油 砂糖 米(ごま)	ハム 鶏肉 牛乳(かつお節/塩・さけ)	きゅうり もやし にんじん しょうが ごぼう れんこん 枝豆 トマト すいか
3・17・31 水	にんじん入りおかゆ 白身魚ソテー こまつな みそ汁 ぶどう	炊き込みご飯 あじの塩焼き きんぴらごぼう 煮びたし みそ汁 ぶどう	お好み焼き	米 油 ごま油 砂糖 小麦粉 やまといも	油揚げ あじ みそ 豆腐 牛乳 豚肉 卵	しらたき にんじん ごぼう こまつな キャベツ 長ねぎ わかめ 青ねぎ 青のり
4・18 木	パンがゆ ささ身ソテー ほうれん草マッシュポテト グレープフルーツ	4日)パン クリスピーチキン ほうれん草とコーンのソテー 野菜スティック ビシソワーズ グレープフルーツ 18日)チキンライス ミックスフライ コールスロー トマト 茶巾かぼちゃ コーンスープ グレープフルーツ	4日)ロッククッキー 18日)ケーキ	(フランスパン・いちごジャム・マヨネーズ・コーンフレーク/米・パン粉・ショートケーキ)小麦粉 油 じゃがいも 砂糖	(鶏肉/鶏ひき肉・豚肉・ひらめ・卵)牛乳	(ほうれん草/キャベツ・トマトジュース・トマト・かぼちゃ)コーン にんじん きゅうり 玉ねぎ グレープフルーツ レーズン
5・19 金	そうめん 豚肉とにんじんと大根の煮物 きゅうり バナナ	5日)七夕そうめん 豚肉カレー揚げ 短冊サラダ バナナ 19日)ご飯 豚肉カレー揚げ 短冊サラダ すまし汁 バナナ	5日)お星さまゼリー 19日)水ようかん	(そうめん/米・小豆)小麦粉 油 砂糖	(ハム/豆腐)豚肉 牛乳	(オクラ・りんご・りんごジュース)きゅうり プチトマト にんじん 大根 キャベツ バナナ 寒天
6・20 土	おかゆ 煮魚 煮物 なすのみそ炒め みそ汁 メロン	ご飯 煮魚 含め煮 なすのみそ炒め 根菜汁 メロン	揚げパン	米 砂糖 油 ドックパン グラニュー糖	たい みそ 牛乳	かぼちゃ オクラ しめじ にんじん なす しょうが 大根 いんげん メロン
8・22 月	じゃこのおかゆ 鶏のつくね にんじんの煮物 いんげん みそ汁 オレンジ	しそじゃこご飯 鶏のつくね焼き いんげんのごま和え	たぬきうどん	米 ごま 干めん 小麦粉 油	しらす 鶏ひき肉 豆腐 みそ 油揚げ 牛乳	しそ しょうが にんじん 長ねぎ いんげん こまつな オレンジ
9・23 火	パンがゆ さけのソテー マッシュポテト 野菜スープ ぶどう	パン さけのマヨネーズ焼き 粉ふきいも マカロニサラダ 野菜の千切りスープ パインアップル	ゆでとうもろこし せんべい	バターロール マヨネーズ じゃがいも マカロニ マヨネーズ 塩せんべい	さけ プロセスチーズ スキムミルク 牛乳	玉ねぎ ほうれん草 パセリ にんじん きゅうり もやし チンゲンサイ 玉ねぎ かぼちゃ
10・24 水	おかゆ 豆腐のそぼろあんかけ チンゲンサイののり和えスープ すいか	ご飯 マーボー豆腐 トマト ナムル チンゲンサイのスープ すいか	スキムミルククッキー	米 油 ごま油 砂糖 小麦粉	豚ひき肉 豆腐 スキムミルク 卵 牛乳	にら しょうが ケチャップ トマト こまつな きゅうり もやし チンゲンサイ 玉ねぎ すいか
11・25 木	和風パスタ 魚のトマトソース ブロッコリー コロコロ野菜スープ ぶどう	和風パスタ 魚のマリネ 和風サラダ コロコロ野菜スープ ぶどう	中華おこわ	スパゲティ オリーブ油 小麦粉 砂糖 ごま マヨネーズ じゃがいも 米 もち米 ごま油	ベーコン あじ 油揚げ みそ 鶏肉 牛乳 豚肉	玉ねぎ しめじ アスパラガス 刻みのり プチトマト いんげん にんじん 大根 しょうが ぶどう たけのこ
12・26 金	おかゆ 豚肉カレー味煮 にんじん炒め煮 トマト すまし汁 メロン	ポークカレー にんじん炒め煮 トマト すまし汁 メロン	あんかけ焼きそば	米 じゃがいも 油 小麦粉 バター 生中華めん	豚肉 かつお節 豆腐 牛乳 えび	玉ねぎ にんじん セロリ にんにく しょうが りんご しらたき トマト ほうれん草 長ねぎ メロン チンゲンサイ もやし たけのこ
13・27 土	おかゆ 高野豆腐含め煮 にんじんと大根の煮物 じゃがバター みそ汁 バナナ	ご飯 高野豆腐の卵とじ 切り干し大根のゆかり和え じゃがバター みそ汁 バナナ	にんじんのカップケーキ	米 小麦粉 じゃがいも バター	高野豆腐 かつお節 卵 みそ	しめじ 切り干し大根 にんじん きゅうり しそふりかけ パセリ えのきたけ こまつな バナナ レーズン

乳児クラスは朝おやつあり。ミルクと菓子・または果物。

演習課題 ✎

190頁の献立表を見て気づいたことを書こう

①この献立表は、1か月に2～3回同じ献立で提供されます。その理由を考えましょう。

[

]

②主食はどのように配分されていますか。

[

]

③主菜に使われる食材はどのように配分されていますか。

[

]

④どのような食器にどの料理を盛りつけますか。

[

]

児童福祉施設における食事と栄養 2

今日のポイント

1 障害のある子どもに対しては、介助者は摂食機能の発達を促せるような食事の与え方を心がける。

2 障害のある子どもが「自分で食べること」を支援し、必要に応じて食事用自助具の使用を試みる。

3 障害のある子どもの食事の援助にあたっては、体調の変化や異常にすぐに気づけるように、子どもの好みや食習慣に関する情報を得ておく。

1 障害のある子どもの食生活

プラスワン

障害のある子どもの食行動

地域で生活する障害のある子どもにおいては、朝食欠食や夜食をとる割合が低く、生活リズムの乱れが少なく、孤食などの問題もない（公益社団法人日本栄養士会全国福祉栄養士協議会「地域で生活する障害児（者）の食生活・栄養支援に関する調査研究事業報告書」平成20年度障害者保健福祉推進事業等（障害者自立支援調査研究プロジェクト）2009年）。

障害のある子どものなかには、障害の程度が軽く、ほとんど援助なしで生活を過ごせる子どももいますが、1日の生活の大部分を援助なしには過ごせない子どももいます。しかし、食事は誰にとってもどのような状況であってもその意味は不変です。すなわち、体を維持するために、エネルギーや栄養素を食事から摂取します。加えて子どもは、成長に必要なエネルギーや栄養素も必要です。それだけではなく、基本的な食習慣の基礎をつくっていくということも大切な食事の役割です。また、食事は、生活の楽しみであり、五感を刺激し、満足感や幸福感を味わうという精神的な意味もあります。食事をとおして自分以外の家族や保育者や仲間との交流を深めていき、人間関係や社会的な行動の基本も学んでいくのは、健常者における食事の意味と何ら変わりはありません。

障害のある子どもは、健常児に比べて、外部からの刺激が少なくなりがちです。そのため、食事のもつ意義は大きいものともいえます。また障害の程度によっては、生活全般が受け身になりがちで、単調になりやすいこともあります。このため、食事を中心として、生活リズムを整えて生活にメリハリをつけることもできます。

障害のある子どもに対する最も大切なことは、もっている機能を十分に育てることです。子ども自身ができることは自分でさせ、できない部分は援助しながら、可能な限り自立した日常生活を送ることができるようにすることをめざします。

2 障害のある子どもの摂食機能と食事指導

1 障害と摂食機能

　障害のある子どもの場合は、摂食機能の発達に遅れが生じ、発達の初期の段階あるいは途中の段階で滞ることがあります。食べ物を口にとり込むときに必要とされる手と目と口の協調動作や、食具の使用に遅れがみられます。しかし、指導による学習効果は高いので、健常児に比べて発達速度がゆるやかな障害のある子どもに対して、介助者は、摂食機能の発達を促せるような食事の与え方を心掛けます（図表26-1）。

● 図表26-1　摂食機能を導く食事の目安と誤嚥しやすい食品

飲み込みやすい食品	プリン状（なめらか）	プリン、豆腐、ムース
	ゼリー状（口どけのよいもの）	ゼリー、寒天寄せ、煮凝り
	マッシュ状	いも類、でんぷんの多い野菜（カボチャなど）
	とろとろ状	山芋などのとろろ、納豆
	かゆ状	米がゆ、パン粥、葛湯
	ポタージュ状	ポタージュスープ、シチュー
	乳化状	ヨーグルト、アイスクリーム
	果肉飲料	ネクター状のもも、りんご、バナナ
誤嚥しやすい食品	液体状のもの	水、お茶、みそ汁、清涼飲料水
	滑らかなもの	熟れた柿やメロン、豆類 など
	繊維質のもの	たけのこ、ごぼう、もやし、えのきだけ、ぼそぼそしたもの
	スポンジ状のもの（唾液を吸うもの）	食パン、カステラ、高野豆腐、ゆで卵（黄身）、さつま芋 など
	口の中でばらばらになりやすいもの	ブロッコリー、ひき肉 など
	弾力の強いもの	こんにゃく、きのこ、練り製品（ちくわ、かまぼこ）、こんにゃくゼリー
	口腔内に付着しやすいもの	乾燥のり、わかめ、葉物野菜、ウエハース
	粘着性が高いもの	餅、白玉団子、ごはん など
	のどに詰まりやすいもの（球状）	プチトマト、ゆでうずら卵、大豆、ごま、ナッツ
	酸味が強くむせやすいもの	柑橘類の果汁、梅干し

2 摂食機能の問題点

❶ 逆嚥下と舌突出嚥下

　逆嚥下と舌突出嚥下はともに障害のある子どもにみられ、舌根部*、中咽頭部*を開いて食塊を落とし込む動きとされています。このとき、舌を突出して舌根部を開くのが舌突出嚥下であり、舌の後方部を押し下げて開くのが逆嚥下です。無理に口の中の食物をのどに落とし込むような動きに

26コマ目

児童福祉施設における食事と栄養2

📝 **語句説明**

舌根部

→舌のつけ根の部分。

中咽頭部

→咽頭部を上部から順に上咽頭部、中咽頭部、下咽頭部と呼ぶ。田角勝・向井美惠『小児の摂食・嚥下リハビリテーション（第2版）』医歯薬出版、2014年

見えます。

❷ 丸飲み

口の中に取り込んだ食物を、押しつぶしや咀嚼によって食塊を形成することなく、そのままの形で無理に飲み込んでしまう嚥下をいいます。

❸ 感覚過敏

顔、唇、歯ぐき、舌などにふれると緊張が高まり、けいれんしたり、顔、口を隠したり、首をすくめたりすることがあります。スプーンを口に入れると反射的にかんだりします。ものにふれる機会が少ないために起こる過敏反応です。

❹ 感覚麻痺

顔、唇、歯ぐき、舌などにふれても何の反応も示さない場合をいいます。

❺ 姿勢異常

首や体がねじれた状態や脊椎湾曲で、正面が向けない場合があります。

❻ 呼吸障害

気道が狭くなっているため、呼吸時にガーガーと音が立ちます。舌はのどの奥へ行き、下顎が後ろ向きに引っ張られます。

❼ 誤嚥

飲み込みがうまくできないので、食物が気道に入ってしまうことです。自分で咳をして異物を上手に吐き出せない子どもの場合は、細心の注意が必要です。気管支炎、肺炎、窒息の原因になります。

❽ 嘔吐

気分が乗らないなどの理由の場合もありますが、嚥下障害、食物アレルギー、精神的ストレスなど原因は多岐にわたります。原因をきちんと見極めてから対応するようにしましょう。

■3 基本的な介助方法

❶ 基本的な姿勢と食事姿勢の実際

適切な姿勢をとることによって、食べやすくなります。体幹と頸部の角度が重要です。誤った姿勢は、誤嚥の危険性を大きくします。頸部の緊張が少なく、リラックスした状態になるよう、頭を少し前傾させると食べやすくなります（図表26-2）。

食事介助のときは、リラックスした姿勢をとらせると、子どもの緊張を直接体に感じることができ、むせたりした場合にすぐに対応できるなどのメリットがありますが、介助者への負担が大きいので、クッションや座いすを利用するなどの工夫が必要です。

座位保持いす・車いすの場合は、介助者のいすの高さが重要です。特に前方からの場合は、同じ高さか、むしろ低い位置から行います。

❷ スプーンの使い方

子どもが食物をとり込みやすいように、口の奥に入れすぎないようにします。上唇で取り込んだら真っ直ぐに引き抜きます。食べ物を上唇にこすりつけたり、舌の上に置いたままにしないようにします。

シリコン製のカットアウトコップは、口唇の形態に合わせて飲ませることができるので便利です。

●図表 26-2　基本的な食事姿勢

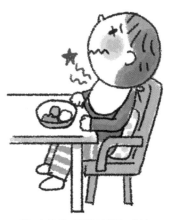

誤った姿勢。頸部の緊張により
誤嚥の危険がある。

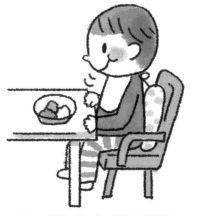

正しい姿勢。頭を少し前傾させ頸部の
緊張が少なくリラックスした状態に。

プラスワン

スプーン

以下のようなスプーン
が適している。
・ボール部分が平たい
もの。
・大きすぎないもの。
・かみ切らない程度で
あれば、金属製よりも
シリコン製のほうが適
している。

❸ 水分摂取

液体は固形食よりもさらにまとまりにくく、口の中を移動する速度が速いので、嚥下時に口唇が閉じているように介助しましょう。姿勢にも注意します。

❹ 課題に応じた対応

①舌突出

舌が出てくる子どもに対しては、捕食のときに口唇を閉じる練習をしていくことが改善につながります。舌の上に食べ物を載せて食べさせないように注意しましょう。

②過開口

大きく口を開けたときに食べ物を入れるのではなく、口を一度閉じてから少し開けたところで食べさせるようにすること、顎を開ききらないように介助して、口唇で捕食するように促すことがポイントです。

③スプーンかみ

口唇よりも歯が先に捕食に使われることのないように注意します。口唇で食べ物を取り込むように促します。

④丸飲み

丸飲みをする子どもの指導は、まず咀嚼の必要がない食形態でエネルギー・栄養素を確保し、ある程度空腹が満たされてから、食事時間をかけてゆっくり食べる習慣をつけます。食形態はある程度軟らかめで歯ごたえのあるものとし、一口大に切らずに、大きいものから一口量をかじり取らせるようにします。臼歯の上に置いて咀嚼を引き出す練習も必要でしょう。

⑤偏食

家庭での食生活において、偏食が定着してきた背景を理解することが必要です。子どもとの信頼関係を基盤として、長い時間をかけて取り組みます。計画性のない指導や強引な指導は効果がありません。空腹感のある状態で苦手なものに挑戦するように促したり、友だちと同じ献立を食べる給

26
コマ目

児童福祉施設における食事と栄養2

ゆっくりと食べる状況をつくるためには、おかずを1皿に全部入れず少量ずつ入れたり、食べ物を口に入れたあと、スプーンをもつ手を休ませるようにするとよいでしょう。

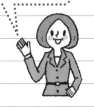

食場面を活用して、本人の「偏食をなくしたい」という意欲を引き出すことも効果的です。

⑥こだわり

　子どもによってこだわりの内容はさまざまです。食事指導をとおしたコミュニケーションの練習としてとらえ、食事の場面でうまくコミュニケーションがとれると効果が上がります。

⑦視覚障害

　全盲の子どもたちの場合、周囲の状況把握が困難です。「言葉かけ」による介助が必要になります。準備ができたときのあいさつや献立の内容、食器の位置などを知らせるようにします。実際に食べるときには、味、におい、硬さ、ときには手づかみによる触感をとおしてどのようなものかを感じとり、知ることができるようにします。

❺ 食事形態

　食事形態は、摂食機能と摂食行動を確認し、摂食機能の発達年齢に応じて準備します。最も適した食事形態の提供と介助が発達につながります。「刻み食」は食塊を形成しづらく、ばらばらになりやすいので誤嚥の原因になりえます。かむことは食物を小さく砕くだけではなく、唾液（だえき）と混ぜて食塊を形成する役割があります。かむ機能が弱い子どもに「刻み食」を与えることは嚥下を補助することにはならず、かえってむせやすくなってしまいます。うまくかめない子どもに対しては、歯ぐきや奥歯でつぶせる固さの食事形態で対応します。

　子どもたちの食べる機能の発達を促すために、食品の「大きさ」「味」「温度」「固さ・軟らかさ」「水分量」「粘性」「滑らかさ」などを、発達段階に応じて用意します。

　また、食塊を形成しやすいように、食物にからめる嚥下補助食品や市販のとろみ調整剤を利用すると食べやすくなります。

　このように飲み込みやすくしたうえで、でんぷんを多く含む食品は軟らかくしてつぶしたあと、もとの料理の形に成形したり、ゲル化剤で固めて型抜きするなどの工夫をすると、食事がさらに楽しいものとなります。

❻ 食事用自助具

　障害のある子どもが「自分で食べること」を支援することを心掛けます。そのために、必要に応じて食事用自助具の使用を試みます。介助者は子どもの動作を観察し、身体的な機能を理解して、目的に適したどのような自助具が使えるかを判断します。構造、大きさ、重さ、形などを吟味します。

「このふりかけがないとご飯が食べられない」「この食器でないと食べられない」など、特定のものに対するこだわりがある場合は、家庭と話し合い、家から1つだけもってきてもよいなどの対応を考えましょう。

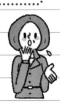

3 障害児入所施設および障害児通所施設における食事

　障害のある子どもが利用できる施設は、福祉型児童発達支援センター、医療型児童発達支援センター、福祉型障害児入所施設、医療型障害児入所施設などがあります。

　個々の子どもの障害の種類や程度などに応じて食事の提供を行いますが、集団を適用の対象としているので、身体特性や身体活動レベルの異なる子どもにそのまま活用することは難しいといえます。とはいえ、現在のところ指標となるものが見当たらないので、障害児施設の食事計画は、利用者の特性（身長・体重・身体活動レベル）を把握し、「食事摂取基準」を参考にして作成するとよいでしょう。

1　個別対応の重要性

　障害のある子どもが自立して快適な日常生活を営み、尊厳ある自己実現をめざすためには、障害のある子ども一人ひとりの栄養・健康状態の維持や食生活の質の向上を図ることが不可欠です。個別の子どもの栄養・健康状態に着目した栄養ケア・マネジメントの適切な実施が重要になります。この栄養ケア・マネジメントは、個別の支援計画の一環として行われることに留意します。また、摂食・嚥下機能に障害がある子どもが、安全においしく食事を食べることができるためには、口腔機能や体調に合った食事の提供が重要になります。

2　子どもの支援に向けた流れ

　多職種が連携して、施設内で共通した認識をもって子どものケアに臨みます。課題の解決に向けて、それぞれの専門的立場から子どもを観察し、意見を交わし、無理のない目標と計画を立てて取り組みましょう。

3　食事援助の実際

　障害のある子どもの食事援助にあたっては、体調の変化や異常にすぐに気づけるように、子どもの好みや食習慣に関する情報を得ておきます。感覚過敏のある子どもに対しては、毎日少しずつ顔や口、ほおなどにふれて、触刺激に慣れさせていくようにします。子どもの発達段階を見極めて、全介助なのか、部分介助にするのかを関係職員を交えて話し合っておきます。部分介助の場合、自立への援助として、自助具や介護用具を使用することも試みます。

　食事開始の準備として、食事開始30分以上前に離床し、排泄（はいせつ）、手洗いなどをすませて食卓に移動します。移動できない場合はベッド上で上体を起こしておきます。これは、生活リズムを整えるうえでも大切なことです。

　介助者は、子どもと同じ目の高さかそれより低い位置で介助します。また、食事のあいさつは必ず行うようにしましょう。

 プラスワン

食事援助の心がけ

・食前に適量の水分を補給し、消化液の分泌を促す。

・子どもの食べる速度に合わせて急がずに与え、誤嚥を防ぐとともに摂食機能や摂食行動の発達を促すよう介助する。

・口に運ぶ食べ物の1回量は障害のない子どもより少なめにする。

・同じものばかり口に運ぶのではなく、提供された料理をまんべんなく口にできるよう心掛ける。

・食事の内容や、天気や今日あった楽しかったことなどを話題にし、食事の時間を楽しめるようにする。

・食事中の観察を怠らないようにする。体調の変化をとらえやすく、異常の早期発見につながる。

・食事摂取量と水分摂取量を記録しておくと、体調を把握する指標となる。

26コマ目　児童福祉施設における食事と栄養2

食後には、口腔衛生的な意味からも、水かお茶を飲むようにします。また食後の歯磨きは欠かさずに行うようにしましょう。

4 地域の関係機関との連携

　障害のある子どもへの栄養・食生活支援にあたっては、地域のさまざまな機関と連携して取り組むことが重要になります。施設から特別支援学校（学級）に通学する場合には、特別支援学校など関係機関と連携し、一貫性のある栄養・食生活支援を行っていきます。そのためには、施設と特別支援学校がそれぞれで行っている栄養管理、栄養・食生活支援について、これを担っている担当者（栄養士等）どうしが、情報を共有するなど、連携できる体制の整備が急務です。

　施設と学校が食の支援計画を立て、連携した栄養・食生活支援を進めていくことは、子どもの健やかな発育・発達に資するものであり、さらに家庭への支援につなげていくことで、より質の高い子どもへの栄養・食生活支援になります。

プラスワン

情報の内容

・それぞれどのような目標で食の支援を行っているか
・食に関する課題やその改善のための目標や援助の方法（声かけによる働きかけ、自助具などの工夫など）
・給与栄養目標量
・食物アレルギーや服薬、摂食・嚥下機能や身体状況による食事留意事項
　　　　　　　など

おさらいテスト

❶ 障害のある子どもに対しては、介助者は [　　　] の発達を [　　　] ような食事の与え方を心がける。

❷ 障害のある子どもが「[　　　] で食べること」を支援し、必要に応じて [　　　] の使用を試みる。

❸ 障害のある子どもの食事の援助にあたっては、[　　　] や異常にすぐに気づけるように、子どもの好みや [　　　] に関する [　　　] を得ておく。

演習課題

障害のある子どもの食生活について理解しよう1

演習テーマ 1 偏食について考えてみよう

障害のある子どもの偏食の原因を、家庭での食生活において、偏食が定着してきた背景を踏まえて考えてみましょう。

演習テーマ 2 障害のある子どもの食事について自分で調べてみよう

障害児にとって「楽しく食べる」とはどのような方法が考えられますか。インターネットや書籍で探してみましょう。

【キーワードのヒント】

「障害児　食支援」「障害児　食　課題」で探してみましょう。

【参考サイト】

社会福祉法人子羊学園「重症児者の食事支援 楽しい食事時間を提供するために」

http://www.procomu.jp/smid2017/pdf/smid43_hands1siryo1.pdf （2020 年 9 月 3 日確認）

【参考書籍】

山根希代子監修、藤井葉子編著『発達障害児の偏食改善マニュアル 食べられるってうれしいね 食べられないが食べられるに変わる実践』（中央法規出版、2019 年）

徳田克己監修、西村実穂・水野智美編著『具体的な対応がわかる 気になる子の偏食──発達障害児の食事指導の工夫と配慮』（チャイルド本社、2014 年）

障害のある子どもの食生活について理解しよう2

食事の介助について、クラスメートとペアになって実践してみましょう。実践後、以下の点について、話し合ってみましょう。

①食事の姿勢は？

②スプーンの使い方は？

③どのような形状の食材が飲み込みやすい？

④水分摂取はどのようなタイミングでどんな方法がよいか？

⑤声かけは？

⑥そのほか、介助される側になって気づいた点は？

第7章

IIIIIIIIIIIIIIIIIIIIIIIIIIIIIIIIIIIIIIIIIIIIIIIIIIIIIIIIIIIIIIIIIIIIIIII

特別な配慮を要する
子どもの食と栄養

この章では、特別な配慮が必要な子どもへの食事の提供について学びます。
障害や疾病の状況によって、食事の援助についてのポイントは異なります。
適切な援助ができるように理解していきましょう。

疾病および体調不良の
子どもへの対応

今日のポイント

1 子どもは、体調不良を自分で伝えられない場合が多いため、日ごろのようすと違うことに気づくことが体調不良の発見につながる。

2 子どもは免疫力が弱いため感染症にかかりやすく、短時間で重症化しやすい。

3 食中毒の予防は、食中毒菌を「食品につけない、増やさない、やっつける（殺菌）」が原則である。

1 体調不良の子どもへの対応

1 下痢

下痢とは、通常の便よりも柔らかく水分が多い状態で、水溶性、あるいは泥状など、さまざまな形状がみられます。また排便回数が増えることが多く、においなどにも変化がみられます。個人差もあるので、通常の便と比べて判断します。

下痢の原因としては、食べすぎや、胃腸炎、消化不良、感染症や心因性によるものなどがあります。吐き気、嘔吐、発熱がなければ脱水症に気をつけ、水分や電解質の補給を心掛けます。吐き気、嘔吐、発熱などをともなう場合には、感染症（ウイルスや細菌）が疑われます。また下痢の症状はあるものの機嫌がよく、あやすと笑うなど、下痢以外に日常と変わりがない場合には、ようすを見ながら食事を与えます。

特に乳幼児では、冬場にウイルス性の下痢がよくみられます。ノロウイルス＊、ロタウイルス＊などは感染力が非常に強いので、嘔吐物や下痢便の処理には注意が必要です（図表 27-1）。

●下痢のときの食事

乳児の場合、医師に禁止されていなければ母乳やミルクは飲みたいだけ飲ませます。下痢がひどいときには一時的に離乳食は中止しますが、下痢が長引く場合には乳糖を含まないミルクに切り替えます。

幼児の場合、嘔吐や腹痛がなければ、水分（湯冷ましや小児用イオン飲料など）を補給し、消化のよいものを食べさせます。

2 嘔吐

子どもが嘔吐をすることは珍しいことではなく、消化器系疾患や感染症、ストレスなどの心理的なもの、発熱時などその理由はさまざまです。しか

📖 語句説明

ノロウイルス感染症

→ウイルス性胃腸炎のなかで最も発生患者数が多く、感染力が強いのが特徴。乾燥に強く、少量のウイルスで発症することから、吐物などが床に飛び散ったり、不十分な処理の場合、施設内の集団感染につながることも多いので注意が必要である。また、おむつ替えの担当者から感染する場合などもみられる。消毒には次亜塩素酸ナトリウムや塩素系の漂白剤を用いる。

ロタウイルス感染症

→乳幼児の冬場に流行するウイルス性胃腸炎の代表。生後6か月〜2歳ぐらいまでの乳幼児に多くみられる。嘔吐をともない、米のとぎ汁のような下痢便が特徴。1週間程度で治るが、嘔吐や下痢がひどい場合には入院することもある。

● 図表 27-1　嘔吐物や下痢便の処理の手順

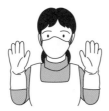

①処理をする人は、マスク、エプロン、使い捨ての手袋を着用する。

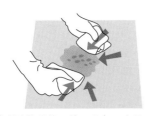

②嘔吐物は使い捨ての布、あるいは
　ペーパータオルなどで外側から内側
　に向け、拭き取り面を折り込みなが
　ら静かに拭き取る。

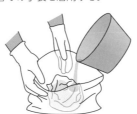

③使用した使い捨ての布やペーパータオ
　ル等はすぐにビニール袋に入れて処分
　する。ビニール袋に0.1％次亜塩素酸
　ナトリウムを染み込む程度に入れる。

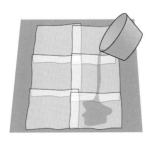

④嘔吐物が付着していた床とその周囲
　を、0.1％次亜塩素酸ナトリウムを染み
　こませた布やペーパータオル等で覆う
　か、浸すように拭く。

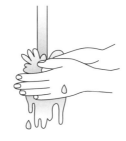

⑤処理後は手袋を外して手洗いする。
　手袋も処分する。

出典：東京都福祉保健局「ノロウイルス対応標準マニュアル（平成28年）」2016年をもと
に作成

プラスワン

乳糖を含まないミルク

風邪や急性胃腸炎の
後で下痢だけが長引
く場合に「乳糖不耐症
用ミルク」に切りかえ
ることがある。
➡14コマ目「調製粉
乳の種類」

し、同じ症状が何人か同時に起こったときには食中毒の可能性もあります。
　乳児では、胃の形状から飲んだ乳汁をもどしやすく、これを溢乳（いつにゅう）といい
ますが、病的なものではありません。
　また、幼児期から学童期前半にかけて、突然激しい嘔吐を繰り返す周期
性嘔吐症（自家中毒）がみられることがあります。周期性嘔吐症の原因は
まだはっきりとしていませんが、精神的な緊張や疲労、脂肪の多い食事な
ども引き金となると考えられています。行事の前後などは、ゆったりとし
たスケジュールで、精神的に緊張しないように周囲が心掛けることも大切
です。

● **嘔吐のときの食事**

　乳児も幼児も、水分補給は、嘔吐、吐き気や悪心（おしん）などがおさまり、欲し
がるようになったら小さじ１杯程度からゆっくり与えます。約30分程度

**27
コマ目**

疾病および体調不良の子どもへの対応

吐かなければ、吐き気がおさまったと判断しますが、少量からであれば口からの摂取も可能です。特にウイルス性胃腸炎の場合、吐き気がおさまる前にたくさんの水分を与えると、さらに嘔吐する場合があるので、気長に少しずつ与えることがポイントです。

3　脱水症

　体内の水分が異常に減ってしまう状態を脱水症といいます。水分の排出量が増えたり、摂取量が減ったり、同時に両方の状態が起こったときなどにみられます。

　たとえば、暑さのなかで大量に発汗し、水分摂取も不足している場合や、嘔吐などで水分がとれない、発熱、下痢などで水分の排出量が多くなっている場合などに起こりやすくなります。また、子どもは大人に比べて体重に占める水分の割合が大きく、水分代謝も多いため、脱水になりやすいのです。子どもの脱水症状（図表27-2）としては、排尿回数が減る、排尿間隔が長い、唇が乾いている、目が落ちくぼむ、元気がないなどのようすがみられますが、半日以上まったく排尿がない、ぐったりしている場合などは中度以上の脱水症と判断し、すぐに医療機関を受診します。脱水症の予防には水分補給が重要です。汗をたくさんかくような場合には、子ども用イオン飲料や経口補水液などをこまめに補給しましょう。

●図表 27-2　脱水症の症状

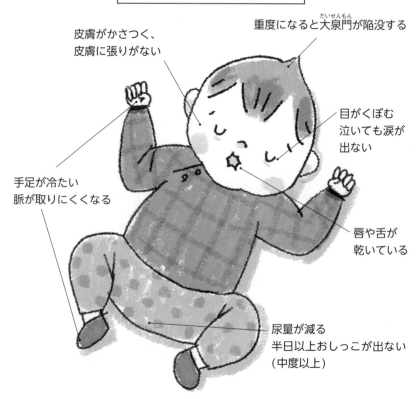

元気がない、ぐったりしている

重度になると大泉門が陥没する

皮膚がかさつく、
皮膚に張りがない

目がくぼむ
泣いても涙が
出ない

手足が冷たい
脈が取りにくくなる

唇や舌が
乾いている

尿量が減る
半日以上おしっこが出ない
（中度以上）

2　食中毒予防と衛生管理

　食中毒とは、食中毒を起こすもととなる細菌やウイルス、有毒な物質がついた食品を摂取することによって、下痢、腹痛、発熱、嘔吐などの症状が起こる病気のことです。食中毒の原因によって、発症するまでの時間や症状は異なりますが、ときには生命にも影響を及ぼします。

　食中毒の原因は大きく3つに分類することができます。サルモネラ菌やカンピロバクター、病原性大腸菌O-157のような微生物、ふぐ毒やきのこ毒などの天然毒素、メタノールなどの化学物質があります（図表27-3）。

　厚生労働省「年次別食中毒発生状況」をみると、2019（令和元）年の食中毒の原因（事件数）の約6割が微生物（細菌は約4割、ウイルスは約2割）であり、年度によりこの割合は多少変化しますが、食中毒のほとんどは微生物によるものであることがわかります。

　細菌によるものとしては、食品中に含まれるサルモネラ菌、腸炎ビブリ

●図表27-3　食中毒の原因

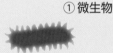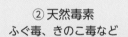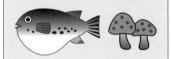

① 微生物	② 天然毒素 ふぐ毒、きのこ毒など	③ 化学物質 メタノール、PCBなど
細菌 サルモネラ菌、病原性大腸菌O-157など　ウイルス ノロウイルスなど		PCBは電気機器などに幅広く使用されていましたが、その毒性が問題になり、1972（昭和47）年以降、製造されていません。

●図表27-4　細菌、ウイルス性食中毒の原因、症状、特徴

原因菌	原因食品	症状	その他の特徴
サルモネラ菌	十分に加熱していない卵、肉、魚、生クリームなど	下痢（粘血便）、発熱、腹痛、嘔吐	生卵を割りおきしたものは使用しない。乾燥に強く、熱に弱い。
カンピロバクター	生肉（特に鶏肉）	下痢（粘血便）、発熱、腹痛	乳児の細菌性下痢のトップ。
黄色ブドウ球菌	化膿した傷やおでき、にきび等の化膿巣を触った手指。鼻の穴、髪の毛などにも存在。	激しい嘔吐、腹痛、発熱はない	食品中で増えるときに毒素をつくる。潜伏期間が30分から6時間と早く症状がでる。
腸炎ビブリオ菌	生の魚や貝などの魚介類が原因	激しい下痢（血便）、腹痛、発熱、嘔吐	真水や熱に弱い。生鮮魚介類は10℃以下で保管し、調理前に流水で洗浄。
腸管出血性大腸菌（O-157を含む）	十分に加熱していない肉や生野菜	激しい嘔吐、下痢、腹痛、血便	中心温度が75℃で1分以上の加熱により死滅。
ノロウイルス	汚染された二枚貝（かき、あさり、しじみ）、井戸水など	激しい嘔吐、下痢、腹痛	患者の糞便、汚物からの二次感染に注意。

27 コマ目

疾病および体調不良の子どもへの対応

●図表 27-5　家庭でできる食中毒の予防

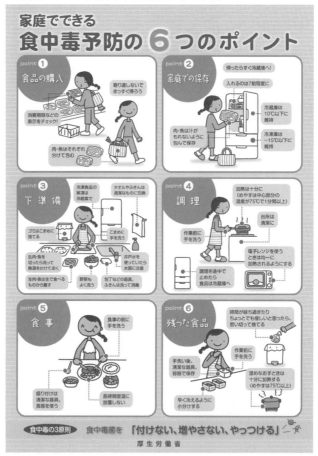

出典：厚生労働省ホームページ「家庭でできる食中毒予防の6つのポイント」
https://www.mhlw.go.jp/topics/syokuchu/dl/point.pdf（2020年9月7日確認）

オ、カンピロバクターなど、細菌が増殖した食品を摂取することで起こる
感染型、黄色ブドウ球菌やボツリヌス菌など細菌がつくる毒素を摂取する
ことで起こる毒素型があります（図表27-4）。
　食中毒を予防するためには、食品中の食中毒菌をできるだけ少なくする
ことが大切です。食中毒を予防するためには、食中毒菌を「食品につけな
い、増やさない、やっつける（殺菌）」が原則です（図表27-5）。

おさらいテスト 〃〃

❶ 子どもは、[　　　]を自分で伝えられない場合が多いため、日ごろの
　ようすと[　　　]ことに気づくことが体調不良の[　　　]につながる。
❷ 子どもは免疫力が弱いため[　　　]にかかりやすく、短時間で
　[　　　]しやすい。
❸ 食中毒の予防は、食中毒菌を「食品に[　　　]、[　　　]、やっつけ
　る（殺菌）」が原則である。

〃〃

ディスカッション

①子どもの体調不良をどのように見つけるのか、話し合ってみましょう。

②調理を衛生的に行うための工夫を小グループで話し合ってみましょう。

食物アレルギーのある子どもへの対応 1

今日のポイント

1 食物アレルギーの原因となる食品は、鶏卵、牛乳、小麦で全体の約60%を占める。

2 除去食は医師の診断のもとで行い、必要最小限の原因食物の除去が原則である。

3 アトピー性皮膚炎を発症する環境的因子には、食物も含まれる。

1 アレルギーについて

1 アレルギーとは何か

　本来は私たちの体を守る免疫反応が過剰に働いて、さまざまな不快症状をもたらす現象をアレルギーとよんでいます。代表的な疾患として、食物アレルギー、アレルギー性鼻炎、気管支喘息、アトピー性皮膚炎などがあります。食物がアレルゲン*となって引き起こされるアレルギー症状が食物アレルギーです。

2 食物アレルギーの症状

　食物アレルギーは、食物の成分を異物と認識し、それを排除するための免疫反応が過剰に起こるもので、食後数分で始まります。腹痛、嘔吐、下痢などの消化器症状や、じんましん、浮腫、湿疹などの皮膚症状、喘息な

●図表28-1　食物アレルギーにより引き起こされる症状

皮膚症状	瘙痒感、じんましん、血管性浮腫、発赤、湿疹	
粘膜症状	眼症状	結膜充血・浮腫、瘙痒感、流涙、眼瞼浮腫
	鼻症状	くしゃみ、鼻汁、鼻閉
	口腔咽頭症状	口腔・口唇・舌の違和感・腫脹、咽頭の痒み・イガイガ感
消化器症状	腹痛、悪心、嘔吐、下痢、血便	
呼吸器症状	喉頭絞扼感、喉頭浮腫、嗄声*、咳嗽、喘鳴、呼吸困難	
全身性症状	アナフィラキシー	多臓器の症状
	アナフィラキシーショック	頻脈、虚脱状態(ぐったり)、意識障害、血圧低下

出典：厚生労働科学研究班「食物アレルギーの診療の手引き2014」2014年

重要語句

アレルゲン

→アレルギー症状を起こす原因となる物質のこと。

プラスワン

食物アレルギーの定義

「食物によって引き起こされる抗原特異的な免疫学的機序を介して生体にとって不利益な症状が惹起される現象」(日本小児アレルギー委員会「食物アレルギー診療ガイドライン2012」)

重要語句

嗄声

→かすれ声のこと。

どの呼吸器症状、目・鼻・口腔内での症状など、さまざまな症状が引き起こされます（図表28-1）。特定の食品を摂取したあとに運動を行うことでアナフィラキシーを起こすこともあります。意識障害など重篤な症状が急激に起こることをアナフィラキシーショックといい、命に関わることもあります。

3 アレルギーを引き起こしやすい食品

食物アレルギーの原因となる食品は、「保育所におけるアレルギー対応ガイドライン（2019年改訂版）」によると、鶏卵（39.0%）、牛乳（21.8%）、小麦（11.7%）が多く、全体の72.5%を占めています。

❶ 鶏卵

鶏卵のアレルゲンの多くは卵白のたんぱく質成分で、熱により変性します。そのため、温度が高いほどアレルギーは起こりにくくなります。ただし、水に溶けやすいという特徴もあるので、スープなどに溶き卵が入っていると、汁に成分が溶け出ている可能性があります。マヨネーズ、洋菓子など、卵を使った加工食品にも気をつけましょう。

❷ 牛乳・乳製品

牛乳のアレルゲンは、加熱してもあまり変化がないので、加熱処理がされていたとしても、アレルギーが起こりにくくなることはありません。牛乳は、さまざまな加工食品に使用されているので、加工食品の原材料には十分注意しましょう。たとえば、ヨーグルト、チーズ、バター、生クリーム、発酵乳、アイスクリームなどです。

❸ 小麦

小麦のアレルゲンも、加熱による変化があまりないので、パンやケーキのように高温のオーブンで焼いていても、アレルギーが起こりにくくなることはありません。一方、みそやしょうゆに含まれている小麦は、発酵過程でたんぱく質が分解されるため、基本的には配慮する必要はないといえます。

❹ 大豆

大豆も、さまざまな加工食品に使用されているので、加工食品の原材料に気をつけましょう。たとえば、豆腐、湯葉、油揚げ、きな粉、納豆などがあります。ただし、長期間発酵させたみそやしょうゆなどは、たんぱく質が変性しているので、食べられることもあります。

❺ ピーナッツ（らっかせい）

ピーナッツは、ピーナッツそのものだけでなく、殻にもアレルゲンがあります。また、ピーナッツバター、ピーナッツオイルも同様です。お菓子や惣菜などの隠し味に使われていることも多いので、誤食しないように、十分注意する必要があります。

❻ 甲殻類

エビ・カニは、アレルゲンが似ているため、どちらかにアレルギー反応がでると、もう一方にもでる交差反応が起こることがあります。また、ゆでた汁や殻に触れてもアレルギー反応が現れる人もいます。甲殻類は、イ

28
コマ目

食物アレルギーのある子どもへの対応1

カ、タコといった軟体動物、貝類、魚類とともに魚介類としてまとめられ
ますが、アレルギーの交差反応は20％程度なので、区別して考える必要
があります。

❼ そば

そばは、ゆで汁や蒸気でもアレルギー反応が起こることから、そのアレ
ルゲンは水溶性で、熱による変性が少ないものであるとされています。小
麦や米との交差反応はないため、うどんにはアレルギーは起こりませんが、
そばと同じゆで汁でゆでたうどんにはアレルギー反応が起こります。外食
では注意が必要です。

図表28-2、28-3に、加工食品のアレルギー表示と鶏卵、牛乳、小麦を
含む加工品や料理の例をまとめます。

● 図表 28-2　加工食品のアレルギー表示

特定原材料等の名称	
義務	卵、乳、小麦、落花生、エビ、そば、カニ
推奨	イクラ、キウイフルーツ、くるみ、大豆、バナナ、やまいも、カシュー ナッツ、もも、ごま、さば、さけ、イカ、鶏肉、りんご、まつた け、あわび、オレンジ、牛肉、ゼラチン、豚肉、アーモンド

● 図表 28-3　鶏卵、牛乳、小麦を含む加工品や料理の例

	加工品や調味料の例	料理の例
鶏卵	マヨネーズ、生スパゲッティ、中華めん、かまぼこ、レトルトハンバーグ、冷凍フライ類、アイスクリーム、クッキー、プリン、ケーキ、パン	卵料理、お好み焼き、茶わん蒸し、天ぷら、フライ、ピザ、サンドイッチ、フレンチトースト、プリン、スポンジケーキ、クッキー
牛乳	粉ミルク、ヨーグルト、チーズ、生クリーム、乳酸菌飲料、バター、インスタントカレーのルー、アイスクリーム、チョコレート、クッキー、プリン、ケーキ、パン	クリームシチュー、クラムチャウダー、グラタン、ドリア、カレー、ピザ、サンドイッチ、フレンチトースト、プリン、杏仁豆腐
小麦	ぎょうざの皮、めん類、ふ、クッキー、ケーキ、パン、パン粉、しょうゆ、カレールー、ホワイトソース	クリームシチュー、クラムチャウダー、グラタン、ドリア、カレー、天ぷら、フライ、ムニエル、ミートソース、ピザ、サンドイッチ、ケーキ、ビスケット

2 食物アレルギーへの対応と食事

１ 除去食と代替食

食物アレルギーのある子どもへの対応では、アレルゲンを特定し、その
食品を食べさせないことが重要です。これを「除去食」といいます。しか

し、主要なアレルゲンである鶏卵、乳製品、小麦をまったく摂取しないと、栄養に偏りがでて、発育に影響を及ぼすことにもなりかねません。そこで、アレルゲンとなる食品に含まれる栄養素を補うために、ほかの食品を代替して摂取します。これを「代替食」といいます。

　除去食を始めるにあたって、必ず注意しなければならないことがあります。これまでみてきたように、アレルゲンとなる主な食品は、鶏卵、牛乳、小麦で、どれも発育や活動のために重要な栄養素を含んでいます。自己判断での除去はやめ、医師の診断のもとで行うことが重要です。つまり、正しい判断に基づいた必要最小限の原因食物の除去が原則なのです。

　ただし、保育所における対応の基本としては、安全への配慮を重視し、できるだけ単純化し、「完全除去」か「解除」の両極で対応するのが望ましいといえます。

２　代替食の例

　卵は、卵料理以外にもハンバーグやフライのつなぎに用いられています。ハンバーグのつなぎには、すりおろしたじゃがいもや豆腐など、加熱で固まる性質のある食品が利用できます（図表28-4）。

　牛乳は、洋菓子や洋食のホワイトソースなどに用いられます。代替食としては、豆乳や乳アレルギー用の粉ミルクを活用できます。牛乳を除去するとカルシウムが不足気味になるので、カルシウムの多い小魚などで補います。ただし、塩分を多く含んでいることが多いので、湯通しをするなどして、塩分を取り除く工夫も必要です。

　小麦粉は、米粉、上新粉、かたくり粉（じゃがいも）、タピオカ粉で代替が可能です。

●図表28-4　代替食の例

	除去する食品	代用する代替食
カレー、グラタン	小麦	かたくり粉、米粉
	牛乳	豆乳、乳アレルギー用粉ミルク
ハンバーグ	卵	すりおろしたじゃがいもや、れんこん、米粉、豆腐、豆乳
	牛乳	
	パン粉	
豚カツ エビフライ	小麦	水溶き米粉や、かたくり粉
	卵	
	パン粉	コーンフレーク、緑豆春雨、しんびき粉*
ぎょうざ	ぎょうざの皮	米粉、タピオカ粉、湯葉
春巻き	春巻きの皮	
焼きうどん	うどん	フォー

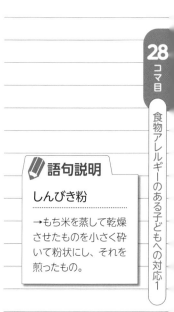

語句説明

しんびき粉

→もち米を蒸して乾燥させたものを小さく砕いて粉状にし、それを煎ったもの。

3 アトピー性皮膚炎との関連

1 アレルギーマーチ

遺伝的に皮膚炎になりやすいアレルギー体質や、皮膚のバリア機能障害（アトピー素因）の場合、乳幼児期のアトピー性皮膚炎を発症しやすく、それをもとに食物アレルギー、気管支喘息、アレルギー性鼻炎と次々に異なる時期にアレルギーが発症していくことがあります。このような様子をアレルギーマーチと呼んでいます。現在、このアレルギーマーチを克服するための予防策や早期治療の対策が必要とされ、さまざまな研究が行われています。

アトピー性皮膚炎とは、皮膚に痒（かゆ）みをともなう湿疹ができたり治ったりを繰り返す疾患です。アトピー素因に加え、環境的な因子が加わり発症するといわれています。たとえば、ダニ、ほこり、洗剤、動物の毛、感染症などがあり、そのなかに食物も含まれています。

2 食物アレルギーの判断のために

食物アレルギーは皮膚症状に一番多く現れ、アトピー性皮膚炎と合併することも多くあります。

乳児期は離乳が始まり、いろいろな食べ物を覚えていく大切な時期なので、どの食品によるアレルギーかを特定することが必要となります。そのためにも、できるだけアトピー性皮膚炎などほかの因子を除去しておいた方がよいでしょう。

3 スキンケア

近年の研究で、保湿剤を塗布することでアトピー性皮膚炎の発症が少なくなるということがいわれています。正しいスキンケアは、皮膚の乾燥を抑え皮膚の状態を整えられるので、アレルギーマーチの起点となっているアトピー性皮膚炎発症を抑える予防策の一つになりそうです。

おさらいテスト

❶ 食物アレルギーの原因となる食品は、[　　　]、[　　　]、[　　　]で全体の約60％を占める。

❷ [　　　]は医師の診断のもとで行い、必要最小限の[　　　]の除去が原則である。

❸ アトピー性皮膚炎を発症する[　　　]には、食物も含まれる。

演習課題

食物アレルギーのある子どもへの理解を深めよう

演習テーマ **1**　アレルギーのある子どものおやつを考えよう

鶏卵と小麦のアレルギーのある子どもに与える手作りのおやつを考えてみましょう。

演習テーマ **2**　食生活のアドバイスを考えよう

小麦アレルギーの子どもの保護者に対する食生活のアドバイスを考えてみましょう。
①外食や食品の購入について気をつけること：

②除去について気をつけること：

演習テーマ **3**　調理方法を考えよう

牛乳アレルギーの子どもにグラタンを食べさせたいとき、どのように調理すればよいか、考えてみましょう。

28
コマ目

食物アレルギーのある子どもへの対応1

食物アレルギーのある子どもへの対応 2

今日のポイント

1 アナフィラキシーは症状の進行が速いため、迅速な対処行動が要求される。

2 飲食をともなう行事やイベントでは、使用食品を確認し、誤食事故を防ぐ。

3 保育所の生活では、「生活管理指導表」を活用する。

1 保育所における食物アレルギーへの対応

1 現状と課題

　近年、アレルギー疾患の乳幼児が増える一方で、アレルギーに関する考え方や治療法は急速に発達し、大きく変化しています。そのため、受診した医師によって治療法や指導法がさまざまで、保育現場でも調整が難しく、混乱が生じています。

　主治医の指示がはっきりと示されているアレルギー性鼻炎、結膜炎、喘息（ぜん）については、大きな問題は起こっていません。しかし、食物アレルギー（そく）については、保育所の約5割で配膳ミスの事故が発生しているという調査もあります（総務省中部管区行政評価局「乳幼児の食物アレルギー対策に関する実態調査結果報告書」2015年）。さらに、この食物アレルギーの10%は、アナフィラキシーショックを引き起こす危険性もあります。

2 アナフィラキシーへの対応

　症状の進行が速いため、迅速な対処行動が要求されます（図表 29-1）。

　保育所においては、アナフィラキシーに対応するため、エピペン®を預かる場合があります。エピペン®を預かる際には、保護者との面接時に緊急時の対応について十分に確認し合い、緊急時個別対応票（図表 29-2）を作成し、その内容についても定期的に確認する必要があります。エピペン®の保管については、利便性という観点から万が一のアナフィラキシー症状発現時に備えて、すぐに取り出せるところに保存し、保管場所について職員全員が知っておく必要があります。また、安全性という観点から、子どもの出入りが多い場所を避け、子どもの手が届かないところに保管します。

プラスワン

小児の食物アレルギー

　3歳までに約50%、就学前までに80%から90%の幼児が耐性を獲得する。

● 図表29-1　医療機関外でのアナフィラキシー症状出現時の対応

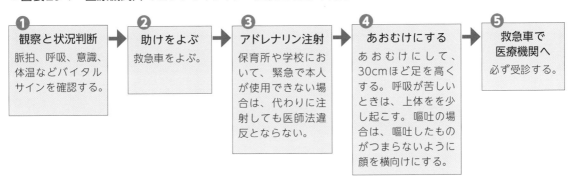

出典：厚生労働科学研究班「食物アレルギーの診療の手引き2014」2014年

● 図表 29-2　緊急時個別対応票

		年　　月　　日作成
組	名前	原因食物
組		

緊急時使用預かり

管理状況	エピペン®	有・無		
		保管場所（　　　　　）	有効期限（　年　月　日）	
	内服薬	有・無		
		保管場所（　　　　　）		

緊急時対応の原則

以下の症状が一つでもあればエピペン®を使用し、救急車を要請

全身の症状
□ぐったり　□脈が触れにくいまたは不規則
□意識もうろう　□唇や爪が青白い
□尿や便を漏らす

呼吸器の症状
□のどや胸がしめ付けられる　□息がしにくい
□声がかすれる　□持続する強い咳き込み
□犬が吠えるような咳　□ゼーゼーする呼吸

消化器の症状
□持続する強い（がまんできない）お腹の痛み
□繰り返し吐き続ける

緊急時の連絡先

医療機関・消防機関		医療機関、消防署への伝達内容
救急（緊急）	119	1. 年齢、性別ほか患者の基本情報
搬送医療機関	名　称	2. 食物アレルギーによるアナフィラキシー症状が現れていること
	電　話（　　）	3. どんな症状がいつから現れて、これまでに行った処置、またはその時間
搬送医療機関	名　称	※特に状態が悪い場合は、意識状態、顔色、心拍、呼吸数を伝えられると良い
	電　話（　　）	※その際、可能であれば本対応票を救急隊と共有することも有効

保護者連絡先			保護者への伝達・確認内容
名前・名称	続　柄	連絡先	1. 食物アレルギー症状が現れたこと
			2. 症状や状況に応じて、医療機関への連絡や、救急搬送すること
			3. （症状により）エピペン® 使用を判断したこと
			4. 保護者が園や病院に来られるかの確認
			5. （救急搬送等の場合）搬送先を伝え、搬送先に保護者が来られるか確認

出典：厚生労働省「保育所におけるアレルギー対応ガイドライン（2019年改訂版）」2019年

3　保育所の日常に潜む危険

保育所の日常にはさまざまなアレルギー疾患の危険性があります。各ア

レルギー疾患と関連の深い保育所での生活場面は図表29-3の通りです。

　アレルギーの原因となる食品が特定され、保育所で除去した給食を提供したり、家庭からお弁当を持参したりしているにもかかわらず、幼児が誤食してしまう危険性があります。床に落とした食品を拾い、間違えて食べてしまうことや、お弁当のおかずの交換などは、実際に起こりうることです。

　ほかにも、午睡に使用する枕がソバ殻枕であったり、口に入れても安全なように配慮した小麦粘土の使用などでも、それぞれに対してアレルギーがある場合、アレルギー反応が起こります。

　さらに、節分の際にまく豆は、大豆や、地方によってはピーナッツを使用しますが、どちらにもアレルギーのある子どもがいる可能性があります。飲食をともなう行事やイベントの際には、必ず使用する食品を確認しておきます。保育所職員のしっかりとした対応が事故を防ぐ第一歩です。常に、職員間の役割分担および連携が重要であるということを意識しましょう（図表29-4）。また、保育所職員においては、アレルギーに対する知識

●図表29-3　各アレルギー疾患と関連の深い保育所での生活場面

生活の場面	食物アレルギー・アナフィラキシー	気管支ぜん息	アトピー性皮膚炎	アレルギー性結膜炎	アレルギー性鼻炎
給食	○		△		
食物等を扱う活動	○		△		
午睡		○	△	△	△
花粉・埃の舞う環境		○	○	○	○
長時間の屋外活動	△	○	○	○	○
プール	△	△	○	△	
動物との接触		○	○	○	○

○：注意を要する生活場面　△：状況によって注意を要する生活場面
出典：図表29-2と同じ

●図表29-4　保育所の給食・離乳食の工夫・留意点

①献立を作成する際の対応
　・除去を意識した献立（献立に組み込まれやすい食品「鶏卵、牛乳、小麦」）
　・新規に症状を誘発するリスクの高い食物の少ない献立（症状が重篤になりやすい食品「そば・ピーナッツ」、幼児期以降に新規発症する傾向がある食品「エビ、カニ、キウイ、バナナ」）
　・調理室における調理作業を意識した献立
②保育所で"初めて食べる"ことを避ける（家庭において2回以上食べさせて確認）
③アレルギー食対応の単純化（"完全除去"か"解除"かの両極で対応）
④加工食品の原材料表示をよく確認する
⑤調理室において効率的で混入（コンタミネーション）のない調理と搬送
⑥保育所職員による誤食予防の体制づくり（知識の習熟、意識改革、役割分担と連携など）
⑦食材を使用するイベントの管理
⑧保護者との連携
⑨除去していたものを解除するときの注意（家庭で複数回食べさせて確認し、医師の診断書の提出を求め、解除申請書などの書類を作成する）

出典：厚生労働省「保育所におけるアレルギー対応ガイドライン（2019年改訂版）」2019年を一部改変

の習熟が求められています。アレルギーに関する講習会に積極的に参加し、
最新情報の把握にも努めましょう。

2　保護者への対応

1　保護者に伝えること
①保育所の献立表をよく確認すること。
②アレルギー反応が現れた食品については、速やかに報告すること。
③原因食物決定に際しては、必ず医師の診断を受けること（原因食物決定後にも定期診断を受けること）。
④保育所で食べる食品が、子どもにとって初めて食べる食品にならないように、家庭で提供しておくようにすること。

● 図表29-5　生活管理指導表の活用の流れ

【アレルギー疾患を有する子どもの把握】
・入園面接時に、アレルギーにより保育所で特別な配慮や管理が必要な場合、保護者から申し出てもらう。
・健康診断や保護者からの申請により、子どもの状況を把握する。

【保護者へ生活管理指導表の配付】
・保育所と保護者との協議の上、アレルギー疾患により保育所で特別な配慮や管理が求められる場合に、配付する。

【医師による生活管理指導表の記入】
・かかりつけ医に生活管理指導表の記載を依頼する。（保護者は、保育所における子どもの状況を医師に説明する）
　※医師には、必要に応じ、本ガイドラインの該当ページを参照してもらう。
・保護者は、必要に応じて、その他資料等を保育所に提出する。

【保護者との面談】
・生活管理指導表を基に、保育所での生活における配慮や管理（環境や行動、服薬等の管理等）や食事の具体的な対応（除去や環境整備等）について、施設長や担当保育士、調理員などの関係する職員と保護者が協議して対応を決める。
・対応内容の確認とともに、情報共有の同意について確認する。

【保育所内職員による共通理解】
・実施計画書等を作成し、子どもの状況を踏まえた保育所での対応（緊急時含む）について、職員や嘱託医が共通理解を持つ。
・保育所内で定期的に取組状況について報告等を行う。

【対応の見直し】
・保護者との協議を通じて、1年に1回以上、子どものアレルギーの状態に応じて、生活管理指導表の再提出等を行う。なお、年度の途中において対応が不要となった場合には、保護者と協議・確認の上で、特別な配慮や管理を終了する。

出典：図表29-2と同じ

● 図表29-6　保育所におけるアレルギー疾患生活管理指導表〈参考様式〉

（表面）

保育所におけるアレルギー疾患生活管理指導表（食物アレルギー・アナフィラキシー・気管支ぜん息）

名前＿＿＿＿＿＿＿　男・女　＿＿年＿＿月＿＿日生（＿＿歳＿＿ヶ月）＿＿組　　提出日　　　年　　月　　日

※この生活管理指導表は、保育所の生活において特別な配慮や管理が必要となった子どもに限って、医師が作成するものです。

	病型・治療	保育所での生活上の留意点	
食物アレルギー（あり・なし）アナフィラキシー（あり・なし）	A．食物アレルギー病型 　1．食物アレルギーの関与する乳児アトピー性皮膚炎 　2．即時型 　3．その他（新生児・乳児消化管アレルギー・口腔アレルギー症候群・ 　　食物依存性運動誘発アナフィラキシー・その他：　　　） B．アナフィラキシー病型 　1．食物（原因：　　　　　　　　　　　　　　　　　） 　2．その他（医薬品・食物依存性運動誘発アナフィラキシー・ラテックスアレルギー・ 　　昆虫・動物のフケや毛） C．原因食品・除去根拠　　該当する食品の番号に○をし、かつ（　）内に除去根拠を記載 　1．鶏卵　　　　　（　） 　2．牛乳・乳製品　（　） 　3．小麦　　　　　（　） 　4．ピーナッツ　　（　） 　5．大豆　　　　　（　） 　6．ゴマ　　　　　（　） 　7．ナッツ類*　　 （　） 　8．甲殻類*　　　 （　） 　9．軟体類・貝類* （　） 　10．魚卵　　　　 （　） 　11．魚類*　　　　（　） 　12．肉類*　　　　（　） 　13．果物類*　　　（　） 　14．その他　　　 （　） 　[＊は（　）の中の該当する項目に○をするか具体的に記載すること] D．緊急時に備えた処方薬 　1．内服薬（抗ヒスタミン薬、ステロイド薬） 　2．アドレナリン自己注射薬「エピペン®」 　3．その他（　　　　　　　　　） 【除去根拠】該当するものすべてを（　）内に番号を記載 ①明らかな症状の既往 ②食物負荷試験陽性 ③IgE抗体等検査結果陽性 ④未摂取 （すべて・エビ・カニ・　　　　　） （すべて・イカ・タコ・ホタテ・アサリ・　　　　　） （すべて・イクラ・タラコ・　　　　　） （すべて・サバ・サケ・　　　　　） （鶏肉・牛肉・豚肉・　　　　　） （キウイ・バナナ・　　　　　）	A．給食・離乳食 　1．管理不要 　2．管理必要（管理内容については、病型・治療のC．欄及び下記C．E欄を参照） B．アレルギー用調製粉乳 　不要　下記該当ミルクに○、又は（　）内に記入 　必要　ミルフィーHP・ニューMA-1・MA-mi・ペプディエット・エレメンタルフォーミュラ 　　　　その他（　　　　　　　　　　　　　　　　　　） C．除去食品においてより厳しい除去が必要なもの 　病型・治療のC．欄で除去の際に、より厳しい除去が必要となるもののみに○をつける 　※本欄に○がついた場合、該当する食品を使用した料理については、給食対応が困難となる場合があります。 　1．鶏卵：　　卵殻カルシウム 　2．牛乳・乳製品：　乳糖 　3．小麦：　　醤油・酢・麦茶 　6．大豆：　　大豆油・醤油・味噌 　11．ゴマ：　　ゴマ油 　12．魚類：　　かつおだし・いりこだし 　13．肉類：　　エキス D．食物・食材を扱う活動 　1．管理不要 　2．原因食材を教材とする活動の制限（　　　　　） 　3．調理活動時の制限（　　　　　） 　4．その他（　　　　　　　　　） E．特記事項 　（その他に特別な配慮や管理が必要な事項がある場合には、医師が保護者と相談のうえ 　記載。対応内容は保育所が保護者と相談のうえ決定）	【緊急連絡先】 ★保護者 電話： ★連絡医療機関 医療機関名： 電話： 記載日　　年　　月　　日 医師名 医療機関名 電話
気管支ぜん息（あり・なし）	A．症状のコントロール状態 　1．良好 　2．比較的良好 　3．不良 B．長期管理薬（短期追加治療薬を含む） 　剤形： 　1．ステロイド吸入薬　　投与量（日）： 　2．ロイコトリエン受容体拮抗薬 　3．DSCG吸入薬 　4．ベータ刺激薬（内服・貼付薬） 　5．その他（　　　　　　　）	C．急性増悪（発作）治療薬 　1．ベータ刺激薬吸入 　2．ベータ刺激薬内服 　3．その他（　　　　　　　） D．急性増悪（発作）時の対応（自由記載）	A．寝具に関して 　1．管理不要 　2．防ダニシーツ等の使用 　3．その他の管理が必要（　　　　　） B．動物との接触 　1．管理不要 　2．動物への反応が強いため不可 　　動物名（　　　　　） 　3．飼育活動等の制限（　　　　　） C．外遊び、運動に対する配慮 　1．管理不要 　2．管理必要 　　（管理内容：　　　　　） D．特記事項 　（その他に特別な配慮や管理が必要な 　事項がある場合には、医師が保護者と 　相談のうえ記載。対応内容は保育所が 　保護者と相談のうえ決定） 記載日　　年　　月　　日 医師名 医療機関名 電話

● 保育所における日常の取り組み及び緊急時の対応に活用するため、本表に記載された内容を保育所の職員及び消防機関・医療機関等と共有することに同意しますか。

保護者氏名＿＿＿＿＿＿＿＿　　　　　　　　　　　　　　　　　　　　　　　　　　：同意する
　　　　　　　　　　　　　　　　　　　　　　　　　　　　　　　　　　　　　：同意しない

218

（裏面）

保育所におけるアレルギー疾患生活管理指導表（アトピー性皮膚炎・アレルギー性結膜炎・アレルギー性鼻炎）

名前＿＿＿＿＿＿＿　男・女　＿＿年＿＿月＿＿日生（＿＿歳＿＿ヶ月）＿＿＿組　　提出日　　年　　月　　日

※この生活管理指導表は、保育所の生活において特別な配慮や管理が必要となった子どもに限って、医師が作成するものです。

アトピー性皮膚炎

病型・治療

A. 重症度のめやす（厚生労働科学研究班）
1. 軽症：面積に関わらず、軽度の皮疹のみみられる。
2. 中等症：強い炎症を伴う皮疹が体表面積の10%未満にみられる。
3. 重症：強い炎症を伴う皮疹が体表面積の10%以上、30%未満にみられる。
4. 最重症：強い炎症を伴う皮疹が体表面積の30%以上にみられる。
※軽度の皮疹：軽度の紅斑、乾燥、落屑主体の病変
※強い炎症を伴う皮疹：紅斑、丘疹、びらん、浸潤、苔癬化などを伴う病変

B-1. 常用する外用薬
1. ステロイド軟膏
2. タクロリムス軟膏（「プロトピック®」）
3. 保湿剤
4. その他（　　　）

B-2. 常用する内服薬
1. 抗ヒスタミン薬
2. その他（　　　）

C. 食物アレルギーの合併
1. あり
2. なし

保育所での生活上の留意点

A. プール・水遊び及び長時間の紫外線下での活動
1. 管理不要
2. 管理必要（　　　）

B. 動物との接触
1. 管理不要
2. 動物への反応が強いため不可
　　動物名（　　　）
3. 飼育活動等の制限（　　　）
4. その他（　　　）

C. 発汗後
1. 管理不要
2. 管理必要（管理内容：　　　）
3. 夏季シャワー浴（施設で可能な場合）

D. 特記事項
（その他に特別な配慮や管理が必要な事項がある場合には、医師が保護者と相談のうえ記載。対応内容は保育所が保護者と相談のうえ決定）

記載日　　年　　月　　日
医師名
医療機関名
電話

アレルギー性結膜炎

病型・治療

A. 病型
1. 通年性アレルギー性結膜炎
2. 季節性アレルギー性結膜炎（花粉症）
3. 春季カタル
4. アトピー性角結膜炎
5. その他（　　　）

B. 治療
1. 抗アレルギー点眼薬
2. ステロイド点眼薬
3. 免疫抑制点眼薬
4. その他（　　　）

保育所での生活上の留意点

A. プール指導
1. 管理不要
2. 管理必要（　　　）
3. プールへの入水不可

B. 屋外活動
1. 管理不要
2. 管理必要（管理内容：　　　）

C. 特記事項
（その他に特別な配慮や管理が必要な事項がある場合には、医師が保護者と相談のうえ記載。対応内容は保育所が保護者と相談のうえ決定）

記載日　　年　　月　　日
医師名
医療機関名
電話

アレルギー性鼻炎

病型・治療

A. 病型
1. 通年性アレルギー性鼻炎
2. 季節性アレルギー性鼻炎（花粉症）
主な症状の時期：春、夏、秋、冬

B. 治療
1. 抗ヒスタミン薬・抗アレルギー薬（内服）
2. 鼻噴霧用ステロイド薬
3. 舌下免疫療法
4. その他（　　　）

保育所での生活上の留意点

A. 屋外活動
1. 管理不要
2. 管理必要（管理内容：　　　）

B. 特記事項
（その他に特別な配慮や管理が必要な事項がある場合には、医師が保護者と相談のうえ記載。対応内容は保育所が保護者と相談のうえ決定）

記載日　　年　　月　　日
医師名
医療機関名
電話

● 保育所における日常の取り組み及び緊急時の対応に活用するため、本表に記載された内容を保育所の職員及び消防機関・医療機関等と共有することに同意しますか。
・同意する
・同意しない

保護者氏名

※ 「緊急連絡先」欄の連絡医療機関には、発作が発生した場合等の緊急時の連絡先として、保育所の最寄りの救急医療機関等を記入することが考えられます。
※ 生活管理指導表は保育所に食物アレルギー等に関する子どもが在籍する場合のみ、医師が作成するものです。
※ 検査結果（特に食物アレルギー欄）に記載した内容について、保育所から保護者に対し、関連する検査結果を求める必要はありません（医師の判断により血液検査等を行った場合を含む）。

出典：図表29-2と同じ

▮2▮　生活管理指導表

　アレルギーのある子どもへの対応は、保育所と保護者、医療機関の連携が必要です。保育所の生活で、特別な配慮や管理が必要となった場合に限って作成する「生活管理指導表」を活用しましょう（図表 29-5）。

　図表 29-6 に示した「生活管理指導表」は、厚生労働省の「保育所におけるアレルギー対応ガイドライン（2019 年改訂版）」によるもので、地域独自の取り組みや、保育所・医療現場の意見を踏まえて改善していくことが望ましいとされています。

おさらいテスト

❶ アナフィラキシーは［　　　］の進行が速いため、［　　　］な対処行動が要求される。

❷ 飲食をともなう行事やイベントでは、［　　　］を確認し、［　　　］を防ぐ。

❸ 保育所の生活では、「［　　　］」を活用する。

演習課題

ロールプレイングをしよう

次のそれぞれの保護者に対して、自分が担当の保育士だったらどのような助言をするか考えてみましょう。

ケース1
10か月の子どもの保護者で、母親自身が卵アレルギーのため、家庭で一度も卵を食べさせていないという場合。

ケース2
3歳の子どもの保護者で、ほとんどの食事を外食や加工食品ですませている。登所時に、これまで何度か、子どもに軽い湿疹がみられている場合。

ケース3
2歳のときに牛乳がアレルギー原因食物との診断を受けてから、家庭でも保育所でも、牛乳を除去してきたという4歳の子どもの保護者の場合。

30コマ目

慢性疾患のある子どもへの対応

今日のポイント

1 子どもの肥満対策は、適切な食事と定期的な運動である。

2 10歳未満の糖尿病は1型糖尿病が多く、治療のポイントはインスリン療法と規則正しい食事である。

3 10歳未満の腎臓病の多くは、急性糸球体腎炎とネフローゼ症候群で、適切なエネルギー、たんぱく質、塩分の摂取が必要である。

1 子どもの疾病と食事療法

27コマ目では、子どもによくみられる発熱や、嘔吐、下痢などの消化器系疾患の対応について学びました。こうした症状の多くは一過性で、やがて元通りになりますが、子どもの病気のなかには、生後間もなくから食事療法が必要となる先天性疾患や腎臓病や糖尿病のように、病気がみつかってから症状が安定するまでの長い期間、なかには一生涯食事療法が必要な疾患があります。どちらのケースも、子どもの成長、発達をよく考慮して食事療法を実施しなければなりません。

2 子どもの慢性疾患とその対応

1 慢性疾患の特徴

慢性疾患とは、症状が激しくなく、長い経過をたどる健康障害です。病気がみつかった当初は、多くは入院して医学的治療を受けますが、やがて、症状が落ち着きその後の治療方針が決まると退院します。そして、家庭でできるだけ健康な子どもと変わらない生活を送りながら治療を続けていきます。

慢性疾患にはさまざまな種類があります。ここでは比較的発生率が高い疾患、あるいは治療における食事療法の意義が大きい疾患を取り上げます。

2 肥満

肥満には単純性肥満と症候性肥満があります。症候性肥満は肥満の原因となる何らかの疾患を有する場合で、単純性肥満とは原因となる疾患がな

く、肥満になりやすいという遺伝的素因を含む場合もありますが、主に、過食や運動不足などの生活習慣の偏りによって肥満になったものです。子どもの肥満の大部分は単純性肥満です。

❶ 肥満の判定

子どもの肥満の判定にはカウプ指数が用いられます（➡ 2 コマ目図表 2-4 を参照）。

また身長体重曲線を利用すると、身長と体重から簡単に肥満度を視覚的に把握でき、肥満度の変化を観察することが容易です。

❷ 肥満の影響

幼児期肥満の一部は学童期肥満へ、学童期肥満の一部は思春期肥満へ、思春期肥満の 70~80% は成人肥満に移行します（図表 30-1）。そして肥満は中年期以降に多い 2 型糖尿病、脂質異常症、高血圧などの原因となり、将来的に心筋梗塞や脳卒中を起こすリスクを高めます。また、肥満は、肥満歴が長いほど、肥満の程度が大きいほど解消が難しくなるので、3 歳以上であれば早めに解消に努めるべきです。

❸ 食事療法

治療の中心は、食事内容、食習慣の見直しと運動の奨励です。幼児は発育しているので、特別の配慮が必要な場合を除き、成人と同じような制限はしません。軽度肥満（肥満度 20~30%）の場合は、体重が増えないように努めると、やがて身長が伸び肥満度が軽減していきます。

一方、子どもの肥満は、家庭の食習慣が大きく影響しています。たとえば両親が過食で、子どもの肥満を健康と解釈している場合があります。このような場合は両親に対する食事指導が必要になります。

食事と生活のポイントは次の通りです。

・食事量の制限をする場合は、穀類、菓子類などの糖質、脂質を多く含む食品・料理を減らす。

●図表30-1　子どもの肥満から成人肥満への移行

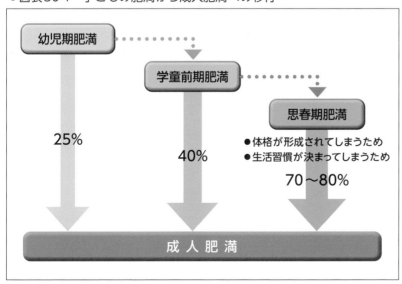

・総エネルギー量に対する脂肪エネルギー比率を 30％以下にする。

・たんぱく質、ビタミン類、ミネラル類が不足しないようにする。

・水分補給はなるべく水またはお茶にする。ジュースや牛乳を多用しない。

・積極的に体を動かすようにして、エネルギー消費につなげる。

しかし、幼児期の食事指導が精神的な負担になり、思春期の摂食障害につながる事例もあるので、指導の進め方には十分な注意が必要です。

■3 やせ

やせの明確な定義はありませんが、一般に、やせは身長に対して体重が異常に少ない場合をいい、著しく体重が減少する場合、体重増加が不良である場合も含みます。

やせは、体重が標準体重から 15％以上少ないことを認める場合で、20％以上はやせすぎと判定されます。標準成長曲線に今までの身長、体重を記録し、いつごろからやせてきたのかを観察することは、やせの原因を推定するうえで大変参考になります。

やせの原因はさまざまですが、乳幼児期にみられる原因を図表 30-2 にまとめました。

乳児期のやせの原因として、母乳不足があります。母乳不足かどうかの判断は容易ではありませんが、通常 1 回の授乳時間は 15 分前後ですので、授乳時間が 30 分以上である、授乳後 1 ～ 2 時間で母乳を欲しがる、体重増加が不良である、などから推測できます。人工乳で哺乳量が少ない場合は、人工乳の種類を変えてみることや、特に器質的な疾患がない場合は離乳食の開始を早めに行うのも 1 つの方法です。

離乳期以降では、家庭の食生活や両親の食に対する姿勢が影響します。食事を無理強いしない、おやつを与えすぎない、牛乳やジュースを多く与えない、体を動かす、楽しく食べる、などに注意し、身長と体重の伸びを観察します。

■4 糖尿病

血液中に含まれるブドウ糖の濃度を血糖値といいます。血糖値は空腹時に下がり、食後に上がりますが、通常は一定の範囲に調節されています。糖尿病は膵臓の β 細胞から分泌されるインスリンというホルモンが働かない、または十分に作用しないために血糖値が高くなっている状態をいいます。

糖尿病には、1 型糖尿病と 2 型糖尿病があります。10 歳未満で発症するのは 1 型糖尿病がほとんどですが、近年は 2 型糖尿病も増えてきています。

❶ 1 型糖尿病

1 型糖尿病では、免疫機能の異常、ウイルス感染などにより、膵臓の β 細胞が傷害を受け、血糖値を下げるインスリンがほとんど、またはまったく分泌できなくなります。そのためインスリン療法（インスリンを注射で補い、血糖値をコントロールする）が欠かせません。

●図表30-2　やせの主な原因（乳幼児期）

母乳不足
母乳の分泌量が少なく、乳児が栄養不足になる。

人工乳不足
人工乳の与え方が少ない。

牛乳アレルギー
牛乳や乳製品を摂取すると、嘔吐や下痢の症状が出て栄養不足になる。

乳糖不耐症
母乳や牛乳に含まれる糖質の一つである乳糖が分解・吸収ができず栄養不足になる。

腎疾患
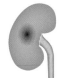
腎機能が低下し、血液中に老廃物がたまるようになると、脱力感や食欲不振、吐き気などの症状が出て、栄養不良につながる。またネフローゼ症候群では、たんぱく質が尿中に排出されて栄養不足になることもある。

先天性心疾患

心不全などで心機能が低下すると、運動や哺乳の能力も低下してエネルギーや栄養素の摂取量が減り、血液循環の悪化から消化・吸収能力も低下して、体重減少、栄養不良につながる。

先天性代謝異常症
アミノ酸の代謝異常（フェニルケトン尿症）や糖質の代謝異常（ガラクトース血症）などがあり、栄養不足につながる。患児には代謝できない成分を除去した特殊ミルクを用いる。

●治療
治療の原則はインスリン療法ですが、食事療法も大切です。
食事療法のポイントは、まず、正常な成長、発育に十分なエネルギーを摂取するようにし、三大栄養素をバランスよく、ビタミン、ミネラルは十分に摂取します。食事は規則正しく、決まった時刻に決まった量を摂取するようにして、インスリン療法とうまく組み合わせるようにします。

❷ 2型糖尿病
遺伝的に糖尿病になりやすい体質に、生活習慣の偏りによる体への負担が重なって発病します。インスリン分泌量の減少やインスリン抵抗性（肝臓や筋肉、脂肪細胞などで、インスリンが正常に働かなくなった状態）によって血糖値が上がります。

●治療
食事療法、運動療法が中心ですが、薬物療法が加わる場合もあります。
食事療法の基本は、正常な発育に必要なエネルギーを摂取し、バランスのとれた食事をとることです。そしてインスリン抵抗性の改善を目標とします。肥満をともなう場合は、エネルギー摂取量を標準体重に対するエネルギー必要量の90~95%に制限するようにしますが、長期的に継続可能であることが大切です。
運動療法は、運動を加えることで血糖値、肥満ともに改善することをめざします。基本はできるだけ楽しみながら継続できることで、毎日30分以上体を動かし、1日のエネルギー摂取量の10%を運動で消費できるようにします。

5　腎臓病

腎臓病のなかで10歳未満の子どもに多いのは、急性腎炎とネフローゼ症候群です。

❶ 急性腎炎

正しくは急性糸球体腎炎といいます。糸球体は毛細血管が糸玉のような塊になっており、主な働きは血液中のたんぱく質などのろ過です。最も頻度が高いのは、溶連菌感染による咽頭炎、扁桃腺炎を発症した1、2週間後に起こるものです。主な症状は、血尿、浮腫（むくみ）です。たんぱく尿、高血圧をともなう場合もあります。

❷ ネフローゼ症候群

ネフローゼ症候群は幼児期の発症が多く、大量のたんぱく質が尿中に失われ、低たんぱく質血症による浮腫がみられる腎臓病です。子どものネフローゼ症候群の約80％は原因不明で、腎臓自体は正常な微小変化群とよばれるタイプです。

●治療

どちらの疾患も、急性期は安静第一となり、入院して治療を受けます。食事療法は、日本腎臓学会による「慢性腎臓病に対する食事療法基準2014年版」「慢性腎臓病に対する食事療法基準（小児）」を参考に、エネルギー、たんぱく質、塩分の摂取量を決めます。浮腫や高血圧の症状が観察されるときや、腎機能が低下している間は摂取量を制限しますが、回復期以降では徐々にゆるめていきます。

ネフローゼ症候群は、ステロイド剤使用の影響でしばしば食欲が亢進します。そのため、しばしば過食や肥満を招きやすいので注意します。

6　先天性代謝異常

特定の遺伝子が先天的に欠損していることにより、生命を維持するために必要な酵素が生まれながらに不足している病気です。そのまま放置すると発育、知能、運動などに著しい障害を起こし、出生後まもなく死亡する場合もあります。しかし、早期に適切な治療を始めることで正常な発育が期待できます。そのため早期発見が重要です。

わが国ではすべての新生児を対象に新生児マススクリーニング*が実施されています。以前はフェニルケトン尿症、メープルシロップ尿症、ホモシスチン尿症、ガラクトース血症、先天性副腎過形成症、先天性甲状腺機能低下症の6疾患のみが対象でしたが、2012年度から「タンデムマス法」という新しい検査法が導入され、2018年以降は20疾患を検査しています。ここではアミノ酸代謝異常症のフェニルケトン尿症、メープルシロップ尿症、ホモシスチン尿症と糖質代謝異常症のガラクトース血症について述べます。

❶ フェニルケトン尿症

必須アミノ酸のフェニルアラニンをチロシンに分解する酵素が欠損しているために起こります。食事療法の基本はフェニルアラニンの制限ですが、必須アミノ酸なので必要最少限量は摂取するようにします。乳児期はフェ

🖊 重要語句

新生児マススクリーニング

→先天的な病気またはその疑いを早期に発見し、発病前から治療することを目的とした、公費で行われる検査のこと。新生児（生後4週未満の赤ちゃん）全員が対象で、通常生後1週以内に実施される。

226

ニルアラニン除去ミルクを用い、幼児期はフェニルアラニン除去ミルクと低たんぱく食とします。エネルギーが不足しやすいので糖質で補うようにします。

❷ メープルシロップ尿症

イソロイシン、ロイシン、バリンの代謝異常により起こります。このため、3種類のアミノ酸を制限した治療乳を用います。幼児期以降も治療乳を用い、エネルギー不足は糖質で補います。

❸ ホモシスチン尿症

メチオニンの代謝産物であるホモシスチンが血中に蓄積することによって起こります。蓄積したホモシスチンがメチオニンに再合成されるため、メチオニン除去、シスチン（含硫アミノ酸の一種）添加のミルクを用い、血中メチオニン濃度を一定以下に抑えます。

❹ ガラクトース血症

ガラクトースの代謝に関与する酵素の欠損によって起こります。乳糖を摂取すると血中のガラクトース濃度が上昇し中毒症状が出現するので、無乳糖ミルクを用います。幼児期以降も乳製品や乳糖を含む食品を避けます。

［7］ 先天性心疾患

小児の心疾患の大部分は先天性心疾患です。先天性心疾患は、生まれつき心臓の形と機能に異常がある疾患で、軽症の場合も含めると、100人に1人の割合でみつかります。先天性疾患としては大変頻度が高いものです。

❶ 主な症状

先天性心疾患の症状は、疾患によって症状の重さによって違いがありますが、よくみられる症状はチアノーゼ*と心不全*です。

❷ 日常生活や栄養面で注意すること

日常生活では疲れさせないように配慮します。長い時間の外出や遊びは控える、入浴は短時間ですませる、睡眠を十分とる、などです。栄養面では一度に飲めない・食べられない場合は、授乳や食事の回数を増やしてこまめにとるようにします。

おさらいテスト

❶ 子どもの肥満対策は、適切な［　　　　］と定期的な［　　　　］である。

❷ 10歳未満の糖尿病は［　　　］糖尿病が多く、治療のポイントは［　　　］療法と規則正しい［　　　］である。

❸ 10歳未満の腎臓病の多くは、急性糸球体腎炎と［　　　］で、適切なエネルギー、［　　　］、［　　　］の摂取が必要である。

---

30 コマ目

慢性疾患のある子どもへの対応

📝 語句説明

チアノーゼ

→顔色や全身の色が悪く、特に唇や指先が紫色になる状態をいう。酸素の少ない静脈血が心臓に空いている穴を通って大動脈から全身に流れるために、動脈血が赤黒くなることによって起こる。

心不全

→心室（心臓の下半部を占め、血液を送り出す部分）が弱くなって全身に十分な血液を送れなくなること。心臓から送り出す血液が少なくなるといろいろな症状が出る。腎臓では尿量が減り、浮腫が起こりやすくなり、血液の流れが悪いために手足の先は冷たくなりがちとなる。肺にも負担がかかり、呼吸が苦しくなる。

227

慢性疾患のある子どもの食事を理解しよう

演習テーマ **1** 話し合ってみよう

慢性疾患のある子どもに対して食事指導を行う場合に、どのような配慮が必要であるか、話し合ってみましょう。

演習テーマ **2** 調べてみよう

肥満、やせ、糖尿病の子どもの食事に適する食材を調べましょう。また、給食のメニューを考えてみましょう。

巻末資料

「日本人の食事摂取基準（2020 年版）」

● 参照体位（参照身長、参照体重）[1]

性　別	男　性		女　性[2]	
年齢等	参照身長（cm）	参照体重（kg）	参照身長（cm）	参照体重（kg）
0 〜 5 （月）	61.5	6.3	60.1	5.9
6 〜 11 （月）	71.6	8.8	70.2	8.1
6 〜 8 （月）	69.8	8.4	68.3	7.8
9 〜 11 （月）	73.2	9.1	71.9	8.4
1 〜 2 （歳）	85.8	11.5	84.6	11.0
3 〜 5 （歳）	103.6	16.5	103.2	16.1
6 〜 7 （歳）	119.5	22.2	118.3	21.9
8 〜 9 （歳）	130.4	28.0	130.4	27.4
10 〜 11 （歳）	142.0	35.6	144.0	36.3
12 〜 14 （歳）	160.5	49.0	155.1	47.5
15 〜 17 （歳）	170.1	59.7	157.7	51.9
18 〜 29 （歳）	171.0	64.5	158.0	50.3
30 〜 49 （歳）	171.0	68.1	158.0	53.0
50 〜 64 （歳）	169.0	68.0	155.8	53.8
65 〜 74 （歳）	165.2	65.0	152.0	52.1
75 以上 （歳）	160.8	59.6	148.0	48.8

1　0〜17歳は、日本小児内分泌学会・日本成長学会合同標準値委員会による小児の体格評価に用いる身長、体重の標準値を基に、年齢区分に応じて、当該月齢及び年齢区分の中央時点における中央値を引用した。ただし、公表数値が年齢区分と合致しない場合は、同様の方法で算出した値を用いた。18歳以上は、平成28年国民健康・栄養調査における当該の性及び年齢区分における身長・体重の中央値を用いた。
2　妊婦、授乳婦を除く。

● 参照体重における基礎代謝量

性　別	男　性			女　性		
年齢（歳）	基礎代謝基準値（kcal/kg体重/日）	参照体重（kg）	基礎代謝量（kcal/日）	基礎代謝基準値（kcal/kg体重/日）	参照体重（kg）	基礎代謝量（kcal/日）
1 〜 2	61.0	11.5	700	59.7	11.0	660
3 〜 5	54.8	16.5	900	52.2	16.1	840
6 〜 7	44.3	22.2	980	41.9	21.9	920
8 〜 9	40.8	28.0	1,140	38.3	27.4	1,050
10 〜 11	37.4	35.6	1,330	34.8	36.3	1,260
12 〜 14	31.0	49.0	1,520	29.6	47.5	1,410
15 〜 17	27.0	59.7	1,610	25.3	51.9	1,310
18 〜 29	23.7	64.5	1,530	22.1	50.3	1,110
30 〜 49	22.5	68.1	1,530	21.9	53.0	1,160
50 〜 64	21.8	68.0	1,480	20.7	53.8	1,110
65 〜 74	21.6	65.0	1,400	20.7	52.1	1,080
75 以上	21.5	59.6	1,280	20.7	48.8	1,010

● 観察疫学研究において報告された総死亡率が最も低かった BMI の範囲（18 歳以上）[1]

年齢（歳）	総死亡率が最も低かったBMI（kg/m²）
18〜49	18.5〜24.9
50〜64	20.0〜24.9
65〜74	22.5〜27.4
75以上	22.5〜27.4

1　男女共通。

230

● 推定エネルギー必要量

(kcal/日)

性　別	男　性			女　性		
身体活動レベル[1]	Ⅰ	Ⅱ	Ⅲ	Ⅰ	Ⅱ	Ⅲ
0～5　（月）	—	550	—	—	500	—
6～8　（月）	—	650	—	—	600	—
9～11（月）	—	700	—	—	650	—
1～2　（歳）	—	950	—	—	900	—
3～5　（歳）	—	1,300	—	—	1,250	—
6～7　（歳）	1,350	1,550	1,750	1,250	1,450	1,650
8～9　（歳）	1,600	1,850	2,100	1,500	1,700	1,900
10～11（歳）	1,950	2,250	2,500	1,850	2,100	2,350
12～14（歳）	2,300	2,600	2,900	2,150	2,400	2,700
15～17（歳）	2,500	2,800	3,150	2,050	2,300	2,550
18～29（歳）	2,300	2,650	3,050	1,700	2,000	2,300
30～49（歳）	2,300	2,700	3,050	1,750	2,050	2,350
50～64（歳）	2,200	2,600	2,950	1,650	1,950	2,250
65～74（歳）	2,050	2,400	2,750	1,550	1,850	2,100
75 以上（歳）[2]	1,800	2,100	—	1,400	1,650	—
妊婦（付加量）[3]　初期				+50	+50	+50
妊婦（付加量）[3]　中期				+250	+250	+250
妊婦（付加量）[3]　後期				+450	+450	+450
授乳婦（付加量）				+350	+350	+350

1　身体活動レベルは、低い、ふつう、高いの３つのレベルとして、それぞれⅠ、Ⅱ、Ⅲで示した。
2　レベルⅡは自立している者、レベルⅠは自宅にいてほとんど外出しない者に相当する。レベルⅠは高齢者施設で自立に近い状態で過ごしている者にも適用できる値である。
3　妊婦個々の体格や妊娠中の体重増加量及び胎児の発育状況の評価を行うことが必要である。
注1：活用に当たっては、食事摂取状況のアセスメント、体重及びBMIの把握を行い、エネルギーの過不足は、体重の変化又はBMIを用いて評価すること。
注2：身体活動レベルⅠの場合、少ないエネルギー消費量に見合った少ないエネルギー摂取量を維持することになるため、健康の保持・増進の観点からは、身体活動量を増加させる必要がある。

	たんぱく質 （推定平均必要量、推奨量、目安量：g/日、目標量：%エネルギー）								脂　質 （脂質の総エネルギーに占める割合） （脂肪エネルギー比率）：%エネルギー				
性　別	男　性				女　性				性　別	男　性		女　性	
年齢等	推定平均必要量	推奨量	目安量	目標量[1]	推定平均必要量	推奨量	目安量	目標量[1]	年齢等	目安量	目標量[5]	目安量	目標量[5]
0～5 （月）	—	—	10	—	—	—	10	—	0～5 （月）	50	—	50	—
6～8 （月）	—	—	15	—	—	—	15	—	6～11 （月）	40	—	40	—
9～11（月）	—	—	25	—	—	—	25	—					
1～2 （歳）	15	20	—	13～20	15	20	—	13～20	1～2 （歳）	—	20～30	—	20～30
3～5 （歳）	20	25	—	13～20	20	25	—	13～20	3～5 （歳）	—	20～30	—	20～30
6～7 （歳）	25	30	—	13～20	25	30	—	13～20	6～7 （歳）	—	20～30	—	20～30
8～9 （歳）	30	40	—	13～20	30	40	—	13～20	8～9 （歳）	—	20～30	—	20～30
10～11（歳）	40	45	—	13～20	40	50	—	13～20	10～11（歳）	—	20～30	—	20～30
12～14（歳）	50	60	—	13～20	45	55	—	13～20	12～14（歳）	—	20～30	—	20～30
15～17（歳）	50	65	—	13～20	45	55	—	13～20	15～17（歳）	—	20～30	—	20～30
18～29（歳）	50	65	—	13～20	40	50	—	13～20	18～29（歳）	—	20～30	—	20～30
30～49（歳）	50	65	—	13～20	40	50	—	13～20	30～49（歳）	—	20～30	—	20～30
50～64（歳）	50	65	—	14～20	40	50	—	14～20	50～64（歳）	—	20～30	—	20～30
65～74（歳）[2]	50	60	—	15～20	40	50	—	15～20	65～74（歳）	—	20～30	—	20～30
75以上（歳）[2]	50	60	—	15～20	40	50	—	15～20	75以上（歳）	—	20～30	—	20～30
妊婦 （付加量）　初期					+0	+0	—	—[3]	妊婦			—	20～30
妊婦 （付加量）　中期					+5	+5	—	—[3]					
妊婦 （付加量）　後期					+20	+25	—	—[4]					
授乳婦（付加量）					+15	+20	—	—[4]	授乳婦			—	20～30

1　範囲に関しては、おおむねの値を示したものであり、弾力的に運用すること。
2　65歳以上の高齢者について、フレイル予防を目的とした量を定めることは難しいが、身長・体重が参照体位に比べて小さい者や、特に75歳以上であって加齢に伴い身体活動量が大きく低下した者など、必要エネルギー摂取量が低い者では、下限が推奨量を下回る場合があり得る。この場合でも、下限は推奨量以上とすることが望ましい。
3　妊婦（初期・中期）の目標量は、13～20%エネルギーとした。
4　妊婦（後期）及び授乳婦の目標量は、15～20%エネルギーとした。
5　範囲に関しては、おおむねの値を示したものである。

性　別	飽和脂肪酸 (%エネルギー)[1,2]		n-6系脂肪酸 (g/日)		n-3系脂肪酸 (g/日)	
	男　性	女　性	男　性	女　性	男　性	女　性
年齢等	目標量	目標量	目安量	目安量	目安量	目安量
0～5　（月）	—	—	4	4	0.9	0.9
6～11　（月）	—	—	4	4	0.8	0.8
1～2　（歳）	—	—	4	4	0.7	0.8
3～5　（歳）	10以下	10以下	6	6	1.1	1.0
6～7　（歳）	10以下	10以下	8	7	1.5	1.3
8～9　（歳）	10以下	10以下	8	7	1.5	1.3
10～11　（歳）	10以下	10以下	10	8	1.6	1.6
12～14　（歳）	10以下	10以下	11	9	1.9	1.6
15～17　（歳）	8以下	8以下	13	9	2.1	1.6
18～29　（歳）	7以下	7以下	11	8	2.0	1.6
30～49　（歳）	7以下	7以下	10	8	2.0	1.6
50～64　（歳）	7以下	7以下	10	8	2.2	1.9
65～74　（歳）	7以下	7以下	9	8	2.2	2.0
75以上　（歳）	7以下	7以下	8	7	2.1	1.8
妊婦		7以下		9		1.6
授乳婦		7以下		10		1.8

1　飽和脂肪酸と同じく、脂質異常症及び循環器疾患に関与する栄養素としてコレステロールがある。コレステロールに目標量は設定しないが、これは許容される摂取量に上限が存在しないことを保証するものではない。また、脂質異常症の重症化予防の目的からは、200mg/日未満に留めることが望ましい。
2　飽和脂肪酸と同じく、冠動脈疾患に関与する栄養素としてトランス脂肪酸がある。日本人の大多数は、トランス脂肪酸に関する世界保健機関（WHO）の目標（1％エネルギー未満）を下回っており、トランス脂肪酸の摂取による健康への影響は、飽和脂肪酸の摂取によるものと比べて小さいと考えられる。ただし、脂質に偏った食事をしている者では、留意する必要がある。トランス脂肪酸は人体にとって不可欠な栄養素ではなく、健康の保持・増進を図る上で積極的な摂取は勧められないことから、その摂取量は1％エネルギー未満に留めることが望ましく、1％エネルギー未満でもできるだけ低く留めることが望ましい。

● エネルギー産生栄養素バランス

エネルギー産生栄養素バランス　（%エネルギー）								
	男　性				女　性			
	目標量[1,2]				目標量[1,2]			
年齢等	たんぱく質[3]	脂質[4]		炭水化物[5,6]	たんぱく質[3]	脂質[4]		炭水化物[5,6]
		脂質	飽和脂肪酸			脂質	飽和脂肪酸	
0～11　（月）	—	—		—	—	—		—
1～2　（歳）	13～20	20～30	—	50～65	13～20	20～30	—	50～65
3～5　（歳）	13～20	20～30	10以下	50～65	13～20	20～30	10以下	50～65
6～7　（歳）	13～20	20～30	10以下	50～65	13～20	20～30	10以下	50～65
8～9　（歳）	13～20	20～30	10以下	50～65	13～20	20～30	10以下	50～65
10～11　（歳）	13～20	20～30	10以下	50～65	13～20	20～30	10以下	50～65
12～14　（歳）	13～20	20～30	10以下	50～65	13～20	20～30	10以下	50～65
15～17　（歳）	13～20	20～30	8以下	50～65	13～20	20～30	8以下	50～65
18～29　（歳）	13～20	20～30	7以下	50～65	13～20	20～30	7以下	50～65
30～49　（歳）	13～20	20～30	7以下	50～65	13～20	20～30	7以下	50～65
50～64　（歳）	14～20	20～30	7以下	50～65	14～20	20～30	7以下	50～65
65～74　（歳）	15～20	20～30	7以下	50～65	15～20	20～30	7以下	50～65
75以上　（歳）	15～20	20～30	7以下	50～65	15～20	20～30	7以下	50～65
妊婦　初期					13～20			
妊婦　中期					13～20	20～30	7以下	50～65
妊婦　後期					15～20			
授乳婦					15～20			

1　必要なエネルギー量を確保した上でのバランスとすること。
2　範囲に関しては、おおむねの値を示したものであり、弾力的に運用すること。
3　65歳以上の高齢者について、フレイル予防を目的とした量を定めることは難しいが、身長・体重が参照体位に比べて小さい者や、特に75歳以上であって加齢に伴い身体活動量が大きく低下した者など、必要エネルギー摂取量が低い者では、下限が推奨量を下回る場合があり得る。この場合でも、下限は推奨量以上とすることが望ましい。
4　脂質については、その構成成分である飽和脂肪酸など、質への配慮を十分に行う必要がある。
5　アルコールを含む。ただし、アルコールの摂取を勧めるものではない。
6　食物繊維の目標量を十分に注意すること。

● 脂溶性ビタミン

性　別	ビタミンA （μgRAE/日）[1]							
	男　性				女　性			
年齢等	推定平均必要量[2]	推奨量[2]	目安量[3]	耐容上限量[3]	推定平均必要量[2]	推奨量[2]	目安量[3]	耐容上限量[3]
0～5　（月）	—	—	300	600	—	—	300	600
6～11　（月）	—	—	400	600	—	—	400	600
1～2　（歳）	300	400	—	600	250	350	—	600
3～5　（歳）	350	450	—	700	350	500	—	850
6～7　（歳）	300	400	—	950	300	400	—	1,200
8～9　（歳）	350	500	—	1,200	350	500	—	1,500
10～11　（歳）	450	600	—	1,500	400	600	—	1,900
12～14　（歳）	550	800	—	2,100	500	700	—	2,500
15～17　（歳）	650	900	—	2,500	500	650	—	2,800
18～29　（歳）	600	850	—	2,700	450	650	—	2,700
30～49　（歳）	650	900	—	2,700	500	700	—	2,700
50～64　（歳）	650	900	—	2,700	500	700	—	2,700
65～74　（歳）	600	850	—	2,700	500	700	—	2,700
75以上　（歳）	550	800	—	2,700	450	650	—	2,700
妊婦（付加量）　初期					+0	+0	—	—
妊婦（付加量）　中期					+0	+0	—	—
妊婦（付加量）　後期					+60	+80	—	—
授乳婦（付加量）					+300	+450	—	—

1　レチノール活性当量（μgRAE）
　＝レチノール（μg）＋β-カロテン（μg）×1/12＋α-カロテン（μg）×1/24
　＋β-クリプトキサンチン（μg）×1/24＋その他のプロビタミンAカロテノイド（μg）×1/24
2　プロビタミンAカロテノイドを含む。
3　プロビタミンAカロテノイドを含まない。

性　別	ビタミンD（μg/日）[1]				ビタミンE（mg/日）[2]				ビタミンK（μg/日）	
	男　性		女　性		男　性		女　性		男　性	女　性
年齢等	目安量	耐容上限量	目安量	耐容上限量	目安量	耐容上限量	目安量	耐容上限量	目安量	目安量
0 ～ 5 （月）	5.0	25	5.0	25	3.0	—	3.0	—	4	4
6 ～ 11 （月）	5.0	25	5.0	25	4.0	—	4.0	—	7	7
1 ～ 2 （歳）	3.0	20	3.5	20	3.0	150	3.0	150	50	60
3 ～ 5 （歳）	3.5	30	4.0	30	4.0	200	4.0	200	60	70
6 ～ 7 （歳）	4.5	30	5.0	30	5.0	300	5.0	300	80	90
8 ～ 9 （歳）	5.0	40	6.0	40	5.0	350	5.0	350	90	110
10 ～ 11 （歳）	6.5	60	8.0	60	5.5	450	5.5	450	110	140
12 ～ 14 （歳）	8.0	80	9.5	80	6.5	650	6.0	600	140	170
15 ～ 17 （歳）	9.0	90	8.5	90	7.0	750	5.5	650	160	150
18 ～ 29 （歳）	8.5	100	8.5	100	6.0	850	5.0	650	150	150
30 ～ 49 （歳）	8.5	100	8.5	100	6.0	900	5.5	700	150	150
50 ～ 64 （歳）	8.5	100	8.5	100	7.0	850	6.0	700	150	150
65 ～ 74 （歳）	8.5	100	8.5	100	7.0	850	6.5	650	150	150
75以上 （歳）	8.5	100	8.5	100	6.5	750	6.5	650	150	150
妊婦			8.5	—			6.5	—		150
授乳婦			8.5	—			7.0	—		150

1　日照により皮膚でビタミンDが産生されることを踏まえ、フレイル予防を図る者はもとより、全年齢区分を通じて、日常生活において可能な範囲内での適度な日光浴を心掛けるとともに、ビタミンDの摂取については、日照時間を考慮に入れることが重要である。
2　α-トコフェロールについて算定した。α-トコフェロール以外のビタミンEは含んでいない。

● 水溶性ビタミン

性　別	ビタミンB₁（mg/日）[1,2]						ビタミンB₂（mg/日）[3]					
	男　性			女　性			男　性			女　性		
年齢等	推定平均必要量	推奨量	目安量	推定平均必要量	推奨量	目安量	推定平均必要量	推奨量	目安量	推定平均必要量	推奨量	目安量
0 ～ 5 （月）	—	—	0.1	—	—	0.1	—	—	0.3	—	—	0.3
6 ～ 11 （月）	—	—	0.2	—	—	0.2	—	—	0.4	—	—	0.4
1 ～ 2 （歳）	0.4	0.5	—	0.4	0.5	—	0.5	0.6	—	0.5	0.5	—
3 ～ 5 （歳）	0.6	0.7	—	0.6	0.7	—	0.7	0.8	—	0.6	0.8	—
6 ～ 7 （歳）	0.7	0.8	—	0.7	0.8	—	0.8	0.9	—	0.7	0.9	—
8 ～ 9 （歳）	0.8	1.0	—	0.8	0.9	—	0.9	1.1	—	0.9	1.0	—
10 ～ 11 （歳）	1.0	1.2	—	0.9	1.1	—	1.1	1.4	—	1.0	1.3	—
12 ～ 14 （歳）	1.2	1.4	—	1.1	1.3	—	1.3	1.6	—	1.2	1.4	—
15 ～ 17 （歳）	1.3	1.5	—	1.0	1.2	—	1.4	1.7	—	1.2	1.4	—
18 ～ 29 （歳）	1.2	1.4	—	0.9	1.1	—	1.3	1.6	—	1.0	1.2	—
30 ～ 49 （歳）	1.2	1.4	—	0.9	1.1	—	1.3	1.6	—	1.0	1.2	—
50 ～ 64 （歳）	1.1	1.3	—	0.9	1.1	—	1.2	1.5	—	1.0	1.2	—
65 ～ 74 （歳）	1.1	1.3	—	0.9	1.1	—	1.2	1.5	—	1.0	1.2	—
75以上 （歳）	1.0	1.2	—	0.8	0.9	—	1.1	1.3	—	0.9	1.0	—
妊婦（付加量）				+0.2	+0.2	—				+0.2	+0.3	—
授乳婦（付加量）				+0.2	+0.2	—				+0.5	+0.6	—

1　チアミン塩化物塩酸塩（分子量＝337.3）の重量として示した。
2　身体活動レベルⅡの推定エネルギー必要量を用いて算定した。
　　特記事項：推定平均必要量は、ビタミンB₁の欠乏症である脚気を予防するに足る最小必要量からではなく、尿中にビタミンB₁の排泄量が増大し始める摂取量（体内飽和量）から算定。

3　身体活動レベルⅡの推定エネルギー必要量を用いて算定した。
　　特記事項：推定平均必要量は、ビタミンB₂の欠乏症である口唇炎、口角炎、舌炎などの皮膚炎を予防するに足る最小量からではなく、尿中にビタミンB₂の排泄量が増大し始める摂取量（体内飽和量）から算定。

性　別	ナイアシン（mgNE/日）[1,2]								ビタミンB₆（mg/日）[5]							
	男　性				女　性				男　性				女　性			
年齢等	推定平均必要量	推奨量	目安量	耐容上限量[3]	推定平均必要量	推奨量	目安量	耐容上限量[3]	推定平均必要量	推奨量	目安量	耐容上限量[6]	推定平均必要量	推奨量	目安量	耐容上限量[6]
0 ～ 5 （月）[4]	—	—	2	—	—	—	2	—	—	—	0.2	—	—	—	0.2	—
6 ～ 11 （月）	—	—	3	—	—	—	3	—	—	—	0.3	—	—	—	0.3	—
1 ～ 2 （歳）	5	6	—	60 (15)	4	5	—	60 (15)	0.4	0.5	—	10	0.4	0.5	—	10
3 ～ 5 （歳）	6	8	—	80 (20)	6	7	—	80 (20)	0.5	0.6	—	15	0.5	0.6	—	15
6 ～ 7 （歳）	7	9	—	100 (30)	7	8	—	100 (30)	0.7	0.8	—	20	0.6	0.7	—	20
8 ～ 9 （歳）	9	11	—	150 (35)	8	10	—	150 (35)	0.8	0.9	—	25	0.8	0.9	—	25
10 ～ 11 （歳）	11	13	—	200 (45)	10	10	—	150 (45)	1.0	1.1	—	30	1.0	1.1	—	30
12 ～ 14 （歳）	12	15	—	250 (60)	12	14	—	250 (60)	1.2	1.4	—	40	1.0	1.3	—	40
15 ～ 17 （歳）	14	17	—	300 (70)	11	13	—	250 (65)	1.2	1.5	—	50	1.0	1.3	—	45
18 ～ 29 （歳）	13	15	—	300 (80)	9	11	—	250 (65)	1.1	1.4	—	55	1.0	1.1	—	45
30 ～ 49 （歳）	13	15	—	350 (85)	10	12	—	250 (65)	1.1	1.4	—	60	1.0	1.1	—	45
50 ～ 64 （歳）	12	14	—	350 (85)	9	11	—	250 (65)	1.1	1.4	—	55	1.0	1.1	—	45
65 ～ 74 （歳）	12	14	—	300 (80)	9	11	—	250 (65)	1.1	1.4	—	50	1.0	1.1	—	40
75以上 （歳）	11	13	—	300 (75)	9	10	—	250 (60)	1.1	1.4	—	50	1.0	1.1	—	40
妊婦（付加量）					+0	+0	—	—					+0.2	+0.2	—	—
授乳婦（付加量）					+3	+3	—	—					+0.3	+0.3	—	—

1　ナイアシン当量（NE）＝ナイアシン＋1/60トリプトファンで示した。
2　身体活動レベルⅡの推定エネルギー必要量を用いて算定した。
3　ニコチンアミドの重量（mg/日）、（ ）内はニコチン酸の重量（mg/日）。
4　単位はmg/日。
5　たんぱく質の推奨量を用いて算定した（妊婦・授乳婦の付加量は除く）。
6　ピリドキシン（分子量＝169.2）の重量として示した。

性別	ビタミンB₁₂ (μg/日)[1]						葉酸 (μg/日)[2]							
	男性			女性			男性				女性			
年齢等	推定平均必要量	推奨量	目安量	推定平均必要量	推奨量	目安量	推定平均必要量	推奨量	目安量	耐容上限量[3]	推定平均必要量	推奨量	目安量	耐容上限量[3]
0 ～ 5 (月)	—	—	0.4	—	—	0.4	—	—	40	—	—	—	40	—
6 ～ 11 (月)	—	—	0.5	—	—	0.5	—	—	60	—	—	—	60	—
1 ～ 2 (歳)	0.8	0.9	—	0.8	0.9	—	80	90	—	200	90	90	—	200
3 ～ 5 (歳)	0.9	1.1	—	0.9	1.1	—	90	110	—	300	90	110	—	300
6 ～ 7 (歳)	1.1	1.3	—	1.1	1.3	—	110	140	—	400	110	140	—	400
8 ～ 9 (歳)	1.3	1.6	—	1.3	1.6	—	130	160	—	500	130	160	—	500
10 ～ 11 (歳)	1.6	1.9	—	1.6	1.9	—	160	190	—	700	160	190	—	700
12 ～ 14 (歳)	2.0	2.4	—	2.0	2.4	—	200	240	—	900	200	240	—	900
15 ～ 17 (歳)	2.0	2.4	—	2.0	2.4	—	220	240	—	900	200	240	—	900
18 ～ 29 (歳)	2.0	2.4	—	2.0	2.4	—	200	240	—	900	200	240	—	900
30 ～ 49 (歳)	2.0	2.4	—	2.0	2.4	—	200	240	—	1,000	200	240	—	1,000
50 ～ 64 (歳)	2.0	2.4	—	2.0	2.4	—	200	240	—	1,000	200	240	—	1,000
65 ～ 74 (歳)	2.0	2.4	—	2.0	2.4	—	200	240	—	900	200	240	—	900
75以上 (歳)	2.0	2.4	—	2.0	2.4	—	200	240	—	900	200	240	—	900
妊婦 (付加量)				+0.3	+0.4	—					+200[4,5]	+240[4,5]	—	—
授乳婦 (付加量)				+0.7	+0.8	—					+80	+100	—	—

1 シアノコバラミン（分子量＝1,355.37）の重量として示した。
2 プテロイルモノグルタミン酸（分子量＝441.40）の重量として示した。
3 通常の食品以外の食品に含まれる葉酸（狭義の葉酸）に適用する。
4 妊娠を計画している女性、妊娠の可能性がある女性及び妊娠初期の妊婦は、胎児の神経管閉鎖障害のリスク低減のために、通常の食品以外の食品に含まれる葉酸（狭義の葉酸）を 400 μg/日摂取することが望まれる。
5 付加量は、中期及び後期にのみ設定した。

性別	パントテン酸 (mg/日)		ビオチン (μg/日)		ビタミンC (mg/日)[1]					
	男性	女性	男性	女性	男性			女性		
年齢等	目安量	目安量	目安量	目安量	推定平均必要量	推奨量	目安量	推定平均必要量	推奨量	目安量
0 ～ 5 (月)	4	4	4	4	—	—	40	—	—	40
6 ～ 11 (月)	5	5	5	5	—	—	40	—	—	40
1 ～ 2 (歳)	3	4	20	20	35	40	—	35	40	—
3 ～ 5 (歳)	4	4	20	20	40	50	—	40	50	—
6 ～ 7 (歳)	5	5	30	30	50	60	—	50	60	—
8 ～ 9 (歳)	6	5	30	30	60	70	—	60	70	—
10 ～ 11 (歳)	6	6	40	40	70	85	—	70	85	—
12 ～ 14 (歳)	7	6	50	50	85	100	—	85	100	—
15 ～ 17 (歳)	7	6	50	50	85	100	—	85	100	—
18 ～ 29 (歳)	5	5	50	50	85	100	—	85	100	—
30 ～ 49 (歳)	5	5	50	50	85	100	—	85	100	—
50 ～ 64 (歳)	6	5	50	50	85	100	—	85	100	—
65 ～ 74 (歳)	6	5	50	50	80	100	—	80	100	—
75以上 (歳)	6	5	50	50	80	100	—	80	100	—
妊婦		5[2]		50[2]				+10[2]	+10[2]	—
授乳婦		6[2]		50[2]				+40[2]	+45[2]	—

1 L-アスコルビン酸（分子量＝176.12）の重量として示した。
　特記事項：推定平均必要量は、ビタミンCの欠乏症である壊血病を予防するに足る最小量からではなく、心臓血管系の疾病予防効果及び抗酸化作用の観点から算定。
2 妊婦と授乳婦に関しては、ビタミンCは付加量。パントテン酸とビオチンは目安量。

● 多量ミネラル

性別	ナトリウム (mg/日、（ ）は食塩相当量 (g/日))[1]						カリウム (mg/日)			
	男性			女性			男性		女性	
年齢等	推定平均必要量	目安量	目標量	推定平均必要量	目安量	目標量	目安量	目標量	目安量	目標量
0 ～ 5 (月)	—	100 (0.3)	—	—	100 (0.3)	—	400	—	400	—
6 ～ 11 (月)	—	600 (1.5)	—	—	600 (1.5)	—	700	—	700	—
1 ～ 2 (歳)	—	—	(3.0未満)	—	—	(3.0未満)	900	—	900	—
3 ～ 5 (歳)	—	—	(3.5未満)	—	—	(3.5未満)	1,000	1,400以上	1,000	1,400以上
6 ～ 7 (歳)	—	—	(4.5未満)	—	—	(4.5未満)	1,300	1,800以上	1,200	1,800以上
8 ～ 9 (歳)	—	—	(5.0未満)	—	—	(5.0未満)	1,500	2,000以上	1,500	2,000以上
10 ～ 11 (歳)	—	—	(6.0未満)	—	—	(6.0未満)	1,800	2,200以上	1,800	2,000以上
12 ～ 14 (歳)	—	—	(7.0未満)	—	—	(6.5未満)	2,300	2,400以上	1,900	2,400以上
15 ～ 17 (歳)	—	—	(7.5未満)	—	—	(6.5未満)	2,700	3,000以上	2,000	2,600以上
18 ～ 29 (歳)	600 (1.5)	—	(7.5未満)	600 (1.5)	—	(6.5未満)	2,500	3,000以上	2,000	2,600以上
30 ～ 49 (歳)	600 (1.5)	—	(7.5未満)	600 (1.5)	—	(6.5未満)	2,500	3,000以上	2,000	2,600以上
50 ～ 64 (歳)	600 (1.5)	—	(7.5未満)	600 (1.5)	—	(6.5未満)	2,500	3,000以上	2,000	2,600以上
65 ～ 74 (歳)	600 (1.5)	—	(7.5未満)	600 (1.5)	—	(6.5未満)	2,500	3,000以上	2,000	2,600以上
75以上 (歳)	600 (1.5)	—	(7.5未満)	600 (1.5)	—	(6.5未満)	2,500	3,000以上	2,000	2,600以上
妊婦				600 (1.5)	—	(6.5未満)			2,000	2,600以上
授乳婦				600 (1.5)	—	(6.5未満)			2,200	2,600以上

1 高血圧及び慢性腎臓病（CKD）の重症化予防のための食塩相当量の量は、男女とも 6.0g/日未満とした。

| 性別 | カルシウム (mg/日) | | | | | | | | マグネシウム (mg/日) | | | | | | | |
| | 男性 | | | | 女性 | | | | 男性 | | | | 女性 | | | |
年齢等	推定平均必要量	推奨量	目安量	耐容上限量	推定平均必要量	推奨量	目安量	耐容上限量	推定平均必要量	推奨量	目安量	耐容上限量[1]	推定平均必要量	推奨量	目安量	耐容上限量[1]
0 ～ 5 （月）	—	—	200	—	—	—	200	—	—	—	20	—	—	—	20	—
6 ～ 11 （月）	—	—	250	—	—	—	250	—	—	—	60	—	—	—	60	—
1 ～ 2 （歳）	350	450	—	—	350	400	—	—	60	70	—	—	60	70	—	—
3 ～ 5 （歳）	500	600	—	—	450	550	—	—	80	100	—	—	80	100	—	—
6 ～ 7 （歳）	500	600	—	—	450	550	—	—	110	130	—	—	110	130	—	—
8 ～ 9 （歳）	550	650	—	—	600	750	—	—	140	170	—	—	140	160	—	—
10 ～ 11 （歳）	600	700	—	—	600	750	—	—	180	210	—	—	180	220	—	—
12 ～ 14 （歳）	850	1,000	—	—	700	800	—	—	250	290	—	—	240	290	—	—
15 ～ 17 （歳）	650	800	—	—	550	650	—	—	300	360	—	—	260	310	—	—
18 ～ 29 （歳）	650	800	—	2,500	550	650	—	2,500	280	340	—	—	230	270	—	—
30 ～ 49 （歳）	600	750	—	2,500	550	650	—	2,500	310	370	—	—	240	290	—	—
50 ～ 64 （歳）	600	750	—	2,500	550	650	—	2,500	310	370	—	—	240	290	—	—
65 ～ 74 （歳）	600	750	—	2,500	550	650	—	2,500	290	350	—	—	230	280	—	—
75以上 （歳）	600	700	—	2,500	500	600	—	2,500	270	320	—	—	220	260	—	—
妊婦（付加量）					+0	+0	—	—					+30	+40	—	—
授乳婦（付加量）					+0	+0	—	—					+0	+0	—	—

1 通常の食品以外からの摂取量の耐容上限量は、成人の場合350mg/日、小児では5mg/kg体重/日とした。それ以外の通常の食品からの摂取の場合、耐容上限量は設定しない。

| 性別 | リン (mg/日) | | | |
| | 男性 | | 女性 | |
年齢等	目安量	耐容上限量	目安量	耐容上限量
0 ～ 5 （月）	120	—	120	—
6 ～ 11 （月）	260	—	260	—
1 ～ 2 （歳）	500	—	500	—
3 ～ 5 （歳）	700	—	700	—
6 ～ 7 （歳）	900	—	800	—
8 ～ 9 （歳）	1,000	—	1,000	—
10 ～ 11 （歳）	1,100	—	1,000	—
12 ～ 14 （歳）	1,200	—	1,000	—
15 ～ 17 （歳）	1,200	—	900	—
18 ～ 29 （歳）	1,000	3,000	800	3,000
30 ～ 49 （歳）	1,000	3,000	800	3,000
50 ～ 64 （歳）	1,000	3,000	800	3,000
65 ～ 74 （歳）	1,000	3,000	800	3,000
75以上 （歳）	1,000	3,000	800	3,000
妊婦			800	—
授乳婦			800	—

● 微量ミネラル

性別	鉄 (mg/日)									
	男性				女性					
					月経なし		月経あり			
年齢等	推定平均必要量	推奨量	目安量	耐容上限量	推定平均必要量	推奨量	推定平均必要量	推奨量	目安量	耐容上限量
0 ～ 5 （月）	—	—	0.5	—	—	—	—	—	0.5	—
6 ～ 11 （月）	3.5	5.0	—	—	3.5	4.5	—	—	—	—
1 ～ 2 （歳）	3.0	4.5	—	25	3.0	4.5	—	—	—	20
3 ～ 5 （歳）	4.0	5.5	—	25	4.0	5.5	—	—	—	25
6 ～ 7 （歳）	5.0	5.5	—	30	4.5	5.5	—	—	—	30
8 ～ 9 （歳）	6.0	7.0	—	35	6.0	7.5	—	—	—	35
10 ～ 11 （歳）	7.0	8.5	—	35	7.0	8.5	10.0	12.0	—	35
12 ～ 14 （歳）	8.0	10.0	—	40	7.0	8.5	10.0	12.0	—	40
15 ～ 17 （歳）	8.0	10.0	—	50	5.5	7.0	8.5	10.5	—	40
18 ～ 29 （歳）	6.5	7.5	—	50	5.5	6.5	8.5	10.5	—	40
30 ～ 49 （歳）	6.5	7.5	—	50	5.5	6.5	9.0	10.5	—	40
50 ～ 64 （歳）	6.5	7.5	—	50	5.5	6.5	9.0	11.0	—	40
65 ～ 74 （歳）	6.0	7.5	—	50	5.0	6.0	—	—	—	40
75以上 （歳）	6.0	7.0	—	50	5.0	6.0	—	—	—	40
妊婦 初期（付加量）					+2.0	+2.5	—	—	—	—
中期・後期（付加量）					+8.0	+9.5	—	—	—	—
授乳婦（付加量）					+2.0	+2.5	—	—	—	—

亜鉛（mg/日）・銅（mg/日）

性別等	亜鉛 男性 推定平均必要量	推奨量	目安量	耐容上限量	亜鉛 女性 推定平均必要量	推奨量	目安量	耐容上限量	銅 男性 推定平均必要量	推奨量	目安量	耐容上限量	銅 女性 推定平均必要量	推奨量	目安量	耐容上限量
0～5（月）	—	—	2	—	—	—	2	—	—	—	0.3	—	—	—	0.3	—
6～11（月）	—	—	3	—	—	—	3	—	—	—	0.3	—	—	—	0.3	—
1～2（歳）	3	3	—	—	2	3	—	—	0.3	0.3	—	—	0.2	0.3	—	—
3～5（歳）	3	4	—	—	3	3	—	—	0.3	0.4	—	—	0.3	0.3	—	—
6～7（歳）	4	5	—	—	3	4	—	—	0.4	0.4	—	—	0.4	0.4	—	—
8～9（歳）	5	6	—	—	4	5	—	—	0.4	0.5	—	—	0.4	0.5	—	—
10～11（歳）	6	7	—	—	5	6	—	—	0.5	0.6	—	—	0.5	0.6	—	—
12～14（歳）	9	10	—	—	7	8	—	—	0.7	0.8	—	—	0.6	0.8	—	—
15～17（歳）	10	12	—	—	7	8	—	—	0.8	0.9	—	—	0.6	0.7	—	—
18～29（歳）	9	11	—	40	7	8	—	35	0.7	0.9	—	7	0.6	0.7	—	7
30～49（歳）	9	11	—	45	7	8	—	35	0.7	0.9	—	7	0.6	0.7	—	7
50～64（歳）	9	11	—	45	7	8	—	35	0.7	0.9	—	7	0.6	0.7	—	7
65～74（歳）	9	11	—	40	7	8	—	35	0.7	0.9	—	7	0.6	0.7	—	7
75以上（歳）	9	10	—	40	6	8	—	30	0.7	0.8	—	7	0.6	0.7	—	7
妊婦（付加量）					+1	+2	—	—					+0.1	+0.1	—	—
授乳婦（付加量）					+3	+4	—	—					+0.5	+0.6	—	—

マンガン（mg/日）・ヨウ素（μg/日）

性別等	マンガン 男性 目安量	耐容上限量	マンガン 女性 目安量	耐容上限量	ヨウ素 男性 推定平均必要量	推奨量	目安量	耐容上限量	ヨウ素 女性 推定平均必要量	推奨量	目安量	耐容上限量
0～5（月）	0.01	—	0.01	—	—	—	100	250	—	—	100	250
6～11（月）	0.5	—	0.5	—	—	—	130	250	—	—	130	250
1～2（歳）	1.5	—	1.5	—	35	50	—	300	35	50	—	300
3～5（歳）	1.5	—	1.5	—	45	60	—	400	45	60	—	400
6～7（歳）	2.0	—	2.0	—	55	75	—	550	55	75	—	550
8～9（歳）	2.5	—	2.5	—	65	90	—	700	65	90	—	700
10～11（歳）	3.0	—	3.0	—	80	110	—	900	80	110	—	900
12～14（歳）	4.0	—	4.0	—	95	140	—	2,000	95	140	—	2,000
15～17（歳）	4.5	—	3.5	—	100	140	—	3,000	100	140	—	3,000
18～29（歳）	4.0	11	3.5	11	95	130	—	3,000	95	130	—	3,000
30～49（歳）	4.0	11	3.5	11	95	130	—	3,000	95	130	—	3,000
50～64（歳）	4.0	11	3.5	11	95	130	—	3,000	95	130	—	3,000
65～74（歳）	4.0	11	3.5	11	95	130	—	3,000	95	130	—	3,000
75以上（歳）	4.0	11	3.5	11	95	130	—	3,000	95	130	—	3,000
妊婦			3.5[2]	—					+75	+110[2]	—	—[1]
授乳婦			3.5[2]	—					+100	+140[2]	—	—[1]

1　妊婦及び授乳婦の耐容上限量は、2,000 μg/日とした。
2　妊婦と授乳婦に関しては、ヨウ素は付加量。マンガンは目安量。

セレン（μg/日）・クロム（μg/日）・モリブデン（μg/日）

性別等	セレン 男性 推定平均必要量	推奨量	目安量	耐容上限量	セレン 女性 推定平均必要量	推奨量	目安量	耐容上限量	クロム 男性 目安量	耐容上限量	クロム 女性 目安量	耐容上限量	モリブデン 男性 推定平均必要量	推奨量	目安量	耐容上限量	モリブデン 女性 推定平均必要量	推奨量	目安量	耐容上限量
0～5（月）	—	—	15	—	—	—	15	—	0.8	—	0.8	—	—	—	2	—	—	—	2	—
6～11（月）	—	—	15	—	—	—	15	—	1.0	—	1.0	—	—	—	5	—	—	—	5	—
1～2（歳）	10	10	—	100	10	10	—	100	—	—	—	—	10	10	—	—	10	10	—	—
3～5（歳）	10	15	—	100	10	10	—	100	—	—	—	—	10	10	—	—	10	10	—	—
6～7（歳）	15	15	—	150	15	15	—	150	—	—	—	—	10	15	—	—	10	15	—	—
8～9（歳）	15	20	—	200	15	20	—	200	—	—	—	—	15	20	—	—	15	15	—	—
10～11（歳）	20	25	—	250	20	25	—	250	—	—	—	—	15	20	—	—	15	20	—	—
12～14（歳）	25	30	—	350	25	30	—	300	—	—	—	—	20	25	—	—	20	25	—	—
15～17（歳）	30	35	—	400	20	25	—	350	—	—	—	—	25	30	—	—	20	25	—	—
18～29（歳）	25	30	—	450	20	25	—	350	10	500	10	500	20	30	—	600	20	25	—	500
30～49（歳）	25	30	—	450	20	25	—	350	10	500	10	500	20	30	—	600	20	25	—	500
50～64（歳）	25	30	—	450	20	25	—	350	10	500	10	500	20	30	—	600	20	25	—	500
65～74（歳）	25	30	—	450	20	25	—	350	10	500	10	500	20	30	—	600	20	25	—	500
75以上（歳）	25	30	—	400	20	25	—	350	10	500	10	500	20	25	—	600	20	25	—	500
妊婦					+5[1]	+5[1]	—	—			10[1]	—					+0[1]	+0[1]	—	—
授乳婦					+15[1]	+20[1]	—	—			10[1]	—					+3[1]	+3[1]	—	—

1　妊婦と授乳婦に関しては、セレンとモリブデンは付加量。クロムは目安量。

参考文献

赤城智美　『学校給食アレルギー事故防止マニュアル──先生・親・子どもとはじめる危機管理』　合同出版　2014年

飯塚美和子・桜井幸子・瀬尾弘子ほか編　『最新小児栄養──豊かな心と健やかな成長をめざして（第6版）』　学研書院　2008年

板橋家頭夫・松田義雄編　『DoHaDその基礎と臨床──生活習慣病の根源を探る:胎生期から乳児期までの環境と成人期の健康問題』　金原出版　2008年

上田玲子編著、赤石元子ほか　『子どもの食生活──栄養・食育・保育　第4版』　ななみ書房　2020年

海老澤元宏監修　『食物アレルギーのつきあい方と安心レシピ』　ナツメ社　2016年

大豆生田啓友・三谷大紀編　『最新保育資料集2020』　ミネルヴァ書房　2020年

岡崎光子編著　『子どもの食と栄養──演習』　同文書院　2011年

岡崎光子編著　『改訂　子どもの食と栄養』　光生館　2015年

小川雄二編著　『子どもの食と栄養演習書（第2版）』　医歯薬出版　2015年

河邉貴子・柴崎正行・杉原隆編　『保育内容「健康」』　ミネルヴァ書房　2009年

公益社団法人日本栄養士会　「地域で生活する障害児（者）の食生活・栄養支援に関する調査研究事業」　2009年

厚生労働省　「平成18年身体障害児・者実態調査結果」　2006年

厚生労働省　「保育所における食事の提供ガイドライン」　2012年

厚生労働省　「平成27年度乳幼児栄養調査」　2016年

厚生労働省　「平成28年国民健康・栄養調査」　2016年

厚生労働省　『我が国の人口動態 平成28年──平成26年までの動向』　厚生労働統計協会　2016年

厚生労働省　「大量調理施設衛生管理マニュアル」　2017年

厚生労働省　「保育所保育指針」　2017年

厚生労働省　「保育所保育指針解説」　2018年

厚生労働省　「平成29年　国民生活基礎調査の概況」　2018年

厚生労働省　「授乳・離乳の支援ガイド（2019年改定版）」　2019年

厚生労働省　「令和元年（2019）人口動態統計（確定数）の概況」　2020年

厚生労働省　「児童福祉施設における食事の提供に関する援助及び指導について」　2020年

厚生労働省　「日本人の食事摂取基準（2020年版）」　2020年

厚生労働省雇用均等・児童家庭局　「楽しく食べる子どもに～食からはじまる健やかガイド～」　2004年

厚生労働省雇用均等・児童家庭局　「楽しく食べる子どもに～保育所における食育に関する指針～」　2004年

厚生労働省雇用均等・児童家庭局　「『食を通じた子どもの健全育成（──いわゆる「食育」の視点から──）のあり方に関する検討会』報告書について」　2004年

厚生労働省雇用均等・児童家庭局母子保健課　「児童福祉施設における食事の提供ガイド──児童福祉施設における食事の提供および栄養管理に関する研究会報告書」　2010年

厚生労働統計協会編　『国民衛生の動向2020/2021』　厚生労働統計協会　2020年

小林修平・山本茂編　『人体栄養学の基礎』　建帛社　2012年

小林美由紀　『これならわかる！　小児保健実習ノート──子育てパートナーが知っておきたいこと』　診断と治療社　2009年

財団法人こども未来財団　「授乳・離乳の新たなガイドライン策定のための枠組みに関する研究」　2006年

財団法人こども未来財団　「保育所における食育の計画づくりガイド～子どもが『食を営む力』の基礎を培うために～」
2007年

坂井堅太郎編　『基礎栄養学（第4版）』　化学同人　2016年

坂井建雄・岡田隆夫　『解剖生理学（第9版）』　医学書院　2014年

酒井治子・師岡章　「保育所での食育実践状況」『乳幼児の発育・発達プログラムの開発と評価に関する研究』（平成17年
度厚生労働科学研究補助金（子ども家庭総合研究事業）統括研究報告書）　2006年

酒井治子・師岡章・榊原洋一・安梅勅江　「保育所における食育プログラムの特徴と課題」『乳幼児の発育・発達プロ
グラムの開発と評価に関する研究』（平成19年度厚生労働科学研究補助金（子ども家庭総合研究事業）統括研究報告書）
2008年

佐藤益子編著　『子どもの保健Ⅰ』　ななみ書房　2011年

佐藤益子編著　『子どもの保健Ⅱ』　ななみ書房　2011年

汐見稔幸・無藤隆監修『平成30年施行　保育所保育指針 幼稚園教育要領 幼保連携型認定こども園教育・保育要領 解説と
ポイント』　ミネルヴァ書房　2018年

嶋津孝・下田妙子編　『臨床栄養学　疾病編（第3版）』　化学同人　2014年

社会福祉法人恩賜財団母子愛育会愛育研究所　『日本子ども資料年鑑2016』　KTC中央出版　2016年

社会福祉法人日本保育協会　「保育所食育実践集Ⅱ──保育所における食育に関する調査研究報告書」　2007年

城田知子・田村明・平戸八千代　『イラスト栄養学総論（第4版）』　東京教学社　2005年

新谷尚紀監修　『日本の「行事」と「食」のしきたり』　青春出版社　2004年

髙橋希ほか　「市町村母子保健事業の栄養担当者の視点による母子の心配事の特徴──妊娠期・乳児期・幼児期に関する
栄耀担当者の自由記述の分析」『日本衛生学雑誌』63　2016年　569-577頁

髙橋美保　『食育で子どもの育ちを支える本──食育カリキュラム&家庭・地域へ向けての食育支援』　芽ばえ社　2006年

高山静子　「保育所・幼稚園における子育て支援のいま」　那須信樹編　『家族援助論──保育者に求められる子育て支援』
保育出版社　2006年

田角勝・向井美惠編著　『小児の摂食・嚥下リハビリテーション（第2版）』　医歯薬出版　2014年

堤ちはる　「離乳期の子どもを持つ母親への離乳に関する調査研究」（平成17年度児童関連調査研究等事業報告書）
2006年

堤ちはる・土井正子編著　『子育て・子育ちを支援する子どもの食と栄養』　萌林書林　2011年

徳田克己監修、西村実穂・水野智美編著　『具体的な対応がわかる 気になる子の偏食──発達障害児の食事指導の工夫と
配慮』　チャイルド本社　2014年

内閣府　『男女共同参画白書（概要版）令和2年版』　2020年

内閣府・文部科学省・厚生労働省　「教育・保育施設等における事故防止及び事故発生時の対応のためのガイドライン」
2016年

中村丁次・小松龍史・杉山みちこほか編　『臨床栄養学（改訂第2版）』　南江堂　2014年

日本腎臓学会編　『慢性腎臓病に対する食事療法基準2014年版』　東京医学社　2014年

マクロビオティック・ピースbyMLNジャパン　「12のコ食」
https://www.facebook.com/macrobiotic.life.net/posts/373512136110070（2021年1月18日確認）

水野清子・佐藤加代子・竹内恵子ほか　『子どもの食と栄養──健康と食べることの基本（第5版）』　医歯薬出版　2013
年

向井美惠編著　『食べる機能をうながす食事──摂食障害児のための献立、調理、介助』　医歯薬出版　1994年

山根希代子監修、藤井葉子編著　『発達障害児の偏食改善マニュアル 食べられるってうれしいね 食べられないが食べられる
に変わる実践』　中央法規出版　2019年

吉田勉編　『わかりやすい栄養学（改訂4版）』　三共出版　2015年

索引

┌┄┄┄┄┄┄┄┄┄┄┄┄┄┄┄┄┄┄┄┄┄┄┄┄┄┄┄┄┄
╎ 監修者、執筆者紹介
└┄┄┄┄┄┄┄┄┄┄┄┄┄┄┄┄┄┄┄┄┄┄┄┄┄┄┄┄┄

●監修者

松本峰雄 (まつもと　みねお)

元千葉敬愛短期大学現代子ども学科教授
『保育者のための子ども家庭福祉』(萌文書林)
『教育・保育・施設実習の手引』(編著・建帛社)
『はじめて学ぶ社会福祉』(共著・建帛社)

●執筆者 (50音順)

大江敏江 (おおえ　としえ)

1コマ目、5～9コマ目、13コマ目、30コマ目を執筆
元立教女学院短期大学学長
『子どもの食と栄養──保育士養成課程』(共著・光生館)
『保育の安全と管理』(共著・同文書院)
『保育内容・健康──保育のための健康教育』(共著・同文書院)

小林久美 (こばやし　くみ)

12コマ目、14コマ目、15コマ目、24コマ目、28コマ目、29コマ目を執筆
東京未来大学こども心理学部教授
『乳幼児期から学童期への発達と教育(新版)』(共著・保育出版会)

土田幸恵 (つちだ　ゆきえ)

10コマ目、11コマ目、16コマ目、17コマ目を執筆
常磐会短期大学幼児教育科准教授
『保育士のための基礎知識(2014、2015年度版)』(共著・大阪教育図書)
『子どもの食と栄養演習書(第3版)』(共著・医歯薬出版)

林　薫 (はやし　かおる)

2～4コマ目、18コマ目、19コマ目、27コマ目を執筆
白梅学園大学子ども学部教授
『子どもの食生活──栄養・食育・保育(新版)』(共著・ななみ書房)
『乳幼児の食育実践へのアプローチ──子どもがかがやく』(共著・児童育成協会)
『いのちを育てる　こころを育てる──子育てのための食農保育・教育論』(共著・一藝社)

廣瀬志保 (ひろせ　しほ)

20～23コマ目、25コマ目、26コマ目を執筆
元北海道教育大学札幌校非常勤講師
『保育内容「健康」』(共著・ミネルヴァ書房)

編集協力:株式会社桂樹社グループ
表紙イラスト:植木美江
イラスト:石山綾子、植木美江、寺平京子
装丁・デザイン:中田聡美

よくわかる！保育士エクササイズ③

子どもの食と栄養 演習ブック［第2版］

2017 年 1 月 30 日　初版第 1 刷発行　　　　　　　　　　〈検印省略〉
2020 年 3 月 31 日　初版第 4 刷発行
2021 年 3 月 31 日　第 2 版第 1 刷発行

定価はカバーに
表示しています

監 修 者　　松　本　峰　雄
　　　　　　本　江　敏　江
　　　　　　　　　　　　美
著　　者　　大　江　敏　恵
　　　　　　小　林　久　薫
　　　　　　土　田　幸　保
　　　　　　林
　　　　　　廣　瀬　志
発 行 者　　杉　田　啓　三
印 刷 者　　藤　森　英　夫

発行所　　株式
　　　　　会社　ミネルヴァ書房

607-8494　京都市山科区日ノ岡堤谷町 1
電話代表（075）581 - 5191
振替口座 01020 - 0 - 8076

Ⓒ松本・大江・小林・土田・林・廣瀬，2021　　　　　亜細亜印刷

ISBN978-4-623-09065-5

Printed in Japan

よくわかる！保育士エクササイズ

B5判／美装カバー

ミネルヴァ書房
https://www.minervashobo.co.jp/

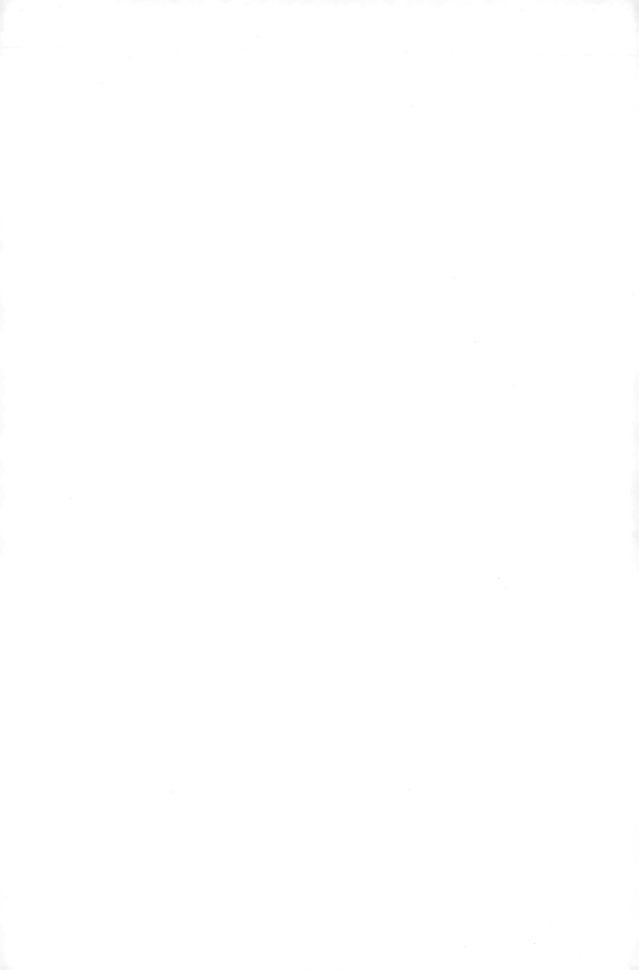